できるナース
と言われるために
3年目までに
知っておきたい
100のこと

Gakken

監修者・執筆者一覧 [敬称略・掲載項目順]

監修・執筆

藤野智子	聖マリアンナ医科大学病院 看護師長　急性・重症患者看護専門看護師／集中ケア認定看護師
三上剛人	吉田学園医療歯科専門学校 副校長補佐　救急救命学科 学科長　臨床工学科 学科長

執筆

山本宏一	国立病院機構 災害医療センター　救急看護認定看護師
坂本寿満子	伊勢崎市民病院　救急看護認定看護師
宮崎博之	公立大学法人 福島県立医科大学附属病院 高度救命救急センター 主任看護師　救急看護認定看護師
城田麻記	国立大学法人 群馬大学医学部附属病院　救急看護認定看護師
上川智彦	山梨県立中央病院　救急看護認定看護師
城田智之	日本赤十字社 前橋赤十字病院 高度救命救急センター　救急看護認定看護師
伊藤敬介	高知県・高知市病院企業団立 高知医療センター　救急看護認定看護師
大麻康之	高知県・高知市病院企業団立 高知医療センター　救急看護認定看護師
佐藤大樹	社会医療法人 北海道循環器病院　集中ケア認定看護師
永利公児	聖マリアンナ医科大学病院　慢性呼吸器疾患看護認定看護師
中村明世	香川県立中央病院　集中ケア認定看護師
五十嵐 真	一般財団法人温知会 会津中央病院　集中ケア認定看護師
合原則隆	久留米大学病院 高度救命救急センター　救急看護認定看護師
森 俊之	公益社団法人宮崎市郡医師会 宮崎市郡医師会病院　集中ケア認定看護師
水口智生	高山赤十字病院　集中ケア認定看護師
八巻 均	自治医科大学附属病院　集中ケア認定看護師
栗木公孝	医療法人社団シマダ 嶋田病院 看護部　集中ケア認定看護師
中村美穂	地方独立行政法人 りんくう総合医療センター　救急看護認定看護師
図子博美	国立大学法人 福井大学医学部附属病院　集中ケア認定看護師
岡 啓太	社会医療法人岡本病院(財団)京都岡本記念病院　集中ケア認定看護師
山田陽子	聖マリアンナ医科大学病院　がん化学療法看護認定看護師
児嶋明彦	国立大学法人 宮崎大学医学部附属病院　集中ケア認定看護師
雀地洋平	KKR札幌医療センター　集中ケア認定看護師
鈴木英子	順天堂大学医学部附属静岡病院　集中ケア認定看護師
山下 亮	北九州市立八幡病院　救命救急センター・小児救急センター　集中ケア認定看護師
山下将志	聖マリアンナ医科大学病院　集中ケア認定看護師
篠田純平	東海大学医学部付属大磯病院　集中ケア認定看護師
瀧口千枝	東邦大学 健康科学部 講師
今井竜太郎	杏林大学医学部付属病院　集中ケア認定看護師
伊藤貴公	国家公務員共済組合連合会 平塚共済病院　集中ケア認定看護師
名取宏樹	静岡市立静岡病院　集中ケア認定看護師
渕本雅昭	東邦大学医療センター大森病院 救命救急センター　急性・重症患者看護専門看護師
木村 禎	市立札幌病院　急性・重症患者看護認定看護師
倉田 浩	聖マリアンナ医科大学病院　慢性心不全看護認定看護師
中田秀一	川崎市立多摩病院 リハビリテーション科　理学療法士
渡邉陽介	聖マリアンナ医科大学病院 リハビリテーション部　理学療法士
戎 初代	国際医療福祉大学成田病院　集中ケア認定看護師　米国呼吸療法士
笠谷亜沙子	社会福祉法人函館厚生連 函館五稜郭病院　救急看護認定看護師
杉島 寛	久留米大学病院　集中ケア認定看護師
飯野好之	前聖マリアンナ医科大学病院
福澤知子	聖マリアンナ医科大学病院　集中ケア認定看護師
汐崎末子	新宮市立医療センター 副看護師長　集中ケア認定看護師
前田倫厚	社会医療法人岡本病院(財団)京都岡本記念病院　集中ケア認定看護師
沼里貞子	聖マリアンナ医科大学病院　緩和ケア認定看護師
長﨑一美	聖マリアンナ医科大学東横病院　慢性疾患看護専門看護師
佐藤可奈子	聖マリアンナ医科大学病院　集中ケア認定看護師
黒川美幸	国立大学法人 福井大学医学部附属病院 看護部　教育担当看護師長
保科かおり	聖マリアンナ医科大学病院 メディカルサポートセンター 入退院支援部門 師長
三上育子	市立釧路総合病院 救急看護認定看護師
岩崎智美	聖マリアンナ医科大学病院
石井恵利佳	獨協医科大学埼玉医療センター　救急看護認定看護師
松月みどり	東京医療保健大学 和歌山看護学部 看護学科 教授

序文にかえて

「できるナース」って？

　本書は，基本をおさえたうえで，さらに「できるナース」になるためのエッセンスを盛り込みました．では，「できるナース」って，どんなナースを想像しますか？　テキパキと仕事をするナース，患者の話をじっくりとよく聞くナース，後輩に優しいナース……きっと，いろいろな要素を思い浮かべるでしょう．

　少し話は変わりますが，学生の頃「どんな看護師になりたいか？」または「目指す看護師像」というような問いかけをされたことはありませんか？　私たちが学生や新人に同じ質問をすると，「患者に寄り添うケアができる看護師」という回答が多く返ってきます．学生時代に学習したケアリングの概念から，「看護師たるものケアリングが命！」というように染み込んでいるのでしょう．

　いえいえ，患者に寄り添うケアは大事な要素です．患者の気持ちを十分に汲んでくれる看護師であること，患者の思いに焦点を当てた看護ケア実践を行うことは，患者にとって貴重な安寧となるでしょう．しかし，個々の看護師によって「寄り添う」という言葉の定義も介入方法も異なりますし，現実的に寄り添っているだけでは，患者ケアが不十分であることはお気づきでしょうか？

　例を挙げてみます．咳嗽反射が弱く喀痰が不十分な患者が，「辛いから吸引は止めてほしい」というので吸引を止めたらどうでしょう．患者の気持ちには寄り添っていますが，痰の貯留による肺炎を再燃したりしませんか？　このような場合，吸引の必要性を判断するアセスメント能力と，低酸素を予防する技術と，苦痛を最小限にするワザに加え，患者の気持ちを理解しながらていねいに了解を得る行動が必要となります．

　また，身体状況は改善しているものの，自宅に帰ると日中1人っきりで心細いので，まだ入院を継続したいという患者の退院を延期してほしいと医師に交渉するのはどうでしょう？　在院期間の短縮といわれているこのご時世ですから，入院期間を延期するのは至難の技だと思います．そのため，心細いという気持ちに配慮し，退院調整の段階で地域のコミュニティーとの連携や社会資源を調整し，できるだけ安心して退院できる体制を積極的に取り入れていかなければなりません．

　つまり，「患者に寄り添う」というbehavior（態度領域としての振る舞い）を持ちつつも，専門職としてのしっかりとした実践ができなければ，本来必要とされる「看護」が成り立たないということです．

　看護師としての成長発達は，あらゆる経験と振り返りによって成熟していくもので，急激にいろいろなことができるようになるわけではありません．そのため，基本的な学習を継続しながらも，このような知恵を取り入れていくことで，よりよい看護実践につなげていただければと願っています．

　「できるナース」とは，あなたの評価だけでなく，患者にとって重要な最も求められる要素です．

2018年6月

藤野智子

序文にかえて

3年目のその先へ！

3年目までの皆さんへ

　本書は，皆さんの先輩，エキスパートたちからのメッセージです．

　3年の間には，わからないことがわからない時期があったり，不条理と思う出来事があったり，できると思っていたことができなかったり，いろいろとストレスフルな日々を送ることもあるかと思います．辛抱することが必要なときもあります．

　しかし，ただ3年を経過すれば明るい未来がやってくるというものではありません．

　3年の間に何をするか，何をしたかが大事です．そのことを「できる」諸先輩方はよくわかっています．

　これを読んでいるあなたは，きっと向上心があり，勉強したいと思っているのだと思います．

　今回の項目を参考に，質の高い経験を獲得して「できるナース」を目指してください．

　さあ，3年目のその先へ！

3年を過ぎた皆さんへ

　3年目までのスタッフをいかに支援していくか，この時期はとても大事な職場教育期間だと思います．

　今の看護を取り巻く環境を考えると，5年目，10年目，それ以上の経験をお持ちの皆さんが通ってきた道とはまた違った時代があるのではないでしょうか．

　今は，働く場や働き方が多様化された時代にあります．

　看護活動には，いろいろな領域やさまざまな枠組みの中でのコンピテンシー（行動特性）があります．その中で，私たちには当然，得手不得手が少なからずあるのではないかと思います．

　得意なことであれば，教え伝えることは比較的容易ですが，後輩指導においては，不得手なことを教えることも生じると思います．

　そのようなときは，自らも勉強を進めるよい機会ととらえていきましょう．

　本書が，その補完ツールとして皆さまのお役に立つことができれば幸いです．

2018年6月
三上剛人

目次

できるナースと言われるために
☑ 3年目までに知っておきたい **100**のこと

PART 1　看護技術とケアの基本でクリアしておきたいこと ☑40

1　急変対応

- **001**　急変の発見者・対応者としての動き方　山本宏一 ……… 12
- **002**　急変対応サポート時に果たすべき役割　山本宏一 ……… 14
- **003**　救急カートを使いこなすための準備と役割　坂本寿満子 ……… 17
- **004**　急変時の院内コールシステム　坂本寿満子 ……… 20
- **005**　ショックの見抜き方　宮崎博之 ……… 24
- **006**　ショックへの対応　宮崎博之 ……… 26
- **007**　救急での意識障害の鑑別　城田麻記 ……… 28
- **008**　急変時の家族対応　上川智彦 ……… 31
- **009**　3年目でも知っておくべき院内トリアージ　城田智之 ……… 35

PART1では，臨床看護技術や薬，検査についてクリアしておくべきことを集めました．

基本的なことがきちんとできているか振り返ってみましょう．

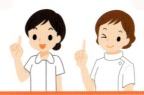

PART1 続く➡

●本書は，『月刊ナーシング』2016年6月号（Vol.36 No.7，通巻472号）p.6～86，2016年9月号（Vol.36 No.10，通巻475号）p.6～85「特集 できるナースと言われるために　3年目までにクリアしておく30のこと」，2017年4月号（Vol.37 No.4，通巻483号）p.4～115，2017年5月号（Vol.37 No.6，通巻485号）p.8～93「特集 できるナースと言われるために　病棟別 3年目までに知っておきたい35のこと」を再録・再編したものです．

編集担当：向井直人，早川恵里奈，中尾 史　　表紙デザイン：野村里香　　本文デザイン・DTP：児島明美
本文イラスト：湯沢知子，多田あゆ実，日本グラフィックス

PART 1 続き

2 看護技術・ケア

- 010 今どきのバイタルサイン　藤野智子 ……… 37
- 011 臨床で使えるフィジカルアセスメント　伊藤敬介 ……… 40
- 012 酸素療法のエビデンス　佐藤可奈子 ……… 42
- 013 循環器疾患患者の酸素療法　佐藤大樹 ……… 45
- 014 呼吸器疾患患者の酸素療法　永利公児 ……… 47
- 015 NPPVの使い方　中村明世 ……… 49
- 016 ルート管理のコツ　五十嵐 真 ……… 52
- 017 せん妄・不穏対応　水口智生 ……… 54
- 018 せん妄ケア　八巻 均 ……… 59
- 019 創のケア　栗木公孝 ……… 61
- 020 ストーマのケア　中村美穂 ……… 64
- 021 胃管の管理　中村美穂 ……… 67
- 022 運動機能の評価　図子博美 ……… 69
- 023 医療関連機器圧迫創傷への対応　岡 啓太 ……… 71
- 024 がんの痛みの評価スケール　山田陽子 ……… 74
- 025 除痛ラダー　山田陽子 ……… 77

3 輸液・与薬

- 026 輸液管理・IN-OUTバランス　鈴木英子 ……… 80
- 027 抗菌薬の薬理と種類，使い分け　山下 亮 ……… 83
- 028 鎮痛薬，鎮静薬の種類，使い分け　山下将志 ……… 86
- 029 危険な薬　合原則隆 ……… 90
- 030 ジェネリックの注意点　篠田純平 ……… 93
- 031 がん化学療法のトラブル対応　瀧口千枝 ……… 95
- 032 麻薬の取り扱い，受領方法　今井竜太郎 ……… 100

4 検査

- 033 検査値の基準値　篠田純平 ……… 103
- 034 検査を円滑に行う検査出し　水口智生 ……… 106
- 035 画像の見方・使い方・活かし方　今井竜太郎 ……… 109
- 036 心電図の読み方　雀地洋平 ……… 114
- 037 心電図アラームの対応　伊藤貴公 ……… 118
- 038 ナースが扱うべきME機器　名取宏樹 ……… 120

5 災害

- 039 災害が発生したときの対応　大麻康之 ……… 124
- 040 災害時・地震・停電時の自分の役割　渕本雅昭 ……… 126

> PART2は，各病棟で使える知識と対応方法です．

> 他病棟のケアについても知っておきましょう．

PART2 病棟別の知識・ケアでクリアしておきたいこと 30

6 病棟別看護ケア

- 041 循環器疾患の特徴　木村 禎 …… 130
- 042 心不全を合併している患者への対応　倉田 浩 …… 132
- 043 高血圧症状のある患者への対応　倉田 浩 …… 134
- 044 循環器疾患患者のリハビリテーション　中田秀一, 渡邉陽介 …… 137
- 045 呼吸器疾患の特徴　戎 初代 …… 139
- 046 呼吸リハビリテーション　中田秀一, 渡邉陽介 …… 141
- 047 消化器疾患の特徴　笠谷亜沙子 …… 143
- 048 消化器病棟で使うフィジカルアセスメント　栗木公孝 …… 145
- 049 消化器病棟でこんなときどうする？　栗木公孝 …… 148
- 050 脳神経疾患の特徴　五十嵐 真 …… 151
- 051 麻痺患者への対応　杉島 寛 …… 153
- 052 意識障害の見方　杉島 寛 …… 155
- 053 脳外科病棟でこんなときどうする？　飯野好之 …… 158
- 054 身体疾患を持った精神疾患患者への対応　福澤知子 …… 160
- 055 整形外科病棟に入院している患者の特徴　汐崎末子 …… 162
- 056 深部静脈血栓症（DVT）予防　図子博美 …… 164
- 057 整形外科病棟におけるリハビリテーションでの連携　中田秀一, 渡邉陽介 …… 166
- 058 整形外科患者の介助　汐崎末子 …… 168
- 059 ICUで使うフィジカルアセスメント　岡 啓太 …… 170
- 060 重症患者の栄養管理　合原則隆 …… 173
- 061 重症患者の早期離床　前田倫厚 …… 175
- 062 糖尿病患者の特徴　長﨑一美 …… 177
- 063 糖尿病患者へのアセスメント　長﨑一美 …… 179
- 064 糖尿病合併症の予防　長﨑一美 …… 181
- 065 透析患者の特徴　森 俊之 …… 184
- 066 透析患者のフィジカルアセスメント　中村明世 …… 186
- 067 緩和ケア病棟での看護師の役割　沼里貞子 …… 188
- 068 高齢患者の特徴　児嶋明彦 …… 190
- 069 認知症の知識　雀地洋平 …… 192
- 070 行動・心理症状（BPSD）の対応　雀地洋平 …… 194

PART 3 病院組織とコミュニケーションで知っておきたいこと

7 業務

- 071 感染予防・感染管理　佐藤可奈子 … 198
- 072 転倒・転落がいつ・どこで起こるか　汐崎末子 … 201
- 073 カンファレンスの開き方　鈴木英子 … 204
- 074 患者,家族への対応　瀧口千枝 … 206
- 075 病棟内のベッドコントロール　山下 亮 … 209
- 076 患者からのクレーム,トラブル　合原則隆 … 212
- 077 インシデント発生時の報告経路　水口智生 … 214
- 078 病棟管理日誌のつけ方　黒川美幸 … 217
- 079 MSWとの連携　保科かおり … 219
- 080 退院調整の極意　保科かおり … 222

8 院内関係

- 081 先輩とのコミュニケーションのとりかた　三上育子 … 225
- 082 リーダーのとりかた　三上育子 … 227
- 083 後輩の相談にのる　岩崎智美 … 228
- 084 医師に依頼・相談が効果的にできる　名取宏樹 … 230
- 085 他職種とのコミュニケーション　石井恵利佳 … 232

9 病院組織

- 086 病院組織について　三上育子 … 234
- 087 部署や院内の勢力図　山下将志 … 236
- 088 病院組織と診療報酬　松月みどり … 240
- 089 転職と看護師の給与　松月みどり … 242
- 090 重症度,医療・看護必要度と診療報酬の関係　藤野智子 … 244
- 091 重症度,医療・看護必要度の評価方法　藤野智子 … 247
- 092 部署ローテーションの意義　黒川美幸 … 249

PART3では,業務と組織のことについて,3年目でも知っておきたいことを集めました.

コミュニケーションスキルを身につけて,多職種とうまく連携しましょう.

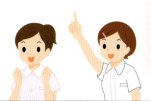

PART4では，使える勉強法を紹介.

これができれば「できるナース」と言われること間違いなし！

PART 4　これからもできるナースであり続けるために知っておきたいこと 8

10　勉強法
- 093　3年目の緊急時に使える臨床推論　伊藤敬介 …… 252
- 094　最新のエビデンスの取り入れ方　合原則隆 …… 254
- 095　看護研究，症例研究　岩崎智美 …… 256
- 096　メモ帳使いこなしと暗記対処法　山下 亮 …… 258
- 097　勉強の習慣を身につける　篠田純平 …… 261
- 098　正しい日本語と医療略語　雀地洋平 …… 265

11　セルフマネジメント
- 099　とりあえず3年間がんばってみる　五十嵐 真 …… 266
- 100　3年目のワークライフバランス　汐崎末子 …… 268

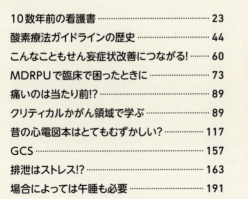

10数年前の看護書 …… 23	ヘルスケアの日常性に潜む暴力 …… 208
酸素療法ガイドラインの歴史 …… 44	暴力に関する実態調査 …… 213
こんなこともせん妄症状改善につながる! …… 60	報告のときのちょっとした気遣い …… 231
MDRPUで臨床で困ったときに …… 73	アサーティブに意見する …… 239
痛いのは当たり前!? …… 89	起こりやすいパワーハラスメント …… 239
クリティカルかがん領域で学ぶ …… 89	ナースセンターメールサービス …… 243
昔の心電図本はとてもむずかしい? …… 117	学会参加のすすめ …… 255
GCS …… 157	本の使い分け例 …… 262
排泄はストレス!? …… 163	定期購読は便利!? …… 264
場合によっては午睡も必要 …… 191	

索引 …… 271

PART 1

看護技術とケアの基本でクリアしておきたいこと 40

☑	1 急変対応	12
☑	2 看護技術・ケア	37
☑	3 輸液・与薬	80
☑	4 検査	103
☑	5 災害	124

NO. 001 急変を見抜き，初期対応できる動きを知っておく

急変の発見者・対応者としての動き方

CLEAR POINT
- ☑ 急変に気づくために，少しの異常も意識して観察できる
- ☑ 急変を見抜いたらすばやく迅速評価ができる
- ☑ 急変時，人を呼ぶ必要があるとき迷わず院内コールができる

「急変は，起こってからでは遅い」といわれています．なぜなら，「院内で心停止を起こした患者の多くは，その8時間前までに状態悪化の徴候がみられた」[16]との報告があるからです．つまり，急変にはおおむね前触れがあり，急変の前触れを見抜くことによって，心停止は回避できる可能性があるのです．

この文献は，「ちょっと変」というナースの感覚が，急変察知にとても重要であることを根拠づけてもくれます．さまざまな急変対応の資料にもよく用いられていますので，この一文はぜひ覚えておきましょう．

何か変だなと感じたら迅速評価を

看護師は他職種より患者のベッドサイドにいる時間が長いので，急変の発見者になることが多いのではないでしょうか．だからこそ，より適切な急変対応が求められます．

まずは急変徴候をキャッチすることが重要です．「あれ，何か変だな！」と気づいた場合は，状態把握のために，迅速に状態を評価します．つまり，数秒～10秒以内で，患者の呼吸・循環・意識・表情や外見の状態を観察し，何に異常があるのか確認します．これを迅速評価といいます．

迅速評価で明らかに生命にかかわる異常と判断した場合は，BLSを開始します．そのほかの場合は，表1のようなABCDEの順番に観察と対処を行います．

急変時にはコールシステムで応援を呼ぶ

ベッドサイドであれば，ナースコールや緊急コールで迷わず応援を呼ぶことが必要です．院内で急変事態発生の際のコールシステムがある場合は，「コードブルー」「スタットコール」「院内ホットライン」などで急変対応者を招集します(p.20参照)．

知っておこう

米国では，就職先を探すにあたって，コールシステムの有無に重きを置くナースも多いそうです．訴訟が隣り合わせであれば，そういう視点も必要なのだと思います．

表1　急変徴候をキャッチしたあとの観察と対処

【原則】急変の徴候に気づいたら，次にABCDEの順番に観察を行う．それぞれのステップで異常があれば，即時にこれを是正する．すなわち，評価・判断と救急処置が同時に進行する．

観察項目	観察内容と対処
気道 (Airway)	気道の閉塞はないか．閉塞があれば即解除する．用手的気道確保，器具(エアウェイ)を用いた気道確保，必要に応じて確実な気道確保(気管挿管)，あるいは外科的気道確保(輪状甲状靭帯切開)の準備をする．
呼吸 (Breathing)	呼吸数，呼吸に要する努力で評価する．一回換気量，気道と肺の聴診，パルスオキシメータの装着とSpO_2の評価．換気が不十分であればバッグバルブマスクを用いて補助換気．酸素化が悪いときは酸素投与開始する．
循環 (Circulation)	心臓のポンプ機能と末梢循環を評価する．血圧，脈圧，心電図モニターによる心拍数とリズム，末梢循環の指標(爪床圧迫テスト)，時間尿量，意識状態(脳血流の指標として)．血圧低下時に仰臥位に下肢挙上．末梢静脈路確保と輸液の準備をする．
中枢神経 (Disability)	Japan Coma Scale (JCS)，Glasgow Coma Scale (GCS)，意識障害の初期評価法としてAVPU評価(p.25参照)がある．瞳孔の所見の観察をする．四肢麻痺がないか観察する．
脱衣と外表，体温 (Exposure)	衣服を外し体表を観察，体温を測定，保温に努める

文献9)より引用

急変に気づくためには

1) 意識する

急変にはさまざまな状況がありますが，まずは「気づく」ことが第一歩です．

気づくためには「意識すること」，つまり，状態の変化を探し出すことが必要です．

日頃から「気づく」ためのアンテナを張りめぐらせ，意図的に急変徴候をキャッチするようにしましょう．

2) 自分の力量を正しくわかっておく

今現在の自分の力量を正しく評価することも，できるナースの条件でしょう．最初は誰でも不慣れです．できなくても，次にできるようになればいい．医療安全など，近年，医療施設が課せられた課題は多く，成長をゆっくり待ってくれるわけでもないでしょうから，できるようになるまでシステムの力を借りることは，正しい急変対応技術のステップです．

(山本宏一)

ポイント！

急変に「気づく」ことが第一歩

- 急変はないに越したことはありませんが，臨床では突然，急変対応を迫られることも多いでしょう．急変は予測を超えている状態であり，先が読めないため不安を感じる人は少なくありません．まずは急変に気づくことができるナースへの第一歩です．

急変時は迷わずすぐに人を呼ぶ

- 急変対応に1人で対応することは困難です．とくに急変時には舞い上がってしまい，ふだんはできることもまったく思いつかない，手がつかないということも起こり得ます．
- 「何か変だな」と思った時点でためらわずに助けを求めるということも1つの手です．

NO. 002 複数人で急変対応を行うときの自分の役割を知っておく

急変対応サポート時に果たすべき役割

CLEAR POINT

- ☑ 役割分担をはっきりさせ，**自分が果たすべき役割**がわかっている
- ☑ **できない・わからないことは明確に伝えられる**
- ☑ 急変時に使用する物品を把握し，**薬剤使用時は復唱確認**できる

そのときあなたは主役？ 名脇役？

1) 台本のない現場

急変対応のアウトカムは，患者の救命です．そしてできるだけ悪化させずに対処が行われるべきで，そこにはチームが一丸となってそれぞれの役割を果たしながら立ち向かう現場があります．

たとえていうなら，ある舞台でたくさんの役者がそれぞれ意味をもって演じる重要なワンシーンになるかもしれません．それぞれが，与えられた役割を一生懸命果たすことで，名場面になるでしょう．

そして若手のあなたは，その主役ではありません．脇役でも役割が決まっていれば，その役に邁進すればOKです．どんな役でも慣れてくれば，きっと，うまくできるようになります．それが技術です．続けていけば大丈夫です．

2) まわりを見て足りていないところに気づく

しかし，医療現場ですから台本はありません．セリフはもちろん，役割もないエキストラに近い状況もあるでしょう．そんなとき，どのようにかかわるかが，できるナースとの境界線のように思います．シーンに加わって，主役を食うようなこともあるでしょう．**心肺蘇生の術者が明らかに新人なら，取って代わることも必要です**．とにかくサポートに徹することもあるでしょう．そこには加わらずに，**手薄になった隣の病棟のフォローにまわる**というのもOKです．

役割分担ははっきりと

とはいっても，実際に行動でき，それを現場で役立つものにするには，実践を知っておくことが不可欠です．まずは，院内のルールも含めて，急変対応時に必要な業務と，その役割内容を洗い出してみましょう．すぐにすべてを書き出せなくても大丈夫です．日々の業務の中からでも，起こった急変の動きの中からでも，気に留めてイメージしておくことが大切です．

まずイメージしやすいのは，蘇生時の役割分担でしょう．その例と

こんな状況で，おっと思わせる役者ってどんな存在でしょうか．チーム医療においては，「気がつく」ことしかないように思います．
みんなが動いている状況を俯瞰で見ながら，足りていないところ，気になる場所に，気づけるかどうかです．そのためには，知識や技術を身につけて，まわりが見えるようになることです．
意識しておくことと，そうしないとでは，まったくその先が異なるものです．

できるナースからのアドバイス

して，①緊急処置介助，②胸骨圧迫，③薬剤投与，④記録とタイムキーパー，⑤リーダーなどが挙げられます．全体をマネジメントするリーダーはなかなかハードルが高いかもしれませんが，そのほか①〜④については，知識や技術を得ることで介入することは可能です．ぜひともおさえておきたいポイントです．

ここでは，蘇生時のサポート役の中でも，主役や準主役にとって，気にかけてもらえると非常に助かるポイントを示します．

1) 記録のポイント

急変時は記憶が追いつかなくなることもあります．薬剤の投与，患者の状況を経時的に記録するため，統一したフォーマットを用意し救急カートに備えつけておくと，漏れなく記録することができます．また，時間は正確に，詳細に記録するようにしましょう．

聞きなれない用語や処置などで，どのように記録をしていいのかわからないこともあります．また，自分が処置介助などを行い，新人が記録する場合もあります．そのようなときは，行った内容を大きな声で明確に伝え，具体的に書く内容を教えることもサポーターの役割です．

2) 物品の理解

急変時に使用する薬剤・資機材は，設置場所も含めて即座に使用できるようにしておきます．次の処置を予測し，物品を準備することでスムーズな対応が行えます．

薬剤使用時は，薬品名とともに単位（mLとmg）も必ず復唱し，確認しましょう． 急変時こそ安全で確実な薬剤投与を行うことが重要です．

3) 家族連絡

急変時，医師は患者対応に追われているため，家族への連絡は看護師が行うこともあります．連絡の際には，急変の事実，救命処置を行っていることを明確に伝え，詳しい内容は来院後に医師から説明することを伝えます．

4) 他の入院患者や家族への気配り

急変対応時の役割は，もちろん上記項目以外にも重要なものはいくつもあります．急変患者対応でおろそかになりがちなのは，その**病棟のほかの患者のフォロー**ですし，**日中であればお見舞の家族にも気を配る必要があるでしょう．**夜間は人が少ないぶん，もし新人だったり異動したばかりで不慣れであったりするなら，脇役に回りたい気持ちはあっても，準主役くらいは演じる覚悟をしておく必要があるでしょう．

一方，十分な人手があって，所狭しで動きの邪魔になるような場所であるなら，主役や準主役が担当している患者のケアや処置にまわることも当然です．こんな立ち回りができるようになってくれば，3年と待たずに，臨床現場での「気づく」力量は，自然に備わってくるはずです．

（山本宏一）

表1　蘇生時の役割分担

① 緊急処置介助
② 胸骨圧迫
③ 薬剤投与
④ 記録とタイムキーパー
⑤ リーダー

ポイント！
できない・わからないことは明確に言うようにする！ 迅速かつ適切な対応が求められる急変時こそ，この言葉が必要

急変時は，みんなが動いている状況を見ながら，足りていないところ，気になる場所に気づいてサポートにまわることができるといいですね．

できるナースからのアドバイス

1-2の引用・参考文献

1) 一般社団法人　日本蘇生協議会：JRC蘇生ガイドライン2015オンライン版．http://www.japanresuscitationcouncil.org
2) 橋本政樹：AED（自動体外式除細動器）．小児看護，39(2)：198-202，2016．
3) 石見拓：誰もがAEDを使い，目の前の命を救える社会を目指して．心臓，47(4)：516-520，2015．
4) 日本光電ホームページ．http://www.aed-life.com
5) 堀純也ほか：電極パッド間の液体がAEDの出力エネルギーに及ぼす影響．医療機器学，85(3)：317-322，2015．
6) American Heart Association：American Heart Association 心肺蘇生と救急心血管治療のためのガイドラインアップデート2015 ハイライト版．
 https://eccguidelines.heart.org/wp-content/uploads/2015/10/2015-AHA-Guidelines-Highlights-Japanese.pdf
7) 一般財団法人　日本救急医療財団：全国AEDマップ．
 https://www.qqzaidanmap.jp
8) 飯沼正博ほか：スマートフォンを用いたAED設置場所検索のためのシステム構築．ITヘルスケア誌，9(2)：13-21，2014．
9) 児玉貴光，藤谷茂樹：RRS院内救急対応システム．メディカル・サイエンス・インターナショナル，p.137，2012．
10) 野々木宏，坂本哲也：ここが変わった！BLS・ALSおさえておきたい最新情報．エキスパートナース，32(1)，2016．
11) 小林正直：心肺蘇生のいま．月刊ナーシング，35(14)：57-71，2015．
12) 中村美鈴編：わかる！できる！急変時ケア．第3版，学研メディカル秀潤社，2012．
13) 藤野智子編：はじめてでもできる！急変対応Q&A．月刊ナーシング，35(6)，特別付録，2015．
14) 急変対応，まずはここから！．エキスパートナース，31(4)，2015．
15) 急変対応中の急変はこう乗り切れ！．月刊ナーシング，33(10)，2013．
16) Schein RM, et al.：Clinical antecedents to in-hospital cardiopulmonary arrest. Chest, 98(6)：1388-1392, 1990.

memo

NO.003 救急カートを使いこなすための準備と役割

何を準備してどう使うのか，目的と役割を知っておく

CLEAR POINT

- ☑ 救急カートに何がどこに入っているか把握している
- ☑ 自部署だけでなく，よく使う検査室や外来の救急カートについても知っておく
- ☑ チェックシートを用いて救急カートの日常点検を行える

急変対応に必要なものだけを，すぐに出せる

　場所を選ばず起こる院内急変．第一発見者でも，応援に駆けつけたスタッフでも，急変対応の場面で必要になる「道具箱」，それが救急カートです（図1，表1）．

　急変場面ですぐ使いたい薬剤や物品は限られています．救急カートは，「蘇生・救命処置，最初の数十分間」のために必要な物品・薬剤をスムーズに使うことを目的にまとめられたものです．

　一般的には，ベッドサイドや急変現場へ移動できるよう，可動性のあるカートやボックスに収納されています．医療安全の視点から，「いつ・どこで」起きるかわからない急変対応に「誰が」使ってもスムーズに対応できることが大切なので，同じ施設内の救急カートの薬品・物

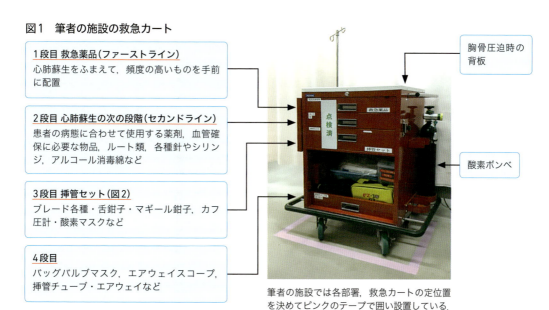

図1　筆者の施設の救急カート

1段目 救急薬品（ファーストライン）
心肺蘇生をふまえて，頻度の高いものを手前に配置

2段目 心肺蘇生の次の段階（セカンドライン）
患者の病態に合わせて使用する薬剤，血管確保に必要な物品，ルート類，各種針やシリンジ，アルコール消毒綿など

3段目 挿管セット（図2）
ブレード各種・舌鉗子・マギール鉗子，カフ圧計・酸素マスクなど

4段目
バッグバルブマスク，エアウェイスコープ，挿管チューブ・エアウェイなど

胸骨圧迫時の背板

酸素ボンベ

筆者の施設では各部署，救急カートの定位置を決めてピンクのテープで囲い設置している．

表1　自部署の救急カートについて知っておきたいこと

定位置は？	・どこに置いてあるか ・依頼されたらすぐに持っていけるか
中身・配置は？	・どこに何が入っているか ・器具の使用方法 ・薬品の適応・使用方法
管理・点検は？	・いつ，誰が，点検するのか ・何をどのように点検するのか 　（チェックシートがあるか） ・実際に点検をしたことはあるか

ポイント！

自部署とよく使う場所の救急カートの位置や中身を確認しておく

急変時，新人の役割は物品準備であることも多いです．急変対応物品は何か，どこにあるのかを把握しておきましょう．

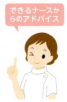
できるナースからのアドバイス

図2　挿管セット

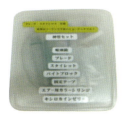

気管挿管時に取り出し容器の中で準備する
使用後の物品はすべて容器に入れて片付けられる

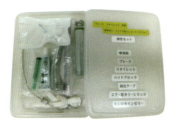

容器の中はこれだけあれば挿管できる
喉頭鏡，ブレード，スタイレット，バイトブロック，固定テープ，キシロカインゼリー，カフ用シリンジ

品の配置は，院内共通であることが理想です．

　しかし，成人を対象にしたカートと小児（新生児）を対象にしたカートでは，医療資材の規格や種類，薬剤に違いがあります．また実際には，各施設・各部署の特色によってすこしずつ内容が違うことがあります．まずは自分の部署にある救急カートについて，**設置場所や中身をしっかり把握しましょう．**

　よく使う検査室（画像検査室・カテーテル検査室など），外来処置室の救急カートも見ておくと，いざというときに必要な物がすぐに出せます．

救急カートの実際

　器具はできる限りディスポーザブル化し，各年齢に対応できるようにそれぞれ複数のサイズを用意することも必要です．小児科病棟であっても成人用救急セットを準備しておくと，面会や付き添いの方の思わぬ急変にも対応できます．

　急変時の記録のために，救急カート使用時専用の記録用紙（メモ用紙など）を備えておくと便利です．救急カートの上には，機能付心電

表2　救急カートの日常点検ポイント

いつでもすぐに使用可能な状況に整備すること
□ 最低1日1回は点検すること．点検方法・回数は施設基準を遵守すること
□ 誰でも正しく点検できるようチェックシートを活用すること
□ 薬品・物品定数，使用期限，破損はないか，定位置に収めること
□ 挿管セット中に，挿管に必要な物品を使える状態で収めること
□ エアウェイスコープなどバッテリー式資器材は電池切れにならないよう定期的に交換すること
□ 酸素ボンベの残量は十分にあること
□ バッグバルブマスク，ジャクソンリースは正しく組み立て，十分な空気や酸素の供給が可能な状態にすること
□ 救急カート使用後は，その時点で使用した薬剤・物品の補充，器具の点検を行うこと

図モニター，専用の記録用紙以外の物は置かず，救急カート使用時の処置台または記録台として使用します．

日頃の準備なしでは活躍できない，救急カートの出番

　救急カートの出番はそれほど多くはないでしょう．しかし一度出番が決まれば，しっかり使いこなし，スムーズな対応をしなければなりません．ここで重要なのが，毎日の管理です．

　救急カートの中身は決められたものが**定位置に入っているか**，毎日の**定数・使用期限チェック＋使用後のチェックと補充**がなされているか，**器具は破損もなく使用可能な状態か**，など定期的な見直しや確認したことをチェックシートに記録するなど，救急カートが目的を果たせるような管理が重要です(表2)．

＊

　患者の生命を救うための救急カートです．誰かが点検したから大丈夫，などと思わず，いつでもどんなときでも万が一に備え，スキルを最大限発揮するために必要な物品を配備しましょう．日頃から救急カートの中身を知り，積極的に点検・整備を行い，使いこなせるようにすることが重要です．救急カートを使いこなして活躍する「できるナース」を目指しましょう．

（坂本寿満子）

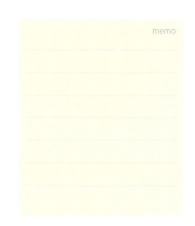

とくに，必要になったときに限ってあれがない，これが切れている，18Gはあるのに20Gがない，というような経験はないでしょうか．
そんなときに慌てないよう，もし救急カートになくてもその物品のストックはどこにあるのか把握しておくとよいでしょう．

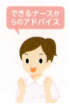

できるナースからのアドバイス

引用・参考文献
1) 佐藤憲明：場面別 どう見る！どう動く！急変対応マニュアル．照林社，2011.
2) 林敏雅：ナースのための急変対応スキルの教室．学研メディカル秀潤社，2012.
3) 佐藤憲明：急変対応のすべてがわかるQ&A．照林社，2014.

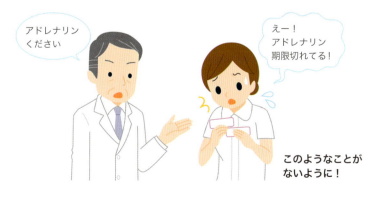

このようなことがないように！

NO.004 システムの種類と院内のルールについて知っておく

急変時の院内コールシステム

CLEAR POINT

- ☑ 急変が起きたら，**どこに，誰に，どのように連絡するか**知っている
- ☑ 急変時，誰が集まることになっているか知っている
- ☑ **急変徴候がみられたらRRSを**，**急変が起きてしまったらコードブルー**を呼べる

昔と今の急変対応

1) 昔の状況

たとえば読者の方が1～5年目くらいの看護師とすると，いま，現場で当たり前のモノやコトは，以前は存在すらなかったものも多いことに気づきます．自動血圧計やネーザルハイフローなどの機器，深部静脈血栓症対策だって，ここ12～13年くらいに臨床に入った印象です．

本題の「急変」も同様です．「急変対応」という言葉は，20年くらい前から，少しずつ看護書などで見られるようになりました．そして10年くらい前からは，ナース（とくに若手）が身につけておくべきスキルとして，解説書や研修がどんどん増えました．急変は患者の一大事，だから個々人のスキルにかかっている，みんな学んで一律の知識を，という状況でした．

2) 今どきの急変対応は

では今はどうかというと，そこまでの強い関心は，若手の皆さんに

図1 応援要請の指示

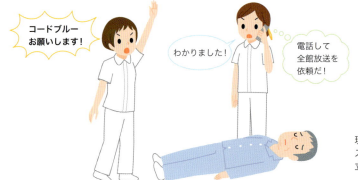

現場に遭遇した場合，近くにいるスタッフに応援要請の指示を出す立場になる可能性もあります．

表1 RRSのコンポーネント

① 急変を発見する要素 afferent component	・原則として院内で事前に決定されているRRS起動基準を用いてレスポンスチームをコールする．
② 患者急変に対応するチームの要素 efferent component	・RRT/METなど院内急変事案に対応するレスポンスチームによる診療が提供される．
③ システムの成果のフィードバックを行う要素 patient safety/process improvement component	・RRSが起動したすべての事案に対して評価を行い，病院機能を改善するためのフィードバックを行う．
④ システムの設置運営を担う要素 Governance/administrative structure	・RRSに関する計画，実行，維持など運営を行う．

文献1) p.9-13より引用，一部改変

はなくなっているかもしれません．もちろん，個人のスキル磨きは重要ですが，**急変対応は，組織やチームでかかわることでより効率を上げるようにシフトしてきました**．そんな中，コールシステムはぜひとも十分に活用する必要があります．

ただし，システムだけに頼って急変サインを確認することが減ってはいけません．システムは充実してきたけれど，ナースの技術力はむしろ落ちている，ということになりかねません．他稿の知っておくべきことを確認しながら，上手にシステムと付き合うことが大事ですね．

ポイント！
院内コールシステムがあるのか，どのように人を呼ぶのか，必ず確認しておく

院内コールシステム，うちの病院はどう呼んでいる？

コードブルー，エマージェンシーコール，コードQQなどなど，施設による名称の違いはありますが，多くの病院では院内急変時の対応ルールが決められています．緊急事態の周知・応援要請の方法も決められており，院内一斉放送を使う施設が多い[1]ようです．

このような急変対応システムや院内コールシステムについて，**自施設ではどうなっているのか，どんな合図で自分が動くのか，コールの呼び方は，などをマニュアルなどで把握し，いつでも院内ルールに準じた行動をとれるようにしましょう**．

できるナースからのアドバイス
院内コールシステムが充実していても，急変を発見するのは私たち看護師です．"何か変？"と思ったり急変徴候があったら，院内コールシステムを呼び適切に対応しましょう．

急変の前兆をとらえたら，RRS

わが国では新しいシステムですが，2005年頃から米国で医療安全の実現のために行われた取り組みの中で成果を出したのが，RRSです（表1）．RRTなど急変対応の訓練を受けたチームを，基準に沿って患者が重篤な容体変化を起こす前に要請し対応するという組織横断的なシステムです．

知っておこう
RRTは厳密な定義はまだありませんが，一般的には医師を含まず，看護師や呼吸療法士が主導していることが多いようです．予期しない突然の重症化，または必要とされる医療の提供を受けていない場合に提供されるセーフティネットの役割を担っており，24時間体制の稼働が原則です．

RRS：rapid response system，院内急変対応システム　　RRT：rapid response team，院内急変対応チーム
MET：medical emergency team，医師を中心とする急変対応にあたるチームのこと

表2　RRSとコードブルー

	メリット	デメリット
RRS (Rapid Response System)	・心停止，呼吸停止など致死的な患者の急変を発生前に予見　→病態悪化を早期に覚知し介入することで患者の予後を改善 ・医療事故の防止（予期せぬ死亡や重症化の減少） ・訓練された専門チームが対応	・専門チームの設置が必要 ・日本における効果は未確定 ・主治医制度との齟齬
コードブルーなど	・要請方法が簡便 ・集まるスタッフの数が多い	・重大事案発生後に起動される ・診療（対応）能力の保証はない ・統制がとれないことがある

文献1）p.11を参考に作成

図2　RRSとコードブルーの違い

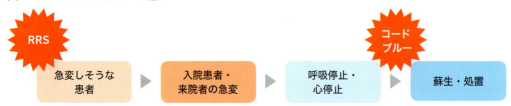

これまでの院内急変対応システムとの違い

　RRSは，明確な要請基準を設けることで院内急変を事前に予見し，「急変を起こさせない」システムチームです．急変してから起動されるコードブルーなど，これまでの院内コールシステムとは異なります（表2，図2）．

　わが国でも，RRSの導入に際しての研修会などが開催され，少数ですが実際に稼働している施設もあります．しかし組織内に新たな専門チームを必要とすることや，稼働した病院であっても導入開始から日が浅く，国内でのまとまった成果報告が確認されていないなど，普及・浸透が困難な面もあります．今後の院内急変対応システムとして期待されています（表2）．

＊

　各施設により急変対応システムやルールはさまざまであり，医療安全の観点から，今後新たな体制を構築していく施設もあるでしょう．本稿では新しいシステムとしてRRSを紹介しましたが，RRSのみで院内急変のすべてを防ぐことは困難であり，コードブルーなど従来の急変対応システムはこれからも重要な役割を担うものです（図3）．

　院内急変に対応するということは滅多にないことだからこそ，正確に急変対応のルールを把握しているスタッフは少ないかもしれません．自分の施設ではどのように急変対応のルールが決められているのかを確認し，いざというときの「できるナース」になりましょう．

（坂本寿満子）

引用・参考文献

1) 中敏夫：Rapid Response System (RRS)日本の急変対応の現状とこれから―円滑な導入には客観的基準がカギ．LiSA, 18(7)：660-665, 2011.
2) 児玉貴光・藤谷茂樹監：RRS院内急変対応システム―医療安全を変える新たなチーム医療．メディカル・サイエンス・インターナショナル, 2012.
3) Sunnybrook HEALTH SCIENCES CENTRE. http://sunnybrook.ca/content/?page=patient-emergprep codes

図3　なぜコードブルー（Code Blue）というの？

"Blue"＝絶望的な，希望が持てない状態，という意味を用いて米国で心肺停止状態など，重篤な状況の発生を伝えるいわゆる隠語として使われていた用語です．またCodeは情報内容をさす記号を意味します．

日本でも施設によってはそのままCode Blueが使われています．

欧米の施設では，即座の対応を必要とする緊急事態について，ほかにも10色程度のコードがあります．

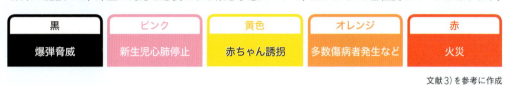

文献3）を参考に作成

10数年前の看護書

10年前，本屋さんの春先の看護書売り場は，急変対応本一色だったこともあります．とある急変対応の本をみんなが持っていて（働くナース10人に1人は持っていた），10万部も売れた（その本の印税は実に1千万円！）時代もありました．皆さんはどうでしょうか？

NO. 005 ショックの見破り方を知っておく

ショックの見抜き方

CLEAR POINT

- ☑ 生命の危険徴候（キラーシンプトム）を理解し早期対応ができる
- ☑ 呼吸状態の視診や末梢循環の触診から，異常にいち早く気づける
- ☑ 一次評価を行いながら，酸素投与や静脈路確保などの処置を同時に行える

ショック徴候の見破り方について，右の事例で考えてみましょう（図1）．

ショックの徴候にいち早く気づく

急変とは，予測を超えた状態の変化をいい，その程度は観察者の予測範囲によって異なるといわれています．また，院内で急変する症例の6割以上に急変の前兆となるバイタルサイン[1]の変化を認め，心停止の6〜8時間前に急変の予兆を認めると[2]いわれています．急変や死に結び付く可能性のあるショック徴候など，危険な徴候（キラーシンプトム）をいち早くキャッチして，初動態勢を確立することが鍵となります．そのためにも，迅速評価・一次評価・二次評価で観察評価を行います（図2）．

まずは，五感を働かせ緊急性を判断するために「迅速評価」を行います．次に，ABCDEの順で身体診察「一次評価」を行い，追加の情報を「二次評価」で収集します（表1）．

本事例では，安易に高齢者＝夜間せん妄と判断せず，バイタルサインの経時的変化および全身状態の変化がないかを確認します．意識および呼吸の変調にいち早く気づき，ショックを見逃さないために患者の脈を触知し，ショックの5徴がないかを観察しましょう．

ショックでは，脳への血流が低下し，不穏状態，興奮状態などの意識障害を認めます．

（宮崎博之）

知っておこう

Vital（生命の）Sign（徴候）は，緊急患者が発生したときに迅速に利用できる最も簡便で価値のある客観的な生理学的指標です．呼吸・脈拍・血圧・体温・意識の5項目は，数値化して客観的に評価することができます．急変の予兆とは，呼吸，循環，意識の異常・変調をきたした状態のことで，頻呼吸・低酸素，低血圧，意識レベルの低下・意識消失などです．

図1　事例

- 80歳代女性，膵頭部がんにより幽門輪温存膵頭十二指腸切除術後6日目．
- 昼過ぎよりいつもと比べて体調が悪いと訴えていた．
- 血圧100/60mmHg，心拍数100回/分，呼吸数20回/分．
- 夜間巡視時，「うぅ〜，う〜．まだなの？まだなの？」と唸り声をあげ，頻呼吸であった．便失禁あり，オムツ交換する．夜間せん妄と判断し，点滴抜去に注意する．
- 再度巡視時，「うぅ〜，うぅ〜」と訴えあり，腹部を押さえ，腹痛を訴えている．顔面蒼白，冷汗あり，血圧75/57mmHg，心拍数120回/分，呼吸数25回/分，膿瘍腔ドレーンよりコアグラ混じりの血性の排液あり，医師に報告する．

引用・参考文献
1) 日本医療教授システム学会監，池上敬一，浅香えみ子編著：患者急変対応コースfor Nurseガイドブック．中山書店，2008．

図2　患者評価の流れ

迅速評価
感覚を用いてパッと行う

患者とはじめて接したとき最初の数秒で行う評価
①呼吸状態
　「努力呼吸？」「頻呼吸？」
②末梢循環
　「蒼白？」「冷汗や冷感は？」
③外見と意識状態
　「反応は？」「苦しそう？」
危険な徴候があればRRSを稼働し, 初期対応を開始する

→

一次評価
身体診察をサッと行う

迅速評価に続いて,
①バイタルサインの測定
②意識状態の評価
③モニター装着, 心電図, SpO₂

同時に, 酸素投与, 静脈路確保, 全身をサッと診察し, 必要に応じて救急処置を行い呼吸と循環を安定させる

→

二次評価
バイタルサイン安定後

呼吸と循環の安定化が得られたら,
①病歴・情報の聴取
　SAMPLE (p.36参照)
②身体診察
　頭からつま先まで系統的に行う

文献1)より引用

表1　ABCDEアプローチ

①**A**irway（気道）	気道が開通しているか, 患者に話しかけて発語の有無や息遣いを観察する. 用手的気道確保, 器具（エアウェイ）を用いた気道確保, 気管挿管.
②**B**reathing（呼吸）	自発呼吸の有無と胸郭の動きを観察する. 一回換気量, 気道と肺の聴診, パルスオキシメータの装着と評価.
③**C**irculation（循環）	患者の皮膚に触れ脈拍とショック徴候の有無を観察する. 血圧, 脈拍, 心電図モニターによる心拍数とリズム, 末梢循環の指標, 時間尿量.
④**D**ysfunction of central nervous system（意識）	意識レベルを観察する. JCS, GCS, AVPU評価.
⑤**E**xposure and Environmental control（脱衣と体温）	保湿し, 体温管理を行う.

AVPU評価　　A：意識清明（Alert）　　V：呼びかけに反応あり（Voice）
　　　　　　　　P：痛みに反応あり（Pain）　U：刺激に対して反応なし（Unresponsive）

ポイント！

年次別にクリアすべきこと

● 1年目
唸り声や冷や汗が出て, 顔色が悪いこと, 血圧が下がっていることに「何か変だな？」「バイタルサインがおかしい」ということに気づき, 先輩看護師に報告ができる（異変の気づき）.

● 2年目
ショックの5P, バイタルサインからショックを認識でき, すみやかにバイタルサインを測定し, 医師へ報告ができる（ショックの認識）.

● 3年目
頻呼吸や意識の変調などの急変の徴候を認識し, ショックに陥る前に対応ができる（急変前徴候の認識）.

NO. 006

まずは初期輸液・輸血療法が重要であることをおさえている

ショックへの対応

CLEAR POINT

- ☑ 循環血液量減少性ショックや血液分布異常性ショックでは，効果的に 初期輸液が投与できる
- ☑ ウォームショックとコールドショックの発生機序を理解し見極めができる
- ☑ 呼吸状態や尿量など総合的に観察しアセスメントできる

ショックでは初期輸液が重要

　外傷などにより血管が破綻し，血液が血管外に流出した循環血液量減少性ショックの場合，失われた血管内の循環を保つことが最も優先されます．外傷患者に対する初期輸液は，細胞外液として生理食塩液もしくは乳酸リンゲル液が主流となっています．これらはいわゆる晶質液で，循環血液に近い電解質，浸透圧組成になっています．

　大量出血例における輸血療法の開始するタイミングには，明確な基準はありません．一般的に，成人患者で約2Lの輸液に反応しなければ輸血療法を開始することが推奨されています．バイタルサインや活動性出血の推定，今後の治療方針などを総合的に判断して投与が検討されます．

　また，循環不全や酸素運搬能低下の改善や外傷初期に引き起こされる凝固異常を阻止するために，新鮮凍結血漿（FFP）や血小板製剤（PLT），凝固因子製剤などが早期に投与されることも忘れてはなりません．

ウォームショックとは

　敗血症などによる血液分布異常性ショックの場合では，初期輸液に加えてカテコラミンなどの昇圧薬が投与されます．

　血液分布異常性ショックでは，血管が拡張（血管透過性亢進）し，病原体の増殖を抑制し，毒素や組織破壊による刺激因子が全身へ拡散するのを防ごうとしています．これも侵襲に対する生体防御反応の1つです．

　血管が拡張しているときは四肢末梢は温暖であるため，ウォームショック（Warm Shock）と称されます．出血性のショックのような皮膚の冷汗や湿潤（Cold Shock），蒼白を伴わないためショックを早期に認知するには，注意深い観察が必要となります．

FFP：fresh frozen plasma，新鮮凍結血漿
PLT：platelet，血小板製剤

図1 尿量減少のメカニズム

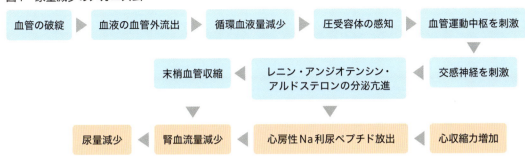

表1 I-SBAR-C

I-SBAR-C		医療現場で用いられる簡潔な報告形式
I：**I**dentify	報告者と患者の同定	「〇〇病棟・外来の〇〇です」
S：**S**ituation	患者の状態	「〇号室の〇〇さんがショック状態です」最重要と思われる危険な徴候の1つ．猶予のない場合はコードブルー．
B：**B**ackground	臨床経過	入院になった理由や経過，バイタルサイン，患者の訴え，患者の異常所見の列挙．
A：**A**ssessment	状況評価の結論	「ショックと判断します」，「～かもしれません」重症度・緊急度の報告．
R：**R**ecommendation	具体的な要請内容	「至急来てください」，「輸液ラインを確保しますか」
C：**C**onfirm	指示受け内容の口頭確認	

輸液投与量を調整すべきショック

どのようなショックの場合でも，血圧が維持できないほど循環が破綻している場合では，心拍出量を保つために急速輸液が行われます．しかし，心タンポナーデなどの心外閉塞・拘束性ショックでは，輸液量を調整し，血圧をコントロールする必要があります．

なぜなら，心タンポナーデの本質は拡張障害です．過剰な輸液は病態を悪化させる要因にもつながります．

必要ならば，心嚢穿刺または開胸ドレナージが緊急で行われるべきです．

尿量はショック状態の目安

出血性ショックでは，体液循環量を維持するために末梢血管が収縮し，腎血流量は減少して循環を維持するように働きます（図1）．つまり，腎血流量の低下により，尿量の減少が早期から認められます．

尿量を把握することは，ショックからの離脱の目安にもなります．

（宮崎博之）

> **できるナースからのアドバイス**
> 急変時に患者の状態をより明確に報告をすることはむずかしいものです．どのようなときでも，医師や先輩看護師に報告するときは，結論から要領よく手短に行うことが大切です．I-SBAR-C（表1）を用いて，有効な報告を心がけたいものです．

> **知っておこう**
> 細胞外液は，0.9％の生理食塩液の投与が基本です．しかし，電解質の補正も重要であるため，生理食塩液にカリウムやカルシウム，乳酸などを加えた乳酸リンゲル液を用いることが多いです．

心タンポナーデ：なんらかの原因により心嚢液が貯留し，心嚢腔内圧が著明に上昇した結果，とくに右心系の拡張期充満が著明に制限された状態のこと．

NO. 007 意識障害と意識消失の違いを知っておく

救急での意識障害の鑑別

CLEAR POINT
- ☑ JCS・GCSで評価し，気になる反応は記録に残すことができる
- ☑ 意識障害の鑑別診断「AIUEOTIPS」がわかる
- ☑ まずはABCの安定化とバイタルサイン，低血糖の確認ができる

間違いやすい意識障害と意識消失

　意識障害には，意識清明度の障害である「意識レベル低下」と意識内容の障害である「意識変容」の2つの側面があります．意識障害は，上行性網様体賦活系（視床〜橋上部），大脳皮質（通常両側性），心因性，のいずれかの異常により生じます．意識消失とは，意識を突然消失し，その後は比較的すみやかに意識状態が回復する病態で，失神と非失神に大別されます．失神は脳血流低下に起因する一過性の意識消失であり，心原性・起立性低血圧・迷走神経反射などが含まれます．

　つまり，意識消失は意識状態が通常と同じ状態に回復するのに対して，意識障害はぼんやりしている，様子がいつもと違うなど，完全に回復しない状態が続いているという違いがあります．

　意識を評価する方法には，JCSとGCSがあり，それぞれ経時的変化の確認やスタッフ間での共通認識に役立ちます（p.156，157参照）．JCSは数値が大きいほど重症，GCSは数値が小さいほど重症です．

意識障害の鑑別

　意識障害の鑑別は「AIUEOTIPS（アイウエオチップス）」で行います（表1）．

　意識障害患者に対応するとき，救急隊や家族・カルテから情報収集し，アセスメントすることは必要です．しかし，その情報から先入観が先行すると，観察やアセスメントに偏りが生じる危険があります．意識障害の原因は多岐にわたります．**意識障害の経過・既往歴・内服歴の情報と合わせて鑑別しましょう．**

意識障害患者の対応

1）ABCの安定化

　A（気道）：意識障害が進行すると，舌の緊張度が低下し舌根沈下や嘔吐により気道閉塞を起こす可能性があるため，まずは気道確保する

表1　AIUEOTIPS

A	Alcohol（急性アルコール中毒）
I	Insulin（糖尿病性昏睡）
U	Uremia（尿毒症）
E	Electrocardiogram（不整脈） Endocrinopathy（内分泌学的異常）
O	Oxygen（呼吸障害・呼吸不全） Overdose（薬物過剰摂取）
T	Trauma（外傷） Temperature（体温異常）
I	Infection（感染症）
P	Psychogenic（精神疾患）
S	Seizure（てんかん） Shock（ショック） Stroke（脳血管障害）

JCS：Japan Coma Scale
GCS：Glasgow Coma Scale

表2　ショックの分類

循環血液量減少性ショック（hypovolemic shock）	出血，脱水，腹膜炎，熱傷など
血液分布異常性ショック（distributive shock）	アナフィラキシー，脊髄損傷，敗血症など
心原性ショック（cardiogenic shock）	心筋梗塞，弁膜症，重症不整脈，心筋症，心筋炎など
心外閉塞・拘束性ショック（obstructive shock）	肺塞栓，心タンポナーデ，緊張性気胸など

表3　意識障害の原因検索に有用なバイタルサイン

体温	高体温：敗血症 低体温：低体温症
血圧	高血圧：頭蓋内病変（クッシング徴候），副腎クリーゼ 低血圧：ショック
脈拍	頻脈：甲状腺クリーゼ，各種ショック，敗血症，急性大動脈解離 徐脈：頭蓋内病変（クッシング徴候），甲状腺機能低下症，低体温症不整脈：アダムス・ストークス症候群，QT延長症候群
呼吸	頻呼吸：低酸素血症，各種ショック クスマウル呼吸：糖尿病性ケトアシドーシス，尿毒症 チェーン-ストークス呼吸：尿毒症，心不全，低酸素血症 失調性呼吸：大脳・脳幹障害（呼吸中枢の障害）

文献4）より引用，一部改変

ことが重要です．

　B（呼吸）：**自発呼吸があっても，意識障害の進行とともに下顎呼吸・徐呼吸など呼吸パターンの異常が出現し，気道確保が必要になる場合もあります．**呼吸パターンの経時的な観察と，来院時のケトン臭やアルコール臭などの呼吸臭の観察は，意識障害の鑑別に近づける重要な情報です．

　C（循環）：ショック状態や高度な徐脈・致死性不整脈の場合，十分な脳血流が得られず，意識障害をきたします．不整脈の有無は意識障害の鑑別に重要であり，脈拍に変調がある場合は，心電図モニターの装着だけでなく，脈拍数・リズム・波形を経時的に観察することが大切です．また，収縮期血圧・脈圧の上昇（拡張期血圧は低下するので注意）と徐脈（クッシング徴候）を認めれば頭蓋内病変を，血圧低下と頻脈を認めればショック（表2）に伴う意識障害を考えることができます．血圧の異常な変化があるときは，必ず脈拍の変調がないか観察し，アセスメントしましょう．

2）意識レベルの評価

　ABCを評価したあと，意識レベルや神経症状・体温・外表を観察します．

ポイント！

数値レベルだけでは評価できない意識レベルの評価

- JCSやGCSの数値だけではわからないこともあります．運動反応の左右差や呂律障害，口角の下垂など，数値だけでは評価できない場合は，具体的な身体反応を記録に残すことが大切となります．

低血糖には注意

- 脳が正常に機能するためには，酸素とグルコースがとくに大事です．血糖値が40mg/mL前後では，時に片麻痺が出現し，脳卒中との鑑別が困難となるので注意が必要です．

クッシング徴候

- 頭蓋内圧亢進時の徐脈と血圧上昇，脈圧上昇の状態のこと．

バイタルサインはモニターの数値だけに頼らず，五感を使って観察し，とくに脈拍は触知することで変化を観察します．バイタルサインからも意識障害を鑑別します（表3）．

3）低血糖の確認
　バイタルサインの測定と並行して，低血糖の確認をします．低酸素血症と低血糖は，簡易測定器で測定可能です．低酸素血症は酸素投与，低血糖はブドウ糖の静脈内投与で対応します．

4）意識障害の鑑別
　低血糖を否定したら，鑑別診断「AIUEOTIPS」（p.28 表1）をもとに検査を進めます．

＊

　意識障害の鑑別では，低血糖の確認とバイタルサインの測定は看護師が対応可能です．意識障害の原因はAIUEOTIPSで，まずはABCの安定化を実践しましょう．

（城田麻記）

> **できるナースからのアドバイス**
> 意識障害と意識消失は間違いやすいので注意します．
> 意識消失＝失神，脳血流減少による短時間の意識を失うことです．不整脈や起立性低血圧・貧血など，心血管系の症状であることが多くあります．

引用・参考文献
1) 日本蘇生協議会ほか監："第6章　脳神経蘇生"．JRC蘇生ガイドライン2015．へるす出版，2015．
2) 日本循環器学会ほか編：失神の診断・治療ガイドライン（2012年改訂版）循環器病の診断と治療に関するガイドライン（2011年度合同研究班報告）．日本循環器学会，2012．
3) 本多満：意識障害総論．意識障害の初期診療の標準化ACECガイドブック2014（日本救急医学会ほか監，「ACECガイドブック2014」編集委員会ほか編），p.38-39，へるす出版，2014．
4) 日本救急看護学会監，日本救急看護学会トリアージ委員会編：救急外来のトリアージシステムに必要な構成要素．看護師のための院内トリアージテキスト，p.58-59，へるす出版，2012．
5) 堤晴彦ほか編：まずい！から始める意識障害の初期診療 ケーススタディとコーマ・ルールで系統的な診療を身につける．救急・ERノート　レジデントノート別冊．羊土社，2012．
6) 山勢博彰編著：意識障害の治療と看護．臨床ナースのためのBasic & Standard　救急看護の知識と実際，p.72-95，メディカ出版，2009．

memo

NO. 008 急変時でも忘れてはいけないご家族への対応を知っておく

急変時の家族対応

CLEAR POINT

 電話連絡では，家族の精神的動揺の程度を判断して対応することができる

 患者家族が来院したら，身分の確認，現状，これから何をすればいいのかを簡潔に伝えられる

急変時の家族の特徴

1）患者家族の心理

急変時の患者家族は，患者の状態に一喜一憂し，混乱状態へ陥りやすいです．家族が抱くストレスは，心理的問題だけではなく，身体的，社会的な問題も多く抱えています（図1）．

患者が突発的あるいは急激な変化を起こしているときに，家族はその衝撃的でストレスフルな出来事と，これからも起こるであろう重大な問題に対処しなければならないという負担によって，多大な影響を受けている[2]ことを忘れないようにしましょう．

2）恒常性を保つための防衛機制

このような衝撃的な出来事を体験した家族は，否認，不安，恐怖などのさまざまな心配感情を持ち，精神的な危機状態に陥ります．これでは，平常時のように心理的な恒常性が保てなくなり，病的な身体反応，心理状態に陥ってしまう可能性があります．

急変の報告を聞いた家族は，不安定な自己の心理状態を安定させるため，無意識的な心理反応を示します（防衛機制，表1）．患者家族

できるナースからのアドバイス

家族は，第二の患者ともいわれ，患者と同様に看護の対象となります．たとえばあなたの家族が急変した場合，あなたはどんな心理状況になるでしょうか．きっと精神的に動揺してしまいますよね．
医療者から声をかけてもらいたい，きちんと説明してもらいたい，何をすればいいか示してもらいたい，と考えるかもしれません．

図1　家族が直面する問題

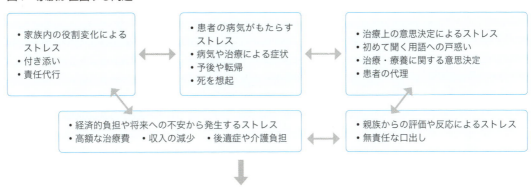

表1　一般的な防衛機制[3]

防衛機制	
否認	自己にとって不快な感情や体験を意識から除去し，現実の疾患や状態などを否定する
置き換え	本当の感情を知られたくないことから，自分の感情を切り離し，別の対象のものとして置き換える
同一化	他者の立場を自分自身のことのように受け止める
知性化	つらいため，その感情に巻き込まれないように，また無力感を避けるため，思考からその出来事を切り離す
分離	不快な感情に関連するものを断ち切る
投影	衝動や願望，感情を他者のものとしたり，非難したりする
合理化	事実を認めることが困難なため，自分の行動を受け入れやすいものに置き換える
反動形成	受け入れがたい感情と反対の行動をとる
退行	自己の不安を軽減させるため，発達の段階の初期へ逆戻りする
抑圧	受け入れられない感情を意識から強制的に締め出す
昇華	抑圧された感情を社会的に受け入れられる形で表現する

が表現している反応を病的な反応ととらえず，防衛機制としてとらえましょう．

家族のニード

家族への効果的なケアには，家族の心理的特徴を把握し，家族のニードに注目することが求められます(表2)．

患者家族への対応の具体的行動

1) 電話連絡

患者の急変時には，医療スタッフに連絡するとともに，家族へ連絡をとります．この**電話連絡から家族ケアが始まっていること**を意識しなければなりません．

まず，患者の状態について言葉を選びながら大まかに伝え，来院してほしいことを伝えます．次に，**電話先の会話で，相手の精神的動揺の程度を判断**します．家族は突然の連絡に動揺し，平常時の判断や行動ができなくなることが予想できます．来院途中の事故などを防ぐため，動揺が激しい場合は，電話先の家族が運転することは控えてもらい，公共交通機関の使用やほかの家族，友人などの送迎を提案します．

最後に，くれぐれも気をつけて来てもらいたいことを伝え，**①移動手段，②誰と一緒に移動するのか，③到着する推定時間，④移動中の連絡先**を確認します．

ポイント！

安全に来院してもらうため
- 電話連絡で大切なことは，患者の状態変化や来院してほしいこと，安全に来院してほしいことを伝えることです．
- 電話連絡の最初で生命の危機状態であるなど詳細な情報を伝えると，家族の精神的動揺を助長させてしまう可能性があるので注意します．

家族とは？
- まず，誰が患者の家族なのかを認識しておきましょう．フリードマンは，「家族とは，絆を共有し，情緒的な親密さによってお互いに結びついた，しかも，家族であると自覚している．2人以上の成員である」[1]と，定義しています．必ずしも血縁関係がなくても，看護師は家族として認識し援助の対象と考える必要があります．

表2 患者ニードへの対応

1) 保証：患者に最良の医療が提供されていること

(1) 患者への最善のケア提供の保証
　①前回の面会から現在までの患者の状態と行ったケアを伝える
　②看護者が行っているケアを実際に見てもらう
　③家族の視線で患者と患者を取り巻く状況がどう映るかに注意を払う
(2) 希望の保持の保証
　①希望を見出そうとするサインをとらえ，肯定的にフィードバックする　②一縷の望みを否定しない
〈患者の死が避けられない場合〉
・患者が残された日々を安楽に過ごすという希望
・家族や医療者に尊重され人間としての尊厳を保ちながら生を全うするという希望

2) 接近：患者のそばにいたい

(1) 面会規制の検討
(2) 面会を促す
(3) 患者・家族の相互作用を促進する（スペースの確保，患者への声かけやタッチング，プライバシーへの配慮）

3) 情報：患者のことを中心にしたさまざまな情報を知りたい

(1) 現状の情報提供
　①現状においてわかっていることをそのつど知らせる　②現在行われている救命への努力を伝える
(2) 医療者と家族のコミュニケーションギャップの回避
　①いつ，誰に，どのような段階を踏んで病状説明を行うかを判断する，情報を医療チームに提供する
　②病状説明の場で質問を促し家族との相互交流を実現させる
　③家族の理解の現状を確認し，それを妨げている要因を明らかにする
　④家族が理解可能な説明の方法を工夫する　⑤目標と課題を確認する
　⑥家族の心理的防衛機制を理解し，家族のペースを尊重する
　⑦家族の情報を医療者にフィードバックする

4) 快適さ（安楽・安寧）：家族自身の物理的・身体的な安楽・安寧・利便を求める

(1) 家族だけになれるプライベートな場の確保
(2) 家族の基本的ニーズを充足させる配慮

5) 支持（サポート）：支えてほしい

(1) 安心感と暖かさの提供
(2) 家族が語れるように聞き手になる
(3) あらゆるニーズの窓口となり，次のサービスにつなぐ

2) 患者家族への接遇

　患者家族が来るまでに家族対応の担当者を決定し，来院したらただちに対応できるようにしましょう．

　対応するとき，担当者はまず自分の名前と役割を告げ，患者との関係を確認します．患者家族への説明は，難解な用語は使わないようにしましょう．

　そして，何分ぐらい待つのか，どこで待機すればいいのか，誰に声をかければいいのかなど，これから何をするべきなのかを具体的に伝えます．

3) コミュニケーションスキルの必要性

　患者家族の精神的な危機状況への対応や安全確保，精神的サポー

知っておこう

患者家族のニードは，国内では，辰巳らが研究したICU患者家族のニーズを調査し①医療スタッフからのサポートに関するニーズ，②情報を適時に得たいというニーズ，③面会における融通性に関するニーズの3因子15項目からなるニーズ尺度，山勢の家族のニードを6カテゴリーと，コーピングの2カテゴリーで構成しているCNS-FACE家族アセスメントツールなどがあります．

トを行うには，コミュニケーションスキルを意図的に使用すると効果的です．

① **基本的な対応のプロセス**

患者家族と医療者では，重症感，時間経過の感覚などが異なり，さまざまなギャップがあることを知っておきましょう．

また，相手の気持ちを代弁し感情を共有するようにします．相手の話に興味を持ち，相づちを打ち，相手が語れるような聞き手になることを心がけます（客観的分析，傾聴力，共感力）．相手に与える印象を考えながら言葉を選び，語尾もすこし柔らかくしましょう（理解，協調，すみやかな対処）．

② **アイコンタクト**

アイコンタクトは，非言語的コミュニケーションスキルとして有効な手段であり，共感を求めたり，話の内容の確認や強調をしたいときに活用できます．あまり見つめすぎても緊張させてしまうため，強調したいときのみ見つめるなど，効果的なアイコンタクトが重要です．

③ **患者家族との位置**

看護師が付き添い，医師からの説明内容，家族の反応を確認する場合，できる限り座ります．座る位置は，患者家族と向き合う・医師と同じ側にすることで，対立や無関心な印象を与えてしまう可能性があるため，看護師は患者家族の斜め前で，家族の視野に入り，かつ患者家族に手が届く範囲に位置することが望ましいです．

④ **クッション言葉の活用**

平常時からついつい「～してください」と，言ってはいませんか？これでは命令になってしまいます．「～していただけますか？」など，決定権を相手にゆだねる言い方にすると，会話に柔らかい印象を与えられます．

また，自分がわからないことでも，「わかりません」と返答するのではなく，「わからなくて恐れ入ります」などと伝えることで，相手に与える印象は変化します．

（上川智彦）

> **ポイント！**
> **家族と接するときは**
> - 第一印象は重要です．信頼されるような身なりや言動，誠実な態度で接しましょう（表情，態度，声，言葉）．
> - 家族が混乱しないよう，5W1HやSBARなどを用いて簡潔明瞭に！
>
> **位置にも気を配る**
> - 家族対応時は，相手が語れるよう聞き手になることを心がけ，アイコンタクトやクッション言葉を効果的に使用し，家族との位置にも気を配りましょう．

> **知っておこう**
> パーソナルスペースとは，身体の周囲の目には見えない縄張り空間をいいます．この空間に他人が入り込むと居心地が悪くなり，不快感を抱きます．
> パーソナルスペースは3次元的であると考えられており，立位よりも坐位のほうがパーソナルスペースは狭くなり，相手に近寄って話をすることができます．

引用・参考文献
1) Friedman MM : Family Nursing: Theory and Practice. Appleton & Lange, 1992.
2) 千明政好ほか：救急患者家族の心理的特徴．救急患者と家族のための心のケア，山勢博彰著編，Emergency Care夏季増刊，メディカ出版，2005．
3) CNS-FACE開発プロジェクトチーム：CNS-FACE家族アセスメントツール使用マニュアル―実施法と評価法．山口，CNS-FACE研究会，1-21，2002．
4) 鈴木和子，渡辺裕子：家族看護学　理論と実践　第3版．日本看護協会出版会，2006．
5) 寺町優子ほか：クリティカルケア看護　理論と臨床への応．日本看護協会出版会，2007．
6) 小島操子：看護における危機理論・危機介入　改訂3版．金芳堂，2012．
7) 高橋章子監：救急看護の基本技術．メディカ出版，2004．
8) 山瀬博彰編著：救急看護の知識と実際．メディカ出版，2009．
9) 日本救急看護学会監：外傷初期看護ガイドラインJNTEC　改訂第3版．へるす出版，2014．

☑ 3年目までに知っておきたい**100**のこと

NO.009 トリアージとは何かを知っておく

3年目でも知っておくべき 院内トリアージ

CLEAR POINT

- ☑ 院内トリアージの<mark>目的</mark>を知っている
- ☑ 緊急度別の<mark>対応</mark>のしかたをおさえている
- ☑ <mark>再評価と情報収集</mark>を行っている

　院内トリアージは，救命にかかわる重症度・緊急度を判定し，重症で緊急性のある患者の治療が後回しにならないようにするために，主に救急外来で実施されています．

　トリアージでは，重症度・緊急度を5段階（蘇生レベル・緊急・準緊急・低緊急・非緊急）で色分けして表示します（表1）．**トリアージの目的は，適切な患者を適切な時間内に，適切な理由で適切な場所に移動させることです．** さらに，蘇生レベルと緊急レベルの患者をいち早く発見し，対応することが必要です．

緊急度の判定

　緊急度の判断は，患者と接してから3～5分以内に行います．トリアージナースは，救急外来に患者が来院したら，まず第一印象による重症感を5秒程度で確認し，蘇生レベルか否かアセスメントします．

　看護スタッフは，緊急度判定をした患者状態・待機場所，診療がどの診察室で行われているかなど，トリアージナースから共通認識として情報共有しましょう．

緊急度別の対応

　緊急度レベル2以上は，ただちに・早期に医療介入が必要な状態のため，トリアージナースから患者の引き継ぎを行い，初期対応を行います．医師が到着するまでの間，気道（A：airway），呼吸（B：breathing），循環（C：circulation），意識・外見（D：disability）の状態を確認し，モニタリングを開始しましょう．

　心肺蘇生が必要な場合はただちに開始します．必要に応じて医師に報告し，心電図・酸素投与・静脈路確保などの指示を受け実施します．

　ABCDに異常がなければ，既往歴・内服歴・アレルギーの有無・最終食事摂取時間（表2）などを聴取し，バイタルサインを測定します．

> **ポイント！**
>
> **第一印象とバイタルサイン**
>
> ● どのような病態でも，第一印象とバイタルサインが大事です．呼吸状態・循環動態・意識状態がどのようなレベルなのかということをまず確認しましょう．

報告時には，簡単で焦点の絞った報告方法であるI-SBAR-C技法を用いて報告するとよいでしょう（p.27参照）．

> **知っておこう**
>
> レベル1の患者は，ただちに処置室にてほかの看護スタッフに引き継ぎ治療が開始されます．レベル2の患者は，診療ができる場所へ移動してベッドサイドでトリアージを行います．そのほかのレベルの患者は，問診および来院時の主訴から得られた情報をもとにフィジカルアセスメントを行い，緊急度の判定を行います．

表1　トリアージでの重症度・緊急度の段階

レベル1	蘇生	ただちに診療,治療が必要	心停止,痙攣持続,重症外傷,高度な意識障害,重篤な呼吸障害など	蘇生処置や生命維持に関するケアの継続
レベル2	緊急	10分以内に診察が必要	心原性胸痛,重篤な体温異常,激しい頭痛・胸痛,中等度の意識障害,抑うつ・自殺行為など	15分毎の再評価
レベル3	準緊急	30分以内に診察が必要	症状のない高血圧,痙攣後(意識回復したもの),変形のある四肢外傷,中等度の頭痛・胸痛,活動期分娩など	30分毎の再評価
レベル4	低緊急	1時間以内に診察が必要	尿路感染症,縫合を要する創傷(止血あり),不穏状態など	1時間毎の再評価
レベル5	非緊急	2時間以内に診察	軽度のアレルギー反応,縫合を要さない外傷,処方・検査希望など	2時間毎の再評価

文献1より引用,一部改変

表2　ABCDに異常がない場合,次に行う情報収集　SAMPLE

Symptoms	主訴	**P**ast medical history & Pregnancy	既往歴・妊娠
Allergy	アレルギー	**L**ast oral intake	最終食事摂取
Medication	内服	**E**vent	状況

また,緊急度の高い患者は来院後家族とも別々になるため,できるだけ早期に,今の状況と今後の治療などを患者・家族ともに説明し,不安を緩和をする配慮も必要です.

緊急度が低い場合

緊急度の低い患者は,後回しにされますが,患者は症状があり,困っているため救急外来を受診しています.また,待っている患者も状態が悪化する可能性もあります.そのため,トリアージナースは再評価を緊急度のレベルに応じた時間間隔で行っています.

トリアージナースだけでなく,スタッフもどのような患者が診察を待っているのか,診察中の患者がどの診察室にいるのか,誰が対応しているかなどの情報を収集することを心がけましょう.常にトリアージナースと協働して,診療が円滑に行えるよう調整と支援を行います.

患者はなんらかの不安や苦痛を抱えて来院します.そして,救急外来という不慣れな環境で,よりいっそうストレスが高い状態にあります.待合室で待機できる軽症な状態と判断した症状でも,健康な日々を送っている患者にとっては突然のことであり,一大事です.看護師が思っている以上に不安を抱えて診察を待っているかもしれないということをしっかり認識して,温かい雰囲気で患者を迎えましょう.

(城田智之)

引用・参考文献
1) 日本救急医学会,日本救急看護学会ほか監:緊急度判定支援システムプロバイダーマニュアル　CTAS2008日本語版/JTASプロトタイプ.へるす出版,2011.
2) 救急看護学会監,日本救急看護学会トリアージ委員会編:看護師のための院内トリアージテキスト.へるす出版,2012.
3) 木澤晃代編:院内トリアージスキルの習得.看護技術,58(5),2012.
4) 日本医療教授システム学会監,池上敬一ほか編著:患者急変対応コースfor Nurses ガイドブック.中山書店,2008.

NO. 010 臨床的に重要なバイタルサインのとり方を知っておく

今どきのバイタルサイン

CLEAR POINT

- ☑ 急変察知はまずは呼吸からみることができる
- ☑ 今どきだからこそ脈拍は触知によって測定することができる
- ☑ ルーチンではなく，患者の状態把握のためにバイタルサインをとりにいける

できるナースはバイタルサインがとれる？

「できるナース」の条件に，「バイタルサインがとれる」があることに疑問を感じる読者の皆さん，確かにナースにとってバイタルサインは最も身近なアセスメントであり，あたり前の技術として臨床に馴染んでいることでしょう．

しかし，患者の異変を真っ先にとらえるべき最前線が「バイタルサイン」なのに，十分に活用できていないのでは？という場面はありませんか．また，バイタルサインが見ようとしている生体変化に変わりはないものの，日進月歩の臨床現場では，実は「バイタルサイン」のとらえ方やその意味も，すこしずつ変化してきていることに，ナース自身が追いつけていない印象があります．

いまの臨床の実際を知り，その中で本当の意味でバイタルサインを活用できるようになることが本稿の達成目標です．教科書で学んだバイタルサインと臨床での違い，さらには，以前の臨床現場と照らしてもどんどん進化しているバイタルサインの実践の根拠をまとめます．

バイタルサインといえば「血圧」ではない

1) 血圧がいちばん重要？

最も「臨床的」に重要なバイタルサインは，何でしょうか．あるセミナーで，ナースの参加者にアンケートを取った結果は「血圧」がいちばんでした．確かに血圧は心臓の動きを反映した数値です．生命維持の根幹ですし，高血圧の患者などでは，毎日の血圧変化の測定が，いまの病状や薬の効果などを教えてくれます．

この回答が間違い，とまでは言えないのですが，臨床現場におけるバイタルサインの最終的なアウトカムを「患者の異変を日々迅速にとらえて，その生命を守ること」ととらえると，どうでしょうか．

2) 急変時に血圧でよいのか

現在の臨床実践で最も防ぎたいイベントの1つは「急変」でしょう．

> **できるナースからのアドバイス**
> 実際の急変事例の多くで「血圧変化」は，急変発生後の確認役を果たしていることが多い印象です．つまり，すでに「血圧が下がっている」時点で，私たちナースは出遅れているのです．

心肺停止やショックなどに代表される一大事に至る前の防波堤が，日々患者のそばにいるナースの役目です．バイタルサインの意味はそれだけじゃない，という声もあると思いますが，手が施せない「待ったなし」の状況は，できる限り防がねばなりません．

そう考えてみると，日々のバイタルサインで最も重きを置くべきは「血圧」でよいでしょうか．ショックのメカニズムを照らすと，頻繁とはいえないバイタルサインチェックの間隔では，「血圧」変化から，急変の前触れを察知するのは容易ではないことがわかります．血圧一辺倒になり過ぎないのが，第1のコツです．

脈拍は触れて取ることで重要性が増す

1) 脈拍触知，していますか？

先のアンケートで優先度2位だったのが「脈拍」です．「脈を取る」という患者評価は，日々のバイタルサインとして臨床を支えてきました．今もその重要性は変わりませんが，「血圧」測定の現況を想像してみると，「脈を触れて取る」機会は確実に減っていることでしょう．

理由の1つは，自動血圧計などが測定してくれるから，ですね．もちろん，触知の機会は減ったとしても，モニタリングによって頻脈，徐脈，また心電図波形による不整脈として，その変化を伝えてくれます．

2) 実際に触れることはこんなにも大事

ただし，急変察知の考え方でいうと，臨床で2つの問題が出てきました．1つは医療のガイドラインが整い，循環器疾患に対する治療法が確立し，循環器に問題のある患者（いわゆる血圧が高め）には，βブロッカーなどの降圧薬が処方されるケースが増えたことです．皆さんも，入院時の持参薬に降圧薬が多いことを実感しているはずですが，結果，**脈拍の変化が薬でマスクされる場面が増えています**．

また，触知することはこんなことにも活用できます．たとえば，患者がぐったりしていて急変が疑われる場合はどうでしょう．自動血圧計もまわりにないし，1分間の呼吸数を待てないような「この瞬間」，たとえば，**頸動脈が触れなければ血圧60mmHg以下＝ショックと判断できる**のです．

忙しい日常で，ふだんは脈拍測定を便利なモニタリングに頼りながらも患者ごとにその変化に絞り観察し，**急変時は「脈拍触知」で今を知る**，これが重要です．

今どきは呼吸に敏感になること

1) 「臨床的」に最も重要なのは呼吸！

ここで種明かしをすると，アンケートでは3位に甘んじた「呼吸」こそが，今どきのバイタルサイン評価の主役を張るようになりました．「今」，患者の異変をいち早くとらえるという点で，重要度が増しているバイタルサインが「呼吸」です．

知っておこう

最近は，急変リスクのある患者ではパルスオキシメータをひとまず付けることが圧倒的に増え，経時的な脈拍のお知らせもされています．頻脈や徐脈は，身体の変化の前触れになりうることは間違いありません．

脈拍はモニタリングしているけれど，その脈に触れる機会が減っている問題もあります．パルスオキシメータが知らせるパルスはエラーもよく起こりますし，そもそもこれはSpO_2が測定目的ですから，脈拍について厳密さは求めていないのが実情でしょう．

ポイント！

患者の異変をいち早くとらえるのは「呼吸」．とにかく，呼吸数に異変はないか，ここだけは見逃さない！

- 呼吸というバイタルサインは，ナースにとって視診や聴診器による聴診で取得できるサインでもあります．ケアの前後で5点聴診を行う，といった積み重ねは，必ず，結果として現れるはずです．まさに，そのとき，さすがと言わせるスキルになるでしょう．

図1　熱型のパターン

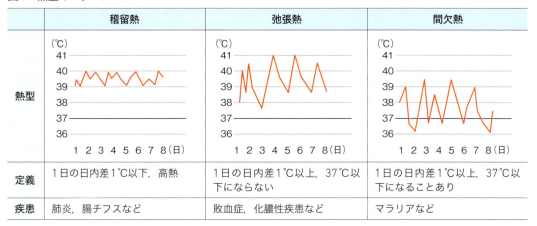

	稽留熱	弛張熱	間欠熱
熱型	(℃) 1 2 3 4 5 6 7 8 (日)	(℃) 1 2 3 4 5 6 7 8 (日)	(℃) 1 2 3 4 5 6 7 8 (日)
定義	1日の日内差1℃以下，高熱	1日の日内差1℃以上，37℃以下にならない	1日の日内差1℃以上，37℃以下になることあり
疾患	肺炎，腸チフスなど	敗血症，化膿性疾患など	マラリアなど

「急変が起こる患者では，その数時間前に何かしらの変化が起こっている」という文献が非常に有名になりました．この**数時間前という速度感で最も注目すべきは「呼吸数増加」**であり，「患者急変の可能性大」，と疑って問題なさそうです．

2) まずは呼吸数をみる

今まで，血圧や不整脈(脈拍)のインパクトに隠れていたかもしれませんが，呼吸は命を司りますし，そのメカニズムは呼吸中枢に由来し，さらには迷走神経による反射にも影響を受ける全身がかかわる機能です．すべての臓器に酸素を供給する役目のスタートである呼吸は，まさに重要サインであるわけです．

とにかく，呼吸数に異変はないか，ここだけは見逃さないことが，できるナースのスキルになります．

体温は異変を取りにいけるバイタルサイン

最後に体温ですが，血圧，呼吸，脈拍とはすこし違った印象になるかもしれません．本稿の柱としている「患者の生命を守る」という点では，とにかく急を要する場面が想像しにくいでしょう．

とくに急変に関連させてナースが得ておきたいスキルは，「敗血症の前触れ」を見逃さないことです．ちょっとした発熱の原因対処が遅れて，セプシスショックという事態は避けなければなりません．注目したいのはやはり**経時的な観察で，疾患に特有の熱型パターンは必ず頭に入れておきましょう**．ポイントは，熱が上がったり下がったり，です．弛張熱と稽留熱は再度おさらいしておきましょう(図1)．

＊

ラインが挿入されている患者の刺入部に発赤がある．呼吸数が増えていて末梢が温かい気がする．さあ，皆さんはどう対応しますか？ この患者の状態がイメージできれば，もはや「できるナース」です．ぜひ実践してみてください．

(藤野智子)

バイタルサインとしての体温は，患者に触れてもわかるものです．たとえば，ポピュラーになった言葉にウォームショックがあります．セプシスショックの前段階で，血圧が下がるのを身体がふんばって止めている病態で，そのときの四肢末梢などはポカポカと温かくもあります．体温はルーチンからもう一歩掘り下げて注目することで，本稿で説くバイタルサインの役目を果たしてくれます．

できるナースからのアドバイス

NO.011 臨床で使えるフィジカルアセスメント

実際に現場で使える患者の見方を知っておく

CLEAR POINT
- ☑ 看護過程の一環としてフィジカルアセスメントができる
- ☑ 視診で全体を把握してから原因を絞り込むことができる
- ☑ 視診で原因にあたりをつけてからそれが正しいかどうか確認できる

フィジカルアセスメントとは，実際に患者を観察しながら症状や所見を把握することによって，健康問題の原因を抽出（アセスメント）することです．そのための情報収集の方法として，問診と身体診察（視診，聴診，触診，打診）を行います．

では，実際にどういった場面でフィジカルアセスメントを用いる必要があるのでしょう？

なぜフィジカルアセスメントするのか

1) よくある現場

聴診器を用いて呼吸音を聴取することを例に考えてみましょう．

新人看護師が検温時に聴診を行い，副雑音の有無をカルテ記載する，こういった場面を筆者もよく目にします．

これを患者の目線から考えてみるとどうでしょう．患者にとって，冷たい聴診器を胸に当てられて，その結果をカルテ記載されることで，何のメリットがあるのでしょうか？それだけでは，まったく患者にとってメリットはないことがわかるかと思います．

2) 意味のあるフィジカルアセスメント

では，どうすればこの聴診というフィジカルアセスメントが意味を持つ看護実践になるのでしょうか．看護過程をもとに考えてみます．

看護過程は，①情報収集とアセスメント，②問題の明確化，③看護計画立案，④実施，⑤評価のプロセスから成ります（図1）．フィジカルアセスメントは，あくまで①情報収集とアセスメントの要素の一部であり，看護過程の一環です．これを看護実践につなげ，患者の健康問題を解決していかなければ，患者にとってのメリットはありません．

3) 看護実践につなげる

たとえば，気管挿管され，人工呼吸器を装着された患者への聴診を考えてみます．

聴診によって両下側肺の呼吸音減弱という情報が得られれば，「両下側肺の換気不良」という健康問題が抽出（アセスメント）されます．下側肺領域の換気を改善（健康問題を解決）するために，「腹臥位によ

図1 看護過程

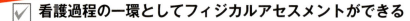

情報収集とアセスメント → フィジカルアセスメント → 問題の明確化 → 看護計画立案 → 実施 → 評価

る体位管理」を行うという看護計画を立案し(頭に思い浮かべ)，その計画を実践します．そして，体位管理の効果を評価するために，聴診を行ったところ，下側肺領域の換気が改善したことがわかりました．こうすれば，患者にとってメリットがあることがわかります．

つまり，**フィジカルアセスメントはあくまで看護過程の一環なのです**．看護実践につなげてこそ，フィジカルアセスメントは意味を持つでしょう．

急変対応では

1) 視診で全体を把握してから絞り込む

フィジカルアセスメントは，視診による患者の全身的な外観の評価から始まります．視診により患者の全体像を把握し，部分的観察では得ることができない「何かおかしい！」という貴重な情報を瞬時に把握します．

さらに「何が起こっているのか」という患者の健康問題の原因を絞り込むために，部分的観察としてフィジカルアセスメントを追加します．気道・呼吸，循環，意識……どこに問題があるかをフィジカルアセスメントによって絞り込んでいく必要があるでしょう．問診によって患者の症状を確認し，身体診察(視診，聴診，触診，打診)によって身体所見を確認しながら，患者の急変の原因を絞り込みます．

2) 視診であたりをつけてから正しいかどうか確かめる

また，視診による全身外観の評価から，患者の健康問題の原因がおおまかに思い浮かぶこともあるでしょう．

たとえば，入院中の患者の表情が苦悶様で，顔色も蒼白であれば，「ショックかも！」と思い浮かべるかもしれません．そこで，患者の呼吸が促迫していないか(聴診)，上肢に触れて冷汗がないか(触診)というフィジカルアセスメントを追加します．そうすることで，頭に思い浮かべた「ショック」という予測が正しいのかどうかを評価します．

つまり，**視診による全身外観の観察から異常を察知して，その原因を思い浮かべたとしたら，それが正しいのか，間違っているのかを判断するためにフィジカルアセスメントを行うこともあります**．

*

このように，フィジカルアセスメントは「問題を明確化」させるための意図的な情報収集です．何のためにそれらの情報を集めているのかという目的意識を持って実践してこそ，一人前の看護師といえるでしょう．

(伊藤敬介)

NO. 012 酸素療法を行ううえでの根拠とデバイスの取り扱いを知っておく

酸素療法のエビデンス

CLEAR POINT

- ☑ 流量に合わせて適切な酸素療法のデバイスを選ぶことができる
- ☑ 加湿の必要性や移動時のボンベなど，注意するポイントをおさえている
- ☑ 長時間の酸素療法は弊害があることを知っている

酸素は生命維持に不可欠な物質で，供給が不足すると細胞のエネルギー代謝が障害され低酸素血症となり，生命が維持できない危険な状態となります．低酸素血症の改善や予防のために酸素療法を行うのです．

酸素療法は，組織に十分な酸素を供給することが目的です．低酸素血症のほか，ショック，心筋梗塞，心不全などによる循環不全や，貧血による酸素運搬能力が低下している場合，術後や発熱により酸素消費量が増大している場合などに行います．

デバイス選びは慎重に

酸素療法といえば，鼻カニューラや酸素マスクを思い浮かべると思いますが，デバイスは数種類あり，投与方法によって異なります．まずは，1）低流量システム，2）高流量システム（ベンチュリーマスク，ネブライザー付き酸素吸入装置），3）高流量システム（リザーバーマスク）の3種類を覚えて，流量によって適切にデバイスを選びましょう（表1）．

1）低流量システム

患者の一回換気量以下の酸素ガスが供給されるものです．患者の鼻・口周囲の室内気で希釈されるため，酸素流量が一定でも患者の体格や呼吸パターンによって酸素濃度が変化します．

① 鼻カニューラ

患者の鼻腔から純酸素が供給されるので，会話や食事が行えるため，幅広く使用されています．

6L/分以上では，酸素の取り込みに変化がなく，かつ鼻粘膜の刺激となるため，6L/分以下で使用します．

② 酸素マスク

換気孔の付いたマスクで，鼻カニューラと同様に純酸素が供給されるものです．換気孔やマスクの隙間から室内気と呼気ガスを吸入するため，酸素流量が少ないと呼気ガス中の二酸化炭素を再呼吸し，二酸化炭素濃度が上昇してしまいます．そのため，5L/分以上の酸素流量

酸素療法は，おそらく非常に身近な呼吸管理の1つで，ナースがその主役となることも多いでしょう．そのため，エビデンスについても，ナースの関心は以前から高いものでした．
酸素療法にもガイドラインがあり，手技やデバイス選択などの基準が示され，知識・技術のレベルが統一されてきています．身近なケアだからこそ，本稿で知識をおさえましょう．

できるナースからのアドバイス

知っておこう

酸素療法の適応は，
① PaO_2 < 60mmHgあるいは SaO_2 < 90％の低酸素血症
② 著しい貧血
③ ショック状態などの循環不全
④ 敗血症・発熱・痙攣などの組織代謝の亢進状態
⑤ 急性心筋梗塞
⑥ 外傷

表1 酸素流量と吸入気酸素濃度の予測値

種類	投与方法	酸素流量（L/分）	吸入気酸素濃度(%)
低流量システム	鼻カニューラ	1	21〜24
		2	23〜28
		3	27〜34
		4〜6	31〜44
	酸素マスク	5〜6	30〜50
		7〜8	40〜60
高流量システム	ベンチュリーマスク	4	24
		4	28
		6	31
		8	35
		8	40
		12	50
	リザーバーマスク	6〜7	60〜70
		8〜9	80〜90
		10	90〜

> **ポイント！**
> **それぞれのデバイスには流量の制限がある**
> ● 低換気だと一回換気量に占める酸素ガスの割合が増え，吸入気酸素濃度は上昇しますが，過換気の場合は室内気の割合が増えるため，吸入気酸素濃度は低下します．

> **知っておこう**
> ネーザルハイフローは，最近増えてきたデバイスですが，導入している施設はまだ少ないかもしれません．酸素を高流量で流さなければならないため，酸素代(酸素にもお金がかかっています)がかかります．

> **ポイント！**
> **高濃度の酸素を長時間吸入すると，患者に害をもたらし，合併症を引き起こす**

が必要となります．

2) 高流量システム①

　高流量システムとは，ベンチュリー効果*1を利用して，酸素と空気を混合し高流量を作り出すシステムです．低流量システムと違い，患者の一回換気量以上の混合ガスが供給されるため，患者の体格や呼吸パターンに左右されずに一定の酸素濃度を供給することができます．

① ベンチュリーマスク

　患者の呼吸パターンに左右されずに，24〜50％の一定の酸素濃度を維持することができます．設定酸素濃度ごとに必要最小限の酸素流量が決まっており，ダイリューターの表面に必要流量が記載されています．

② ネブライザー付き酸素吸入装置(インスピロン)

　ベンチュリーマスクにネブライザー機能*2を備えたものです．十分な加湿をすることができ，痰の喀出が困難な場合などに効果的です．

③ ネーザルハイフロー

　決められた酸素濃度の空気を加温・加湿し，30L/分以上の高流量で経鼻カニューラより投与することができます．自在に酸素濃度を変更することができ，3〜5cmH₂OのPEEP効果*3が得られることも特徴です．

3) 高流量システム②(リザーバーマスク)

　リザーバーシステムは，呼気時にリザーバーバッグ内に酸素をため，

---

*1 ベンチュリー効果：空気の流れを絞る部分をつくると，その部分の圧力が低下し，流速が増加する現象
*2 ネブライザー機能：水などを細かな霧状に変えてエアロゾルを作り出す機能　　*3 PEEP効果：呼気終末時に気道内を陽圧に保つことで，肺胞の虚脱を予防できる効果　　PEEP：positive end-expiratory pressure，呼気終末陽圧

吸気時にリザーバーバッグ内の酸素を吸入するシステムです．

① リザーバーマスク

簡易酸素マスクにリザーバーバッグが付属しており，**60％以上の酸素濃度を吸入**することができます．

ボンベの容量に注意

酸素の供給は，院内に設置されている中央配管と，液体酸素を気化させ圧縮させた酸素ボンベがあります．

酸素ボンベは移動可能ですが，容量に限界があるため，**使用前に必ず残量や使用可能時間を確認します**．高流量の酸素投与や長時間使用する場合には，新しい酸素ボンベに交換するなど取り扱いに十分注意を払いましょう．また，移動後は中央配管につなぐようにしましょう．

長時間の酸素療法は合併症を引き起こす

1）酸素中毒

酸素中毒とは，長時間の高濃度酸素吸入によって，フリーラジカル（活性酸素）など肺障害性物質が多量に産生されることで，気道粘膜や肺胞が障害されることです．吸入気酸素濃度が50％以上になると，肺障害性物質が多量に産生されるため，**PaO_2 60mmHg以上を目標に酸素投与を行い，不必要な酸素投与は避ける**ようにしましょう．

2）CO_2ナルコーシス

高二酸化炭素血症による意識障害を呈することです．代表的な疾患にCOPD（慢性閉塞性肺疾患）があります．COPDは常に高二酸化炭素血症の状態であり，低酸素で呼吸調節を行っています．そのため，高濃度の酸素投与で低酸素が改善されると，もともと低酸素刺激によって呼吸調節を行っていた呼吸中枢が，酸素が多すぎて働かなくなり，呼吸停止や意識障害へとつながります．

COPD患者では，合併症が起こる可能性があることを留意し，注意して観察します．

（佐藤可奈子）

> **ポイント！**
> ### 加湿は必要？
> ●通常，吸い込んだ空気は気道を通るうちに徐々に加温加湿され，気道分泌物の排出や異物・ウイルスが除去されます．そのため，乾燥した空気ガスを吸入すると，気道が乾燥し，痰の貯留や気管支炎，肺炎などの感染を引き起こすので，酸素療法時は加湿を行う必要があります．忘れないようにしましょう．

できるナースからのアドバイス

3〜4L/分以下の低流量の酸素投与では，加湿は必要ありません．低流量の酸素投与では一回換気量に占める乾燥された酸素の割合が少なく，加湿しないことで気道から失われる水分量は少ないからです．

引用・参考文献
1）道又元裕ほか編：人工呼吸管理実践ガイド．照林社，2009．
2）鮎川誠彦：酸素と加湿「困ってること」解決！．エキスパートナース，30(11)：2014．
3）清田和弘ほか：最新の酸素療法．重症集中ケア，10・11月号，2015．

酸素療法ガイドラインの歴史

現場で酸素療法の「エビデンス」が意識されたのは，投与する酸素を「加湿するかしないか」という議論からだったと思います．はじまりは，米国呼吸療法協会（AARC）が，「4L以下の流量では加湿する必要がない」と見解を出したことでした．「本当にいいの？」，「患者さんが口渇を訴えた」，「加湿を再開したら出にくかった痰が出るようになった」など，当初はさまざまな声が聞かれたものです．その後，酸素療法も根拠に基づいて行うことがさまざまな形で発信され，日本でも酸素療法ガイドラインが発行される運びになりました．

このような背景を知ったうえで，ぜひ本書の知識をおさえてみてください．また，勉強会などの機会があれば，上記のエピソードなどを披露してみると，「お，勉強してきたな」と思われるかもしれません．

☑ 3年目までに知っておきたい **100**のこと

NO. 013　心不全では酸素不足になることを知っておく

循環器疾患患者の酸素療法

CLEAR POINT

- ☑ 心不全では肺うっ血・肺水腫により低酸素血症になることを知っている
- ☑ 酸素投与してもSpO₂が低い場合は，NPPVを提案できる
- ☑ 循環器疾患患者のSASや貧血に注意している

　循環器病棟は，心不全・狭心症・心筋梗塞・開心術前後などさまざまな疾患を抱える患者が数多く入院します．医師からは，オーダーとして酸素投与についても指示が出されます．

> **知っておこう**
> 循環器疾患の多くは心機能を低下させ，心不全状態に陥ることがしばしばみられます．心不全の状態になると，低酸素血症になり酸素投与が開始されるケースがあります．

心不全では酸素不足になる

1) なぜ低酸素血症になる？

　左心系の心臓は，酸素化された血液を全身へと運ぶため力強く拍動します．しかし，左心不全になると，血液を運搬する力が不足します．全身に血液が運ばれないため，左心には血液が増加します．すると，左心室内は満員電車のようになり，溢れた血液は肺にとどまります．これが，肺うっ血という状態です．

　肺うっ血では，肺胞を巡る毛細血管の血液の圧力は上昇し続けます．これにより，肺胞内に血液の血漿水分が漏出します．血漿水分の漏出により，酸素と二酸化炭素の交換が邪魔されます．いわゆる肺水腫となり，血液には酸素が不足するのです．

　肺水腫では，呼吸音で水泡音が聴取されます．また，酸素を取り込もうとして呼吸回数が増加します．このように，心不全を引き起こすと酸素が不足するのです．

2) 呼吸筋を多用するため酸素が必要に

　心不全の初期治療は，心臓を休めること，心臓やほかの臓器に酸素を供給することがポイントです．

　心不全，とくに左心不全では呼吸困難感が出現します．起坐呼吸や努力呼吸となり，頻呼吸となります．呼吸数が増加すると呼吸筋をふだんより使用するため，筋肉に酸素を供給する必要があります．心臓は心拍数を増加させて全身に酸素を送ろうと必死です．まるでマラソンランナーのようです．

> **できるナースからのアドバイス**
> たとえば，「SpO₂ 95％以上を目標に酸素投与を実施．酸素流量は1〜6L/分で調整」というオーダー，ありませんか？ リーダー看護師をしていると，スタッフナースから「心不全患者のSpO₂が酸素流量1LでSpO₂ 97％なんです．酸素を中止してもいいと思うのですが，主治医の指示で最低が1Lになっています．主治医に中止の提案をしていいですか？」などの相談が時折あります．どうすればよいでしょうか．

低酸素血症の治療

　SpO₂が低ければ，酸素カニューラやマスクを使用して酸素投与を

> **できるナースからのアドバイス**
> 脳が酸素不足になると，せん妄となる可能性があります．酸素が足りないのに酸素マスクなどを外してしまうこともよく見られます．

水泡音：coarse crackle. 持続時間が短い不連続な異常呼吸音．気道分泌物により，ブクブク，ブツブツという水がはじける音がする．

開始します．では，酸素を投与してもSpO$_2$が上がらない，努力呼吸がある，頻呼吸となっている場合，どうしたらよいでしょう．

そのような場合は，**非侵襲的陽圧換気(NPPV)を開始すると，SpO$_2$が改善し努力呼吸が減少します**．NPPVは患者に装着することで，肺胞に漏出した血漿水分を毛細血管内に戻すことができます．また，胸腔内が陽圧になり，右の心臓に戻ってくる血流（静脈還流）が低下します．これにより心臓の負担が減少し，全身に酸素を供給することができます．

実は怖い　睡眠時無呼吸症候群

睡眠時無呼吸症候群(SAS)は，循環器疾患の発病率を2倍にさせるといわれます．SASでは，眠っている最中に何度も呼吸が停止します．90秒程度停止する人もいて，SAS患者のSpO$_2$は，就寝時70％台になることもあります．睡眠は身体を休息させる大切なものです．しかし，低酸素血症を繰り返すことで心臓は酸素不足となり，心筋は疲労してしまいます．これでは心不全は改善しません．

最近では，持続陽圧呼吸(CPAP)療法が盛んに行われています．睡眠導入の際に口や鼻にマスクを装着し，陽圧をかけます（空気を送って気道内を陽圧に保つ）．CPAPにより，睡眠時無呼吸が生じても気道を閉塞することなく過ごすことができます．効果のある患者からは「目覚めがいい」「日中の眠気がなくなった」などの声が聞かれます．

急性心不全ガイドラインには酸素の指標として，SpO$_2$ 95％以上と明記しています．**心不全が改善傾向になるまでは，身体には酸素を投与する必要があります**．

貧血にも注意して

全身に酸素を運搬する力は，心臓が担っています．運び屋はヘモグロビンです．ヘモグロビンは，酸素分子を4つ結合させて運搬することができます．しかし，貧血になるとヘモグロビンは正常の半分以下になる場合があります．

SpO$_2$は，検出される部位のヘモグロビンが，酸素分子と結合しているかをパーセントで表しています．ヘモグロビンは酸素分子を4つ以上結合することができません．もし貧血の患者のSpO$_2$が100％だったとしても，貧血によりヘモグロビンの数が少なければ，実際に運搬されている酸素量は少ないのです．

＊

さて，ここまで読めば，p.45の"できるナースからのアドバイス"にあるスタッフナースの質問への答えがわかりますね．あなたがリーダーなら，①心不全は改善しているのか？，②呼吸回数の増加はないのか？，③貧血はあるか？，を確認して，本当に酸素療法をやめてよいか吟味するよう問いかけましょう．

（佐藤大樹）

知っておこう

SpO$_2$は，血液中の酸素分子の数ではなく，「酸素が結合しているヘモグロビン数／血液中のヘモグロビン数」をパーセントで表しています．血液中のヘモグロビン数がそもそも少なくても（酸素濃度が低くても），ヘモグロビンと酸素分子が結合していれば（酸素飽和度が高ければ），SpO$_2$の値は高く表されます．

引用・参考文献

1) 日本循環器学会，日本胸部外科学会，日本高血圧学会ほか編：循環器病の診断と治療に関するガイドライン（2010年度合同研究班報告）急性心不全治療ガイドライン（2011年改訂版）．
http://www.j-circ.or.jp/guideline/pdf/JCS2011_izumi_h.pdf（2017年1月閲覧）

2) 日本循環器学会ほか編：循環器病の診断と治療に関するガイドライン（2009年度合同研究班報告）慢性心不全治療ガイドライン（2010年改訂版）．
http://www.j-circ.or.jp/guideline/pdf/JCS2010_matsuzaki_h.pdf（2017年1月閲覧）

NPPV：non-invasive positive pressure ventilation，非侵襲的陽圧換気　　SAS：sleep apnea syndrome，睡眠時無呼吸症候群
CPAP：continuous positive airway pressure，持続陽圧呼吸

NO. 014　CO_2が貯留していないか注意する

呼吸器疾患患者の酸素療法

CLEAR POINT

- ☑ **CO_2ナルコーシスになりやすい特徴を把握できる**
- ☑ **CO_2ナルコーシスのハイリスク患者は，CO_2ナルコーシスにならないよう対応できる**
- ☑ 意識レベルの変化に合わせて CO_2貯留を観察できる

　酸素療法は，低酸素血症を改善させるために多くの病棟で行われている治療です．比較的容易に行える治療ですが，副作用もあります．
　酸素療法の代表的な副作用は，酸素中毒，吸収性無気肺，CO_2ナルコーシスです．その中でも**呼吸器病棟でいちばん頻度が多く注意が必要なのが，CO_2ナルコーシス**です．呼吸器病棟では，疾患による器質的な呼吸機能が低下している患者も少なくなく，他の病棟よりも注意が必要です．
　CO_2ナルコーシスになりやすい患者なのかどうかを判断するポイントは「慢性的にCO_2の貯留があるか？」という点です．そして，慢性的にCO_2が貯留しているか把握するには，血液ガス分析データを確認することが必要です（表1）．

CO_2ナルコーシス予防のために

　CO_2ナルコーシスを予防するためには，酸素療法における低流量システム，高流量システムについて理解することが必要です（表2）．

1）まずは低流量から開始する

　CO_2ナルコーシスに注意が必要な患者への対応は，必要以上の高濃度酸素を与えず，SpO_2目標値を90％にすることです．身体的にもSpO_2が90％もあれば問題はないです．
　CO_2ナルコーシスに注意が必要な患者に酸素療法を開始する場合には，酸素流量を0.5～1L/分と低流量から開始します．しかし，酸素カニューラなど低流量の酸素デバイスでは酸素濃度は変動します．そのため，低流量システムで管理がむずかしい場合は，高流量システムへ変更します．

2）高流量システムへ変更する場合

　高流量システムの中でも最近注目されているのが，ハイフローセラピーです．酸素濃度を一定に保つだけではなく，気管内CO_2洗い流し効果があり，ある程度のpCO_2の低下が期待できます．
　しかし，酸素デバイスの限界も見極め，状態が悪くなっているのに

> **できるナースからのアドバイス**
> 呼吸器病棟でいちばん頻度が高く注意が必要な酸素療法の副作用は，CO_2ナルコーシスです．
> 必要以上の高濃度酸素は与えず，SpO_2目標値は低めに設定しましょう．

表1　確認する項目は「pH，pCO_2，HCO_3^-」

・pHはアシドーシス寄りにある ・pCO_2が上昇している	これによって呼吸性アシドーシスであることがわかる．
・HCO_3^-が上昇して代償している	これは慢性的にCO_2が貯留している証拠である．

表2　酸素療法の低流量システム，高流量システムの比較

	低流量システム	高流量システム
違い	デバイスからの流量が患者の吸気流速よりも少ない（30L/min未満）	デバイスからの流量が患者の吸気流速よりも多い（30L/min以上）
デバイス	酸素カニューラ フェイスマスク リザーバーマスク　など	ベンチュリーマスク ネブライザー付き酸素吸入器 ハイフローセラピー　など
メリット	デバイスが簡便	酸素濃度が一定に保てる，呼気の再呼吸が少ない
デメリット	患者の換気によって酸素濃度が変動する	デバイスが複雑，高流量による苦痛がある

無理に対応を続けたりはせず，必要ならNPPV療法へ移行することが大切です．酸素デバイスは施設によって取り扱っているものが異なるため，自施設で使用できるデバイスを把握し，患者の状態に合わせて選択しましょう．

3）睡眠時は換気量が低下する

　CO_2ナルコーシスへ注意が必要な患者は，睡眠時にも注意が必要です．睡眠時は覚醒時よりも換気量が低下するため，低濃度酸素で管理しているつもりであっても，思っている以上に酸素濃度が高くなってCO_2が貯留してしまうこともあります．そのため，リスクがある患者は夜間SpO_2をモニタリングします．

　そして，起床時に頭痛を訴える場合には，CO_2貯留が疑われます．起床後に自覚症状についても確認しましょう．

　CO_2ナルコーシスによる意識障害や呼吸減弱が出現する前に手の温もりや発汗，羽ばたき振戦を認めることがあります．CO_2ナルコーシスに注意が必要な患者ではそれらの症状も確認し，CO_2ナルコーシスになる前に早期対応ができるようにしましょう．

（永利公児）

> **知っておこう**
>
> CO_2ナルコーシスと聞くと，COPDを思い浮かべるナースが多いと思います．しかし，COPD患者全員がCO_2ナルコーシスになりやすいわけではなく，他の疾患でもCO_2ナルコーシスになりやすい患者もいます．

引用・参考文献
1) 石原英樹ほか編著：呼吸器ケア2016年冬季増刊．救急から在宅までとことん使える！酸素療法まるごとブック．メディカ出版，2016．
2) 田中竜馬：人工呼吸に活かす！呼吸生理がわかる，好きになる．羊土社，2013．

COPD：chronic obstructive pulmonary disease，慢性閉塞性肺疾患
NPPV：non-invasive positive pressure ventilation，非侵襲的陽圧換気

NO. 015 一般病棟での使用も増えていることをおさえておく

NPPVの使い方

CLEAR POINT

- ☑ 患者の安全と安楽を考慮した<mark>マスクを選択</mark>できる
- ☑ 合併症を起こさないよう<mark>マスクフィッティング</mark>できる
- ☑ <mark>一回換気量・分時換気量・リーク量</mark>をモニタリングし，呼吸状態の変化に気づくことができる

　NPPV（非侵襲的陽圧換気）は，挿管せず，鼻もしくは口鼻をマスクで覆い，そこから気道に陽圧をかけることによって換気を行う方法です．

　NPPVのメリットは，①会話・食事が可能，②陽圧換気の開始または中断が容易，③鎮静薬の量を減らすことができるなどが挙げられます．デメリットとしては，①気道と食道へ同時に送気されることにより呑気・誤嚥が起こる可能性がある，②患者の協力が必要である，③高い気道内圧がかけられない，④マスクによる皮膚トラブルが生じる可能性などがあります．

　現在，さまざまな病態に対するNPPVの有効性が示されはじめ，その使用は世界的に普及しています．国内でもガイドラインが整備され，一般病棟での使用も増えてきています[1]．

NPPV導入の流れ（図1）

1）患者に説明

　まず，NPPVの禁忌・適応を評価します（表1）．

　NPPV適応と判断すれば，患者および家族に説明します．NPPVは患者の協力が不可欠です．そのため，NPPVの必要性，メリット・デメリットなどを説明します．

　また，状態が悪化した場合，気管挿管し，人工呼吸器管理を行うか，確認する必要があります．

2）マスクを選択

　NPPV用マスクは大きく分けて，ネーザルマスク，フェイスマスク，トータルフェイスマスク，ヘルメット型マスクがあります．それぞれのマスクには，さらにいくつかの種類とサイズがあります．

　患者の状態や装着時の不快感やエアリークの状態に合わせてマスクを選択します．ここでは，フェイスマスクについて解説します．

　サイズはスケールを用いて選択します．**マスクの上端は鼻根部，下端は下唇をおおうものを選択します．鼻翼や口角にかかるものは小さく，眼瞼や眉にかかるものは大きすぎます．**

表1　NPPVの適応注意または禁忌

- □ 非協力的で不穏
- □ 気道が確保できない，気道の狭窄や気道浮腫がある
- □ 呼吸停止，昏睡，意識状態が悪い
- □ 循環動態が不安定，心停止
- □ 自発呼吸のない状態での換気が必要
- □ 最近の腹部，食道手術後
- □ 顔面の外傷，火傷，手術や解剖学的異常でマスクがフィットしない
- □ 2つ以上の臓器不全がある
- □ 心筋梗塞が起こりつつある，不安定狭心症
- □ 咳反射がない，または弱い
- □ ドレナージされていない気胸がある
- □ 嘔吐や腸管の閉塞，アクティブな消化管出血がある
- □ 大量の気道分泌物がある，または排痰ができない

文献3）より引用，一部改変

NPPV：non-invasive positive pressure ventilation，非侵襲的陽圧換気

図1 NPPV導入の流れ

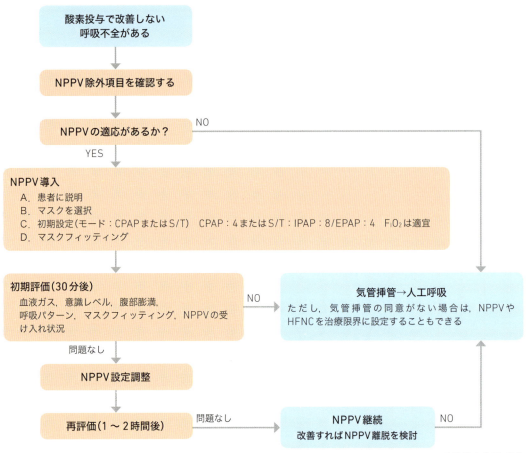

文献2)を参考に作成

3) マスクフィッティング

いきなりマスクを装着すると，圧迫感などから治療を継続できなくなる可能性があります．そのため，最初はストラップを締めず，医師や看護師がマスクを手で保持し，そばに付き添います（図2）．

リーク（漏れ）

リークには，意図的リーク（インテンショナルリーク）と非意図的リーク（アンインテンショナルリーク）の2種類あります．

NPPVの多くは，呼吸回路が1本（シングルブランチ）です．シングルブランチ回路では，送気用の吸気蛇管のみで，排気用の呼気蛇管が存在しません．そのため，回路にエアリークができる場所（呼気ポート）が設けられており，そこから呼気を排気させています．このリークを，インテンショナルリークといいます．

もう1つのアンインテンショナルリークは，マスクと皮膚の間からの漏れです．アンインテンショナルリークが増えると，換気量の低下

IPAP：吸気圧（高いほうの圧）　　EPAP：呼気圧（低いほうの圧）　　HFNC：High Flow Nasal Cannula，高流量式鼻カニューラ

図2 マスクフィッティングの基本

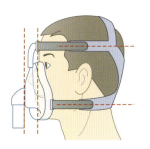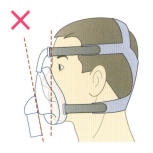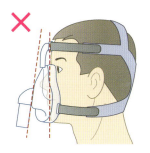

①マスクは下顎から当て，左右対称に，横からみて顔面に水平に当てる．
②患者が慣れてきたらベルトをかける．後頭部分は首にかかるまで深くかぶる．
③ベルトは上下平行にし，左右一緒に調整する．
④モニターでリークを確認しながら，ベルトは指1〜2本が入る程度まで徐々に締める．
⑤額アームで微調整する．
⑥マスクを少し浮かせることで圧を均一にする．
⑦眼の方向にリークがないことを確認する（角膜乾燥，結膜充血のおそれがある）．

文献4）を参考に作成

や患者と機械の非同調が起こり，酸素化および換気効率の低下を招きます．リークが多くなると漏れた分を補うため空気を送る量が増えるので，不快感や鼻口腔内の乾燥なども引き起こします．**マスクから頬へのリークは，リーク量をモニタリングしながらマスクフィッティングを行い，60L/分以内で調整します．**

NPPVマスクによる皮膚障害

マスクのサイズが適切でなかったり，ベルトを強く締めすぎるなどの原因によって，皮膚トラブルが起こりやすくなります．対策として，
- マスクの種類，サイズを見直す
- 皮膚トラブルの好発部位（p.73 図3）に皮膚保護材を貼付し，除圧する
- 2時間に1回程度，マスクを外して除圧と観察を行う
- 体位によってマスクの重力がかかる部位は異なるため，体位調整後，マスクにずれがないか確認する
- 加湿によりマスク内が湿潤し，皮膚が浸軟しやすいため，皮膚の清潔を保ち，結露を取り除く

などがあります．

＊

NPPVは，気道確保が行われていないため，換気が適切に行われているか，一回換気量，分時換気量などをモニタリングする必要があります．

またNPPVは陽圧換気であり，圧損傷が起こる可能性があります．そのため，気道内圧のモニタリングや呼吸状態の観察を行いましょう．

（中村明世）

ポイント！

呼気ポートを塞がないように！
- 呼気ポートを塞いでしまうと，呼気が排気できず，窒息の原因になります．機種により呼気ポートの場所は異なります．呼気ポートの場所を把握しておきましょう．

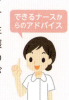

できるナースからのアドバイス

皮膚保護材を使用しても，患者の皮膚状態やフィッティングによって皮膚トラブルが生じます．皮膚保護材を外して皮膚の観察を行う必要があります．

引用・参考文献
1) 丸川征四郎監，武田晋浩編：急性期NPPV実践マニュアル．メディカルレビュー社，2008．
2) 濱本実也編：誰でもわかるNPPV．照林社，2014．
3) 日本呼吸器学会 NPPVガイドライン作成委員会：NPPV（非侵襲的陽圧換気療法）ガイドライン 改訂第2版．南江堂，2015．
4) 門脇徹，勝田聖子編：NPPVのお悩み解決！．エキスパートナース，32(3)：12-44，2016．
5) 日本褥瘡学会：MDRPU ベストプラクティス 医療関連圧迫創傷の予防と管理．p.39-49，照林社，2016．

NO. 016 アドバンスを意識したルート確保後のコツを知っておく

ルート管理のコツ

CLEAR POINT

- ☑ **配合変化を起こしやすい薬剤**を知っている
- ☑ **不必要なルートを判断して，抜去する**よう医師に相談している
- ☑ 患者の**日常生活を考えたルート管理**ができている

ルート管理は，静脈ラインの確保とともに，新人のときから経験します．ここでは，基本的なルート管理から1つレベルアップしたルート管理の方法や考え方を伝授します．

混合投与してはいけない薬剤に注意！

ふだんの業務で何気なく行っている静脈ルートからの輸液や抗菌薬などの薬剤投与ですが，混ぜてはいけない薬剤があることを知っていますか？薬剤の組み合わせによっては，混濁や沈殿*など配合変化を起こすことがあることを覚えておきましょう．

とくにpH 3.0以下の強酸性の薬剤(モルヒネ塩酸塩，塩酸バンコマイシンなど)や，pH 9〜12の強アルカリ性の薬剤(フェニトイン，フロセミドなど)を輸液と混合する場合には注意が必要です(表1)．

そのルートは本当に必要？

薬剤投与のための静脈ルート．確保されたまま何日も放置されていることはないでしょうか．「抗菌薬が始まるかもしれないから……」，「念のために……」などの理由で確保されたままのルートを見たことはないですか？

体内に挿入されているルートは感染源になり，時に重篤な感染症を引き起こすことを忘れないでください．また感染源になるばかりでなく，不要なルート確保は患者にとって苦痛や不安の原因になります．「このルートは本当に必要か」と毎日考え，確認し，不要であればいち早く抜去するようにしましょう．

利き腕でないほうの腕にルートをまとめる

食事を食べるなど日常生活動作において，両腕や利き腕にあるルートは邪魔になることがあります．もちろん，血管確保がむずかしい場合にはしかたないのですが，可能な限り利き腕ではないほうの腕に

できるナースからのアドバイス

人工透析中の患者でシャントを造設しているなど，ルート確保に制限がある場合もあるので，事前に患者情報を収集しておく必要があります．

ポイント！

不要なルートは抜去する

- 不要なルートはいち早く抜去し，患者の日常生活を考えてルート確保・管理する．

memo

---

*混濁や沈殿：2種以上の薬剤を混ぜたときに，別の化合物が生成され，薬液が濁ったり生成された固体が沈んだりする反応

表1 配合変化を起こしやすい薬剤

アレビアチン	強アルカリ性	必ず単独投与 前後生食のみでフラッシュ
オメプラール	強アルカリ性	必ず単独投与 配合変化が多い 前後生食，5％糖液でフラッシュ
ソルダクトン	アルカリ性	単独で静注（ラシックスのみ混合可） 前後生食でフラッシュ 配合変化が多い
ラシックス	アルカリ性	プリンペラン・ビソルボンのシリンジとは混合しない 前後生食，5％糖液でフラッシュ
バンコマイシン	アルカリ性	必ず単独投与 前後生食，5％糖液でフラッシュ
レミナロン	アルカリ性	抗菌薬，ヘパリン，血液製剤との混合はしない
イントラリポス	アルカリ性	チューブが閉塞しやすい 前後生食でフラッシュ 必ず単独投与
ビソルボン	強酸性	必ず単独投与 前後生食フラッシュ

文献1）より引用，一部改変

ルートを確保しましょう．複数の薬剤が投与される場合も，両腕にルートを確保せず，一方の腕にまとめるなどの工夫をしましょう．

単なる業務としてのルート確保・管理ではなく，きちんと患者の日常生活を考えたルートの管理が大切です．

ルートを整理する

患者によっては，複数の薬剤を投与している場合があります．たとえば，昇圧薬や降圧薬が投与されているルートから抗菌薬などを投与すると，ルート内を満たしている昇圧薬，降圧薬が一気に投与されるため，急激な血圧変動をきたすことがあります．インスリンのルートであれば，血糖が低下し低血糖症状を起こすかもしれません．微量で投与されている薬剤は，患者の状態を急激に変化させる危険があるため注意が必要です．

このような事故を防ぐため，**ルートは日頃から誰が見てもわかるように整理**しておきましょう．また，ルートのラインにテープで薬剤名を記載したり（図1），薬剤のワンショットで使用してはいけないラインがひと目でわかるようにテープを貼ったり，工夫をすることもとても大切です．

（五十嵐 真）

図1 ルートのラインにテープで薬剤名を記載

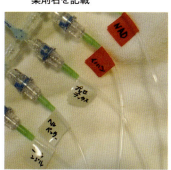

ポイント！
誰が見てもルートがひと目でわかるように，テープなどで工夫することで事故を防ぐ！

引用・参考文献
1）東京女子医科大学病院社会支援部編：輸液・輸血ワンポイント看護．陽進堂，p.13-14，2014.

NO. 017 せん妄や不穏が生じても焦らない評価のしかたと対応のステップを知っておく

せん妄・不穏対応

CLEAR POINT
- ☑ **せん妄がどういうものか**，どのように現れるか知っている
- ☑ **スクリーニングツールを使って**，医師などに報告して対応できる
- ☑ **3つのせん妄発症要因を整えて**せん妄や不穏を予防できる

患者が不穏状態，せん妄になった，なんて聞くと，暴れているかもしれない，意識障害があるかもしれない，などの怖いイメージがありますよね．では，せん妄とは何でしょう．

せん妄は「意識障害」の1つであり「急性で続発する脳機能障害」といわれます．続発するとは，ある病気に関連して発生する病気や症状という意味です．

せん妄の分類

せん妄は過活動型・低活動型(活動低下型)・活動型と低活動型が混在する混合型せん妄に分類されます(表1)．

一般的にせん妄と聞いて思い浮かべるのは，過活動型せん妄(興奮，錯乱など)かもしれません．しかし，意外にも，**発生頻度がダントツで高いのは低活動型せん妄(無表情，無気力など)**です．低活動型せん妄の多くは，発生頻度が高いのですが，症状が乏しいため気づかれずに経過することもあります．

ではどうやって気づくか？

1) 何か変に気づく

夜勤の際に，受け持ち患者が昼は穏やかだったのに急に大声を出す，

> **知っておこう**
>
> せん妄の病態は木にたとえられることがあり，土壌(からだ)がおかしくなれば幹(脳幹・意識)がおかしくなります．これがせん妄で起こる意識障害です．幹に異常が起これば枝や葉(高次機能)も正常なままではいられません．このように「脳のあちこちがうまく働かない状態」となって精神症状が現れます．認知症は枝や葉の病気ですが，全体を見たときに症状が同じに見えてしまいます．

表1 せん妄の分類

せん妄の分類	症状	頻度
過活動型	精神運動興奮・錯乱・声高・易刺激性・衝動行為・夜間活動・不眠症・了解不能	0.70%
低活動型	無表情・無気力・昼間の睡眠・的外れ的応答・記銘力低下・失禁など	87%
混合型	過活動型と低活動型を1日のうちに反復発症する．昼間に傾眠で夜間に興奮することが多い	11%

図1　Step1　何か変？いつもと違う

- 興奮している
- イライラ，そわそわ，暴力的，点滴やドレーンを頻繁に触る
- 活気がない
- ウトウト，日中も閉眼して過ごす，要望を聞いても返答がない
- 時間・場所・人がわからない（見当識障害がある）
- ときどきつじつまが合わない会話になる，会話が止まってしまう
- ないものが見える，聞こえる（幻視・幻覚・幻聴・誤解）

性格や生活状況がいつもと異なるか家族に確認「ふだんと違いますか？」

何か変？いつもと違う？に気づくのは看護師です！

図2　Step2　DST

A項目をすべて評価します．

現実感覚	活動性の低下	興奮
夢と現実の区別がつかなかったり，ものを見間違えたりする．例えば，ごみ箱がトイレに，寝具や点滴のビンが他のものに，さらに天井のシミが虫に見えたりするなど．	話しかけても反応しなかったり，会話や人とのやりとりが億劫そうに見えたり，視線を避けようとしたりする．一見すると"うつ状態"のように見える．	ソワソワとして落ち着きがなかったり，不安な表情を示したりする．あるいは点滴を抜いてしまったり，興奮し暴力をふるったりする．時に鎮静処置を必要とすることがある．

気分の変動	睡眠-覚醒リズム	妄想
涙もろかったり，怒りっぽかったり，焦りやすかったりする．あるいは，実際に泣いたり，怒ったりするなど感情が不安定である．	日中の居眠りと夜間の睡眠障害などにより，昼夜が逆転していたり，あるいは一日中傾眠状態にあり，話しかけてもウトウトしていたりする．	最近新たに始まった妄想（誤った考えを固く信じている状態）がある．例えば，「家族や看護スタッフがいじめる」「医者に殺される」などと言ったりする．

幻覚
幻覚がある．現実にはない声が聞こえる．実在しないものが見える．現実的にはありそうにない不快な味や臭いを訴える（口がいつも苦い，しぶい，嫌なにおいがするなど）．「体に虫が這っている」などと言ったりする．

1つでも該当項目があった場合，
B項目をすべて評価します

B項目

見当識障害	記憶障害
見当識（時間・場所・人物などに関する認識）障害がある．例えば昼なのに夜と思ったり，病院にいるのに自分の家だと言うなど，自分がどこにいるかわからなくなったり，看護スタッフを「孫だ」と言う，身近な人の区別がつかなかったりするなど．	最近急激に始まった記憶障害がある．例えば，過去の出来事を思い出せない，さっき起こったことも忘れる．

1つでも該当項目があった場合，
C項目をすべて評価します

C項目

精神症状の発症パターン	症状の変動
現在ある精神症状は，数日から数週間前に急激に始まった．あるいは，急激に変化した．	現在の精神症状は一日のうちでも出たり引っ込んだりする．例えば，昼頃は精神症状や問題行動なく過ごすが，夕方から夜間にかけて悪化するなど．

Cのいずれかが該当
↓
せん妄の可能性あり．
対応を開始してください．

文献2）より転載

落ち着きがない，要望・要求を聞いても返事がない（突拍子もない返答がある），など「これってせん妄かな？」と思うようなケースに多く出会っているのではないでしょうか．

せん妄は「急性で続発性の脳機能障害」です．つまり，認知症と異なるのは「急性」という点が特徴です．図1のような「何か変？ いつもと違う感じ？」と気づくことが大切です．

2) DST

看護師の経験のみでは，せん妄の70〜80％を見逃すといわれます．せん妄を見逃さないためには，スクリーニングツールの使用が推奨さ

経験に基づく評価では70〜80％は見逃すといわれています．発見しにくい症状を逃さないため，せん妄評価ツールを使用することは大切です．

図3 Step3 評価とそれに基づくケア

a) 病態への対応

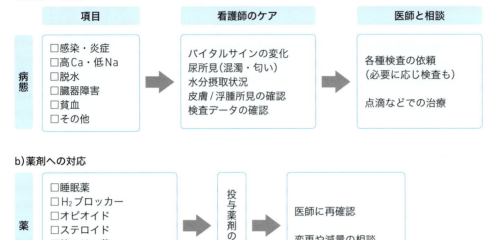

b) 薬剤への対応

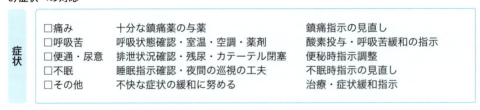

c) 症状への対応

症状			
	□痛み	十分な鎮痛薬の与薬	鎮痛指示の見直し
	□呼吸苦	呼吸状態確認・室温・空調・薬剤	酸素投与・呼吸苦緩和の指示
	□便通・尿意	排泄状況確認・残尿・カテーテル閉塞	便秘時指示調整
	□不眠	睡眠指示確認・夜間の巡視の工夫	不眠時指示の見直し
	□その他	不快な症状の緩和に努める	治療・症状緩和指示

れています．

重症患者では，CAM-ICU や ICDSC などの使用が多いです．病棟では，チェックが簡便で使いやすい DST がよいのではないでしょうか（図2）．

せん妄を早期終息させるために

1) 病態への対応

せん妄とは，病気による「急性の脳機能障害」です．つまり脳機能に異常が出るほど身体に何か起こっていることが考えられます．異変が起こっていないかの観察・評価が必要です．そのうえで，医師に必要な検査や治療の変更などを相談する必要もあり，医療者間のコミュニケーションはとても重要です（図3-a）．せん妄は「発見する」のも「困る」のも看護師です．

2) 薬剤への対応

せん妄の原因となる薬剤は多くあります．薬剤使用の必要性を医師と相談しましょう（図3-b）．医師は薬を始めるのは得意ですが，中止

> **知っておこう**
>
> 認知症と間違えやすいですが，せん妄は「からだの病気」です．脳の病気である認知症とは根本的に異なります．そのため，治療の主体は精神科や心療内科ではなく一般の診療科となります．ICUに入院した重症患者に関する研究を対象にしたメタ解析では，非せん妄患者に比べ，せん妄患者では入院中の死亡率が有意に高く，人工呼吸の日数，ICUおよび病院への入院日数も有意に長くなりました[1]．そのため，せん妄を早期に発見し，予防することが重要です．

表2 せん妄発症の因子

準備因子	脳機能低下を引き起こしやすい患者の背景	高齢(60歳以上), 脳の変性疾患など
誘発・促進因子	せん妄発症のきっかけとなる因子	疼痛や呼吸苦などの身体的不快感, 睡眠・不動・感覚遮断・心理的ストレスなど
直接因子	脳機能を低下させて, せん妄を引き起こす重要因子	DELIRIUM

Drug	薬剤(鎮静薬・鎮痛薬・抗コリン薬・潰瘍治療薬)
Eyes・Ears	視覚・聴覚障害
Low O$_2$ states	低酸素状態
Infection	感染症・発熱・体力消耗
Retenstion Restraints	尿や便の停滞・身体拘束
Ictal	痙攣発作後
Under hydration **U**nder nutrition	脱水・低栄養
Metabolics	代謝性障害(腎・肝不全, 血糖異常, 貧血, 電解質異常など)

するのが不得意であることが多いです．看護師からのアプローチがよいきっかけとなることもあります．

3) 症状への対応

患者の痛みや不快な訴えを「あと○時間待ってください、もうちょっと我慢してください」と言って我慢させていませんか？ 不快な症状への対応は、看護師が主体となって働きかけることができるせん妄ケアです(図3-c)．

生理学的欲求は切実なものが多く、せん妄のような脳機能が落ちているときは、脳での処理ができなくなり混乱を引き起こしてしまいます．**痛み・呼吸苦・排泄・不眠やその他の切迫した生理学的な苦痛を緩和し、安心してもらうことが重要です**．

まわりの状況への対策

せん妄の対策は、せん妄を誘発する病態の治療や薬剤の見直しや適切な処方がいちばんですが、看護師がすぐにできるケアとして、患者や家族の安心のために「まわりの状況」への対策が重要です．

ポイント！
せん妄発症の3つの因子を整えよう！

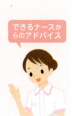

薬物の与薬だけに頼るのではなく、多職種チームで多面的にリスク要因にアプローチすることで、発症が予防できます．

CAM-ICU, ICDSC, DSTなどを使用して, せん妄を見逃さないようにしましょう．

患者本人には，不安な気持ちを尊重した声かけや共感を心がけ，安心させるようにします．また，家族も，患者がせん妄で暴れていたりぼーっとしているのを見て不安に感じているはずです．せん妄は一時的なものであることを伝え，可能な範囲で付き添いを依頼し，環境配慮(カレンダー，時計，写真，趣味のものなどを持ってきてもらう)に協力してもらいましょう．

せん妄発症の因子

せん妄の発症には，準備因子，誘発・促進因子，直接因子があります(表2)．これらが一定の影響を及ぼして閾値を超えたところで，せん妄という形となって臨床上問題になります．まずは，せん妄が今以上に悪化しないこと，少しでも症状が軽くなることを目標に，せん妄の原因となっている疾患や身体状況の回復を支援しながら，1つでも多くの促進因子を見つけ出し，それを取り除くための援助を継続的に行うことが重要です．

また，最近ですが，せん妄に対する有効な対応は，発症後の薬物の与薬ではなく，総合的な多職種チームが行う非薬物療法的な多面的リスク要因アプローチによる発症予防であるといわれています．

(水口智生)

ポイント！ せん妄に対する環境整備

- 見当識を保つには，カレンダーや時計を置く，窓から景色が見えるようにする，メガネや補聴器を渡すことができるでしょう．
- 快適・安全な環境の整備では，不要なカテーテル類の抜去，ルートを見えにくくする，アラーム音や環境雑音の調整をします．
- 生活リズムの改善として，昼夜の明るさ調整，坐位やリハビリを積極的に行う，テレビやラジオの視聴が挙げられます．

引用・参考文献
1) Salluh JI, et al. : Outcome of delirium in critically ill patients: systematic review and meta-analysis. BMJ, 350: h2538, 2015.
2) 町田いづみほか：せん妄スクリーニング・ツール(DST)の作成．総合病院精神医学，15(2)：150-155, 2003.

NO. 018 患者のニーズに対応することを知っておく

せん妄ケア

CLEAR POINT

- ☑ **せん妄の要因**には何があるか知っている
- ☑ 患者の**苦痛やニーズ**を把握してケアすることができる
- ☑ 早期離床や家族の面会などが**せん妄の予防・ケア**となることを知っている

せん妄の要因

　せん妄の要因には，準備因子(高齢者，認知機能障害，脳疾患の既往など)，直接因子(脳器質疾患，敗血症，低酸素血症，電解質・代謝異常，薬物など)，促進因子(環境の変化，苦痛・不快など)があります．

　看護師が介入しやすいのは促進因子であり，せん妄予防における促進因子への介入は大きな役割があります．せん妄は，発症すると改善に数日から数週間，数か月を要する場合もあるため，予防が重要であり，看護師が大きな役割を担います．

　定期的なせん妄評価のほかにも，「いつもと様子が違う」「何かおかしい」といった「気づき力」が求められます．活動量や反応の低下，傾眠など一見すると安静にしているようにみえる状態にも，せん妄が隠れている可能性があるため，意識して観察する必要があります．

ポイント！

せん妄要因を把握する

- 準備因子は，せん妄発症の危険性を示す情報として把握しておく必要があります．せん妄を発症した場合は，全身状態が変化・悪化している可能性があるため，直接因子の早期発見・対応が必要です．

せん妄のケア

1) ニーズに対するケア

　まず，患者の苦痛やニーズを把握する必要があります．不穏やチューブを抜去しようとしている行動にみえても，姿勢がつらい，喉が渇いている，顔が痒いといった訴えの可能性があります．

　せん妄や病状によって患者が思いや苦痛をうまく表出できないことも理解しておく必要があります．重症患者では，記憶の混乱や苦痛の記憶が強く残る場合もあるので，患者が安心できる環境や，訴えを十分に聞いてくれると感じられるような対応が求められます．疼痛はスケールを使用して評価するとともに，積極的に鎮痛を行いましょう．

2) 行動制限

　安全管理上で行動制限が避けられない状況がありますが，**行動制限はせん妄発症や悪化の原因になります**．必要と判断した場合は適切な方法で実施し，環境整備や不必要なチューブ類を除去する，興奮や不

穏の原因を見つけて対処するなど早期解除を目指す必要があります．

筆者の配属部署では，行動制限の一時的な解除が可能と判断した場合，看護師見守りのもと短時間でも行動制限を解除しています．

3）見当識の維持

見当識の維持や現状認識の支援として，眼鏡や補聴器を確保し，**患者が情報を得やすくコミュニケーションを取りやすい環境を整える**必要があります．

状況が正しく把握できていれば，気管チューブが挿入されていても，手や顔を拭く・歯磨きといったセルフケアができるようになります．これは運動機能や空間認識の評価，リハビリテーションにも活用できます．

4）早期離床

早期離床は，せん妄の発生頻度を減少させるために推奨されています．

早期離床を行ううえで注意したいのは，開始時期を遅らせないこともちろんですが，適切な負荷のリハビリテーションを行うことです．睡眠リズムの確保のためと日中無理やり車椅子へ移乗しても，本来の離床の効果が得られずに循環動態に影響したり，苦痛を与える可能性があります．

安全な離床のためには，全身状態のアセスメントによる内容の判断が必要です．

5）家族の面会

家族の面会はせん妄予防・改善にとても重要です．看護師の役割は，面会時に患者と家族が十分コミュニケーションできるよう筆談やジェスチャーで思いやニーズの表出を支援し，状況説明を行います．**家族から得られる患者の情報（生活習慣やこだわりなど）はケアに活用できます．**

せん妄によって家族がショックを受けることもあります．せん妄について，疾患や全身状態，薬剤が原因で一時的・一過性である場合が多いことや，興奮や怒りも症状の1つで性格が変わったわけではないことを伝え，不安を解消できるようにします．

ケアの必要性を十分説明し，家族の協力を得られれば患者にとってよりよいケアとなり，日々の評価により家族も症状改善を実感できます．

（八巻 均）

筆者の配属部署では，毎日医師と離床についてカンファレンスを行い，可能と判断した場合には頭部挙上，体位変換，他動的関節可動域訓練から実施しています．また，積極的に理学療法士へ介入を依頼しています．

引用・参考文献

1) 日本集中治療医学会J-PADガイドライン作成委員会：日本版・集中治療室における成人重症患者に対する痛み・不穏・せん妄管理のための臨床ガイドライン．日本集中治療医学会雑誌，21(5)：539-579，2014．
2) 布宮伸編：重症患者の痛み・不穏・せん妄 実際どうする？ 使えるエビデンスと現場からのアドバイス．羊土社，2015．
3) 卯野木健ほか：せん妄のすべて．ICNR，2(1)：5-94，2015．
4) 茂呂悦子：せん妄であわてない．医学書院，2011．

こんなこともせん妄症状改善につながる！

鏡を使って，実際に挿入されているチューブを見てもらい，状況を把握しやすいようにするのもよいでしょう．外の景色が見えるようにベッドの配置を変えたり，散歩によってせん妄症状が改善した患者も何度か経験しています．

NO. 019 創治癒過程を理解し，適切な観察とドレッシングを行う

創のケア

CLEAR POINT

- ☑ 術直後の創部は，出血を含めた創状態を最低でも==2時間ごとに観察==する
- ☑ 術後48時間以降の創部は，==感染徴候や滲出液の性状==などを観察する
- ☑ ドレーンの固定や剥離は，==皮膚障害を最低限==にしつつしっかりと固定する

　創傷治癒には「湿潤環境」が必要との認識が広まり，ガーゼに代わるさまざまなドレッシング材が開発され，急性創傷に対しても積極的に用いられるようになってきています．創の状態に応じ，それぞれの長所を理解し使い分けましょう（表1）．

手術創のケア

1）ドレッシング材交換

　手術創は，縫合創表面は48時間以内に上皮化が始まり外界に対するバリア機能を有するようになります．術後出血は術直後〜24時間がとくに危険性が高いため，**術直後から翌日朝までは2時間ごと**，その後48時間はバイタル測定時や訪室時に，ドレッシング材の上から手術創を観察します．

　基本的にそれまでの期間，ドレッシング材は交換しないため，ドレッシング材を選択する際は，創に対して湿潤環境を提供し，感染防止，物理的保護の機能を備えたものを選択することが理想です．

2）手術創の観察

　手術創の観察は，術直後〜48時間は，ドレッシング材の上から出血や滲出液をマーキングし，広がり具合を観察します．ドレッシング材から漏れるような出血がある場合は，ただちに医師へ報告しましょう．

　手術創感染は術後5日目以降に出現することが多いため，**術後48時間以降は創周囲の皮膚の色，感染徴候（発赤，腫脹，熱感，硬結など），出血および滲出液の量，性状，におい，体温，採血データ（白血球，CRPなど）を確認**し，感染徴候がある場合はただちに医師へ報告しましょう．

　もし創部の感染を発見したら，ドレッシング材による密閉を中止し，創を開放します．感染創の密閉は細菌を閉じ込め，増殖を助長してしまうため禁忌です．

> **できるナースからのアドバイス**
> 筆者の施設では，貼付したまま創の観察が可能で，血液や滲出液の吸収性にも優れた縫合創用ドレッシング材（オプサイトPOST-OPビジブル）を使用しています（図1）．

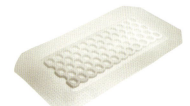

図1　オプサイトPOST-OPビジブル

スミス・アンド・ネフュー株式会社

表1　代表的なドレッシング材と特徴

一般名	商品名	特徴
ポリウレタンフィルム	テガダーム™・オプサイト マルチフィックス®・ロール	透明で創観察が容易 滲出液吸収能はない
アルギン酸塩	カルトスタット® ソーブサン・アルゴダーム	滲出液を吸収し止血効果を有する
ハイドロコロイド	デュオアクティブ® カラヤヘッシブ・コムフィール®	滲出液を吸収・ゲル化し湿潤環境を維持する
ポリウレタンフォーム	ハイドロサイト® メピレックス® アクアセル®Agフォーム	非固着性で高い吸収能 クッション効果もある
ハイドロファイバー	アクアセル®・アクアセル®AG アクアセル®Ag BURN	アルギン酸塩より高い吸収能を持つ
ハイドロゲル	グラニュゲル®	のり状の基材から成り乾燥創に適している
ハイドロポリマー	ティエール™	創面にフィットしやすく 陥没創に適する

消毒薬の使用

　強酸性水やイソジン消毒薬の使用は，細胞毒性により肉芽形成を阻害して創傷治癒を妨げる場合があります．創内を消毒しても作用時間は一時的で，有効な殺菌効果は期待できないため，正常な治癒過程において消毒は不要です．

　創の周囲に存在する細菌や滲出液に含まれる細菌を取り除くには，微温湯または生理食塩水で洗浄します．費用対効果の視点からみると，多量の水道水による洗浄が勧められます．

ドレーン，カテーテル固定の工夫

　ドレナージ創の管理では，確実な固定とドレナージを妨げないことが必要です．固定の際，不自然な向きでドレーンを固定すると，張力がかかったり，ドレーンが抜けやすくなる原因となるため注意が必要です．

　テープの固定は四隅を丸くカットすると剥がれにくくなり，またΩ型に固定すると，ドレーン内側にゆとりができて，皮膚をドレーンで圧迫することがなくなります（図2）．カテーテル固定補助テープとして，クイックフィックス®というテープもあります．自施設では，このテープを使用してカテーテル管理を行っています．

図2　ドレーンの固定

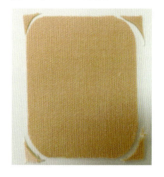

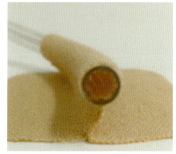

テープの固定は四隅を丸くカットすると剥がれにくくなる（上）．Ω型に固定するとドレーン内側に遊びができ，皮膚をドレーンで圧迫することがなくなる（下）．

図3　剥離剤・皮膚被膜剤

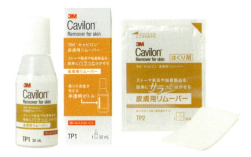

3M™ キャビロン™皮膚用リムーバー
スリーエム ジャパン株式会社

ただし，未滅菌のため液体が傷口にかからないようにする．

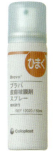

ブラバ皮膚被膜剤スプレー
コロプラスト株式会社

速乾性があり，皮膚のツッパリ感がなく，テープ貼付前にスプレーすることで被膜を形成し，粘着剤の剥離刺激などから皮膚を守る．

愛護的にテープを剥がす

　表皮剥離などの2次損傷は，テープ剥離時に起こりますが，剥離時に重要なのは「**角度，スピード，皮膚の支持**」です．テープの角度は180度に近く，できるだけゆっくりと，皮膚を押さえながら剥がします（p.73 図4参照）．

　剥離時に表皮剥離を起こすなど，機械的刺激による皮膚障害を起こすことがあります．皮膚が脆弱，絆創膏による皮膚障害が懸念される場合は，固定の位置や剥離状況を確認し，固定位置の変更や愛護剥離の徹底，皮膚保護材の貼付，交換時に剥離剤を使用し皮膚障害予防に努める必要があります．とくに乳児や高齢者は，皮膚のバリア機能が破綻しやすいため注意が必要です．

　剥離剤はテープと皮膚の間の粘着剤に染み込ませて使用します．これは粘着剤を溶解するため，医療用テープや粘着性のあるドレッシング材を剥離するときに使用すると，容易に剥がすことができます（図3左）．より確実に皮膚保護をする場合，粘着テープを使用するときなどは，皮膚被膜剤が有効です（図3右）．

　剥離剤の成分が皮膚表面に残留していると，皮膚障害の原因となるので，使用したあとは必ず石けんと微温湯などを使って取り除きましょう．

（栗木公孝）

> **できるナースからのアドバイス**
>
> 創周囲の細菌は，微温湯または生理食塩水で洗浄します．
> 創傷治癒には「湿潤環境」が必要です．ドレッシング材は特徴を把握して使い分けましょう．
> テープ剥離時は，「角度，スピード，皮膚の支持」に気をつけ，テープの角度は180度近くに，できるだけゆっくりと，皮膚を押さえながら剥がします．

引用・参考文献
1) 道又元裕ほか：創傷管理とスキンケア 前編．重症集中ケア．日総研，2011．
2) 田中秀子ほか：すぐに活かせる！最新創傷ケア用品の上手な選び方・使い方 第3版．日本看護協会出版会，2015．

NO. 020

皮膚と面板のアセスメントが適切な装具選びの肝

ストーマのケア

CLEAR POINT

- ☑ ストーマ造設による==ボディイメージの変調==を理解しケアを行う
- ☑ ストーマ装着部位と周囲の皮膚を損傷しないよう，==愛護的にケア==を行う
- ☑ 漏れや剥がれのない，適切な==ストーマ装具の選択==ができる

障害受容への援助

　ストーマを造設する患者は，排泄経路や排泄処理方法の変化に伴うボディイメージの変化を受け入れながらセルフケアを獲得していかなければなりません．一般に，**情緒的・情報的サポートのニードが高く，共感的態度や前向きな肯定的な対応，ソーシャルサポートの存在が障害受容を促進させる**といわれています．

　また，排泄物の漏れや周囲の皮膚障害があると，自尊心の低下を生じ受容の妨げになります．看護理論を用いると，患者の心理的葛藤や受容過程を客観視でき，個別性のある看護がタイミングよく提供できます（表1）．

ストーマ周囲の皮膚・漏れのアセスメントと対応

1）ストーマと面板の観察

　ストーマ周囲の皮膚の観察は，①ストーマ近接部，②皮膚保護材貼付部，③テープ貼付部の3つに分けて行います（図1）．さらに，剥がした面板の溶解や浸潤の程度も一緒に観察しましょう．なぜなら，溶解や浸潤は皮膚障害や漏れの前兆だからです．

　なぜ溶解や浸潤が進行しているのかアセスメントし，表2に示すように，装具の変更や保護材での補強，交換間隔を調整します．

2）面板の剥がし方

　面板を剥がす際は，剥離刺激による皮膚障害を予防するため，**面板と皮膚の間に粘着剥離剤を擦り込み，粘着剥離剤を皮膚に沿わせながら，腹壁を押すようにして剥がします**．

　残存した皮膚保護材はスキントラブルの原因となるため，粘着剥離剤で愛護的に拭き取り，泡で汚れを落とします．しっかり泡立てた泡で愛護的に2分程度洗います．綿花やティッシュは泡立ちが悪く，繊維が残るため，泡立てネットやハイゼガーゼを使用します．びらんを合併している場合は，粉状皮膚保護材を少量ふりかけ，滲出液を吸収

知っておこう

イレオストミー（回腸に造設したストーマ）では，酵素活性の強い水様便が多量に排泄されるため，面板の溶解や浸潤が進行し，皮膚障害を生じやすくなります．こまめにパウチ内の便を破棄したり，ドレーンバッグにつなげることで回避できます．

表1　上田による障害受容の心理プロセス5段階を元にした看護介入例

段階	状況	看護介入
ショック期	心理的には平穏，感覚が鈍麻したような無関心な状態	・安全な環境を提供する ・温かく誠実な態度で接する ・家族と連携し，患者に寄り添い，静かに見守る
否認期	現実を直視できず，障害を否認することで情緒の安定を図ろうとする	・患者の心情を受け止める ・脅威となっていることから遠ざけ，安全を保障する ・看護師がストーマケアを代行する
混乱期	障害の完治が不可能であることを悟った結果，無力感におそわれる	・患者を支持する ・誠意をもって対応する ・ストーマを直視したり，簡単な手技から習得していく ・否認期に逆行する場合もあることを認識しておく
解決への努力期	障害を持つ自分に価値を見出そうとする	・患者の価値をともに考える ・肯定的な言葉をかける ・自ら問題解決に取り組めるように支援
受容期	あきらめや居直りではなく，障害を持つことは自分という人間の価値を低下させることではないと認識し，自分に自信が持てる	・喜びを共有する ・満足感が得られる体験や成果をフィードバックする ・患者の成長を承認する

図1　ストーマ周囲皮膚の部位

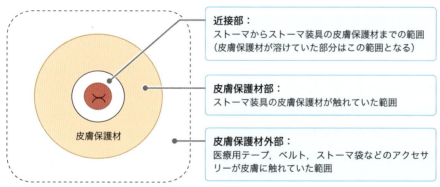

近接部：
ストーマからストーマ装具の皮膚保護材までの範囲
（皮膚保護材が溶けていた部分はこの範囲となる）

皮膚保護材部：
ストーマ装具の皮膚保護材が触れていた範囲

皮膚保護材外部：
医療用テープ，ベルト，ストーマ袋などのアクセサリーが皮膚に触れていた範囲

文献2）を参考に作成

させると貼りやすくなります．健常皮膚についたパウダーは，柔らかいガーゼで軽く落としましょう．

　皮膚被膜剤を健常皮膚に散布すると，皮膚の上に被膜を形成するため，排泄物による浸軟やテープ類の剥離刺激を低減できます．

ストーマ装具の選択

　面板の選択のポイントは，皮膚との密着性です．**硬い腹壁には柔らかい面板を，柔らかい腹壁には硬い面板を選択**します．

　皮下脂肪が少なく，内臓脂肪型の腹壁は硬い傾向にあり，硬い腹壁に硬い面板を使用すると反発し合いうまく密着せず，面板が浮き上が

> **ポイント！**
> **腹壁の硬さの評価**
> ●腹壁の硬さは，示指と中指の2本をくっつけ，ストーマに対して縦に置き押さえます．硬い：揃えた指の1指以下，柔らかい：2指以上，ふつう：1指以上の沈み，と評価します．

凸型：ストーマ周囲腹壁が陥没している，柔らかくてしわが多い，ストーマの高さが低い，陥没している場合に使用する．
　　一方，平型はストーマ周囲腹壁が平らでストーマの高さも十分にあるときに用いる．

表2 皮膚障害の原因と対応

近接部：排泄物が皮膚に付着することによって生じる	
原因	対応
・ストーマサイズと面板のサイズが合っていない	・ストーマサイズに合わせて面板をカットする（隙間の目安：1〜2mm） ・隙間がある場合： ①板状皮膚保護材を周囲に貼付し上から装具を装着する ②装着後，隙間に粉状皮膚保護材をふりかける
・皮膚保護材の溶解が早い ①排泄量の増加，性状の変化（水様便），発汗量が増加している ②ストーマ周囲に瘻孔がある	・溶解・浸潤は1cmを超えないよう交換間隔を調整する ①装具交換の間隔を早める，ドレーンバッグにつなげる ②アルギニン酸塩ドレッシング材や板状皮膚保護材を貼付し，上から装具を装着する
・皮膚保護材の浮きによる便の潜り込み ①ストーマ周囲皮膚にくぼみやしわがある ②ストーマ排泄口に高さがない（10mm以下） ③ストーマ傍ヘルニアがある ④腹壁の可動に皮膚保護材が同期せず剥がれる	①板状皮膚保護材や用手成形皮膚保護材を貼付し補整する ②凸型の面板を使用する ③面板の外縁に放射状に切れ込みを入れる，ベルトを使用する ④腹壁が硬い場合は柔らかい面板，柔らかい場合は硬い面板を使用する
皮膚保護材貼付部	
・機械的刺激：剥離操作，摩擦 ①面板の接着力が強い，剥離が粗雑 ②皮膚と面板の辺縁の摩擦	①粘着剥離剤を使用し愛護的に剥がす．粘着力の弱い面板に交換するか，交換間隔を延長する，皮膚被膜剤で皮膚の上に被膜を形成する ②面板の貼付角度を変える，擦れる部分の面板をカットする
・化学的刺激：面板の皮膚保護材の組成 　　皮膚保護材を変更した	・皮膚保護材・面板・装具を変更する，皮膚被膜剤で皮膚の上に被膜を形成する
・閉鎖環境による影響 ①装具交換時の皮膚洗浄不足 ②発汗量の増加	①十分に皮膚を洗浄する ②装具交換間隔を早める
皮膚保護材外部：原因／対応　皮膚保護材貼付部に準じる	

文献2）を参考に作成

り漏れの原因となります．柔らかい腹壁に柔らかい面板を使用すると，固定しにくく，排泄物のもぐり込みが生じやすくなります．

さらに，ストーマ排泄口の高さがない場合や周囲の陥没やしわがある場合は凸型を，ストーマサイズが安定している場合はプレカットを選択します．

ストーマ袋は，排泄物の性状がふつうであれば，パウチ下部の排泄口は大きいほうが破棄しやすく，水様であればキャップ型にするとドレーンバッグにつなげることができます．さらに，ストーマ袋を適時交換したい場合は二品系，装具の違和感やストーマ袋の外れが気になる場合は，単品を選択するとよいでしょう．

（中村美穂）

引用・参考文献
1) 公益社団法人日本オストミー協会ホームページ．
2) 一般社団法人日本創傷・オストミー・失禁管理学会学術教育委員会（オストミー担当）編：ABCD-Stoma®に基づくベーシック・スキンケア ABCD-Stoma®ケア．一般社団法人日本創傷・オストミー・失禁管理学会，2014．
3) 政岡敦子，大森美津子，西村美穂：ストーマを造設した患者のボディ・イメージに関する文献検討．香川大学看護学雑誌，19(1)：45-52，2015．
4) 添嶋聡子，森山美知子，中野真寿美：オストメイトのストーマ受容度とセルフケア状況およびストーマ受容影響要因との関連性．広島大学保健学ジャーナル，6(1)：1-11，2006．

プレカット：あらかじめ一定の大きさの穴が開いているストーマ．面板にハサミで穴を開けるものはフリーカット，指で穴を広げられるものはモルダブルとよぶ．

NO. 021 胃管は違和感の強いチューブであることを理解しておく

胃管の管理

CLEAR POINT

- ☑ 胃管挿入時は適切な体位をとり，**挿入後の位置確認**を確実に行う
- ☑ 胃管とイレウス管の**挿入部位**を知っておく
- ☑ 排液の性状と量を観察し，**水分出納バランスや電解質異常**に注意する

胃管挿入のポイント

気管への誤挿入や誤嚥リスクを最小限にするため，ベッドを15～30度挙上（ファウラー位）します．15度の挙上で挿入しにくい場合は，30度に体位を変更します．さらに，左鼻腔から挿入する際に右下を向く右回旋位をとると，梨状窩の斜走を回避できるため，患者が嚥下したときの違和感が軽減します．

胃管は，顔面に対し垂直に進めます（図1）．気管が中央に位置しているため，舌の横を通すようなイメージで進めると誤挿入を予防し，嘔吐反射も軽減できます．

食道は通常閉鎖しており，嚥下したときのみ開大するため，患者に嚥下してもらい，嚥下に合わせて挿入します．抵抗がある場合は，無理して進めず，反対側に変えます．また，排液目的の場合は12Fr，経管栄養の場合は8Frを目安に，胃管を細いものに変更できないか検討しましょう（表1）．

> **ポイント！**
> **胃管の位置確認**
> ● 胃泡音だけでは位置を正確に確認することができないため，胃内容物を吸引し吸引されたものが胃液かどうか，pH試験を用いて確認することが推奨されています．pHが5.5以下であれば胃液と判断します．

図1 胃管挿入時 鼻腔への挿入角度

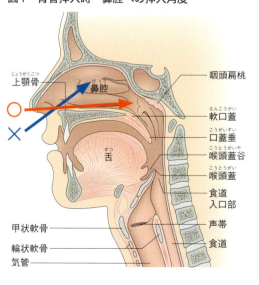
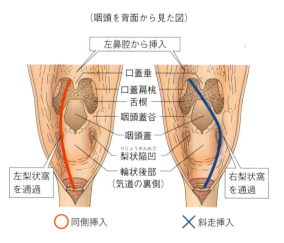

表1　胃管のサイズ

目的	チューブ名	サイズ
洗浄	胃食道用チューブ	32～36Fr
排液	胃食道用チューブ	成人：12～18Fr, 小児：10～14Fr, 乳幼児：4～10Fr
栄養	経鼻経腸栄養用チューブ（インフュージョンスタイレット付）	8～12Fr

図2　イレウス管・胃管固定

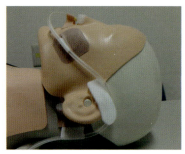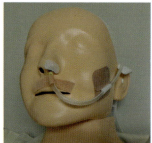

胃管とイレウス管の管理ポイント

1) 胃管の管理

鼻腔粘膜や鼻翼の障害をきたしやすいため、**胃管との接触部に発赤やびらん、潰瘍がないか観察**します．鼻下での固定や、皮膚保護材を使用し予防します（図2）．2か所で固定すると、何かに引っかかった際の計画外抜去を予防できます．

2) イレウス管の管理

イレウス管は、エアーベント腔、バルーン腔、排液腔の多構造になっています．先端が十二指腸・トライツ靱帯を超えて閉塞部に到達したら、蠕動運動によって先端が進むようバルーン腔から蒸留水を注入して拡張させます．そして、排液腔にドレナージチューブを接続し、内容物の吸引と減圧を行います．バルーンの圧迫で腸管壊死を引き起こす可能性もあるため、1日1回は固定水をデフレートします．さらに、腹部X線でチューブの位置を適宜確認しましょう．

留置中は脱水になりやすいため、IN-OUTバランスや電解質異常の有無をチェックし、**排液量とともに性状も観察**します．イレウスによる腸管拡張により横隔膜が挙上し、無気肺などの呼吸器合併症を伴うこともあるため、早期離床を心がけましょう．

（中村美穂）

ポイント！
吸引できないときは
● 胃内容物が吸引できない場合、挿入の長さや体位を変え、時間を置いて再度胃内容物を吸引します．それでも困難な場合は、胸部X線やCO_2検出器、気泡音の複数の方法で確認することが望ましいです．

知っておこう
もし胃管の抜浅を見つけたら、安易に押し込んではいけません．胃内容物を吸引し、注入中であれば呼吸音を聴取し、誤嚥の有無を確認します．さらに、排液の性状や量、臭気、脱気の観察も継続的に行い、変化があるときはすみやかに報告しましょう．

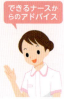

できるナースからのアドバイス

胃管が柔らかいと、口腔でとぐろを巻くことがあるので、口腔の観察も忘れずに行います．なお、挿入時に冷凍庫や氷水で冷やすとチューブが硬くなり、とぐろを巻くことが少なくなります．

引用・参考文献
1) 岡元和文編：全科に必要なクリティカルケアQ&A．p.74-75、84-85、総合医学社、2011．
2) 道又元裕編：エキスパートのカテーテル・ドレーン管理と創意工夫（後編）．重症集中ケア、8(6)：52-55、2010．

デフレート：バルーンの空気を抜いてしぼませること．

NO. 022 いつどのように評価するかおさえておく

運動機能の評価

CLEAR POINT

- ☑ **徒手筋力テスト(MMT)** を用いて運動機能の評価ができる
- ☑ **術後患者や脳神経疾患患者** の運動機能評価ができる
- ☑ **脊髄損傷の超急性期** では，ていねいなMMT評価ができる

運動障害の評価方法

運動障害の評価には主に，徒手筋力テスト(MMT)を使います．MMTは，全身の運動に関する筋力を0～5の6段階で評価し，0【まったく活動がない状態】から5【正常】で段階づけます(表1)．

MMTによる評価は，整形外科疾患以外の患者にも使用できます．たとえば，**術後患者や脳神経疾患患者**，また転倒・転落のリスクをアセスメントするときにも使用します．しかし，検査ができない場合や注意が必要な場合もあります．

MMTができない患者は，指示が理解できない意識障害や失語の患者，安静が必要な骨折部位がある患者などです．

MMTに注意が必要な患者は，抵抗に反して力を入れて動かそうとすることで，呼吸や循環に影響がある患者(不整脈や頻呼吸など)です．この場合，抵抗は加えずに自由に動かしてもらい，動かせたらスコア3以上と評価します．

MMTの使い方

実際に肘関節屈曲でMMTを評価してみましょう(図1)．まず，患者に肘を曲げてもらいます．

表1 MMT

5	Normal (N)	正常
4	Good (G)	ある程度の抵抗を与えても，正常可動域内を動かすことができる
3	Fair (F)	抵抗を加えなければ，正常可動域内を動かせる
2	Poor (P)	重力を除けば，正常可動域内は動く
1	Trace (T)	筋肉の収縮はみられるが，関節は動かない
0	Zero (Z)	筋肉の収縮がまったくみられない

MMT：manual muscle test，徒手筋力テスト

図1　MMTによる運動神経の評価

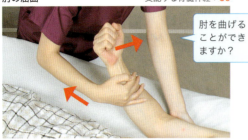

肘の屈曲　　　支配する脊髄神経：C5

肘を曲げることができますか？

検査者が手をあてがい抵抗を加えても，肘を曲げることができるか評価する．

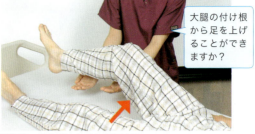

股関節の屈曲　　　支配する脊髄神経：L2

大腿の付け根から足を上げることができますか？

股関節の屈曲ができるか評価する．

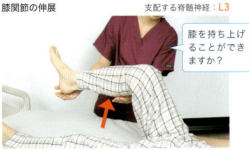

膝関節の伸展　　　支配する脊髄神経：L3

膝を持ち上げることができますか？

膝を上げてもらう．

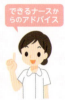

できるナースからのアドバイス

抵抗は，検査する筋肉のいちばん末梢に近い部分にゆっくり加えましょう．急に抵抗を強くしたり，ねじったりせず，同じような力を加えられるよう利き手で行います．

1）肘を屈曲できた場合

すこし曲げた状態で手首の下辺りに抵抗を加え，抵抗に対してどれだけ動かせるかでスコア3〜5を評価します．

抵抗があると屈曲できなければスコア3，抵抗に対してすこし屈曲できればスコア4，抵抗に勝って十分に屈曲できればスコア5となります．抵抗に逆らって肘関節をベッドより浮かせることができれば，スコア3と評価できます．

2）肘を屈曲できなかった場合

水平方向に動かせたらスコア2となります．水平方向にも屈曲できない場合は，患者の前腕に触れながら力を入れてもらい，筋肉の収縮を確認できればスコア1と評価します．

MMTはいつ行う？

術後や慢性期の患者は，ふだんの日常生活動作やリハビリの進み具合でも運動機能を評価できるので，頻繁にMMTを観察する必要はありません．しかし，**脊髄損傷の超急性期は，ごく短時間で運動障害が悪化する可能性があります．**

この短時間での運動障害悪化が，その後の患者の人生を左右するので，頻繁に（1〜2時間毎）MMTで評価します．このときは，損傷部位の安静が必要なので，抵抗は強く加えずに，経時的にMMTスコアが悪くなっていないか観察しましょう．

（図子博美）

引用・参考文献

1) 藤崎郁：フィジカルアセスメント完全ガイド 第2版．p.176，学研メディカル秀潤社，2012．
2) 佐藤憲明監：フィジカルアセスメントディシジョン．p.72-73，学研メディカル秀潤社，2015．
3) Hislop HJ, Montgomery J著：新・徒手筋力検査法原著第8版（津山直一・中村耕三訳），協同医書出版，2009．

NO. 023

「局所あっての全身」ということをおさえておく

医療関連機器圧迫創傷への対応

CLEAR POINT

 医療関連機器圧迫創傷（MDRPU）を発生させやすい医療機器を知っている

 MDRPUの存在を知り，発生しないようなケアを心がけている

医療関連機器圧迫創傷（MDRPU）とは，医療関連機器による圧迫で生じる皮膚ないし下床の組織損傷です[1]．

MDRPUは，発生してしまっても，医療関連機器は安易に中止できません．そのため，装着しながら予防・治療する管理はむずかしく，多職種との連携，患者教育や対応方法の情報共有が必要です．発生に関与した医療関連機器を図1，表1に示します．

MDRPUが起こりやすい医療機器での予防・管理

1）静脈血栓予防用弾性ストッキング（ES）　間欠的空気圧迫装置（IPC）

予防のポイントは，しわ，丸まり，ずれ，圧迫です（図2）．予防には以下のようなものがあります．

- フットスリップ（ナイロン袋で代用可）やストッキングドナー補助具の使用（ESの装着を容易にし外力低減）
- 食い込みやすい上端や下肢全体に筒状包帯を装着（ずれ，摩擦予防）
- ずれや摩擦の生じやすい部位にポリウレタンフィルム材の貼付（圧迫の軽減なし）
- 創傷用シリコーンゲルドレッシング検討（クッション性あり）

対策をしても防止できないときは，医師と相談のうえほかの静脈血栓症予防法を考慮します．

2）ギプスやシーネなどの固定具

予防のポイントは，発生しやすい部位の観察，外力低減ケア，スキンケア，患者・家族教育です．

発生しやすい部位は，上肢では手背・母指基部・尺骨遠位部・上腕骨顆部・肘部，下肢では踵骨部・足関節内果部および外果・足部外側縁・足背部・腓骨骨頭部・アキレス腱部，体幹部では肋骨・腸骨・頭頸部があります．直接固定具が当たらないように，ポリウレタンフォームやスポンジなどの創傷被覆材を使用して圧迫やずれを予防します．

乾燥などで皮膚が脆弱な場合は，保湿クリームなどを塗布し皮膚障

MDRPU：medical device related pressure ulcer，医療関連機器圧迫創傷
ES：elastic stocking，弾性ストッキング　　IPC：intermittent pneumatic compression，間欠的空気圧迫法

図1 MDRPU発生に関与した医療関連機器類

表1 MDRPU発生に関連した医療関連機器

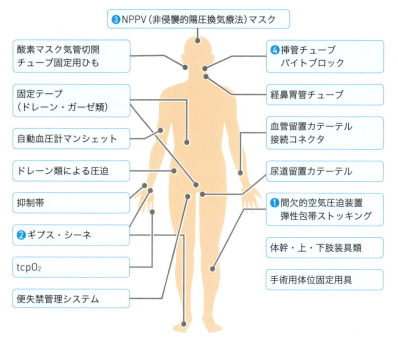

①	医療用弾性ストッキング
②	ギプス・シーネ（点滴・固定用含む）
③	NPPVマスク
④	気管チューブ
5	下肢装具
6	弾性包帯
7	抑制帯
8	尿道留置カテーテル
9	間欠的空気圧迫装置
10	手術用体位固定用具

図2 ES/IPCでのMDRPU予防

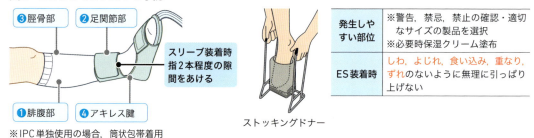

皮膚観察2回/日・ハイリスク患者は4～8時間毎，清拭or足浴1回/日

害予防と観察を行います．患者・家族へも発生しやすい部位を伝え，痛みなどは遠慮せずに伝えることを指導しましょう．

3) NPPVマスク

ポイントは，観察，外力低減ケア，スキンケア，患者・家族教育です(表2, 図3)．

4) 気管チューブ

ポイントは，バイトブロックの検討，外力低減ケア，スキンケアです．

重症患者は，気管チューブやバイトブロックの圧迫，固定テープの交換によるMDRPUをきたすことが多々あります．バイトブロックの必要性の検討をし，不要であれば除去します．必要な場合は，チューブをおおうC型のバイトブロックへの変更などを検討します．

固定テープを剥がすときは，皮膚を押さえてテープを180°折り返

> **知っておこう**
> MDRPUは褥瘡と区別されますが，広い意味では褥瘡に属します．なお，粘膜に発生する創傷は含めません．

クリティカルケア領域の患者は，侵襲や疾患により短時間のうちに浮腫の増減があるため，日々の観察，ケア介入が重要です．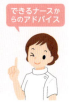

NPPV：non-invasive positive pressure ventilation，非侵襲的陽圧換気

表2　NPPVマスクによるMDRPU予防のポイント

観察	・皮膚の状態，義歯の有無，疼痛，マスクの圧迫感 ・最低2回/日観察する
外力低減ケア	・マスクフィッティング：指が2本入る程度の緩さ ・マスクの種類を多くしてローテーションする ・医師の判断のもとNPPV離脱を試みる ・創傷被覆材を接触する部位に貼付(保険適用外)
スキンケア	・洗顔料を用いた洗浄 ・マスクを外す時間が限られるときは，ふき取りタイプの皮膚洗浄剤を使用 ・保湿・撥水剤使用による皮膚浸軟予防
患者・家族教育	・十分な情報提供 ・疼痛や不快感はすぐ知らせるように説明
その他	・多職種からなる呼吸サポートチームなどとの連携

図3　NPPVマスクによる圧迫創傷が発生しやすい部位

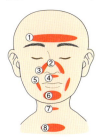
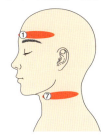

①前額部
②鼻梁(鼻根部)
③鼻周囲
④鼻腔周囲
⑤頬部
⑥下顎部
⑦頸部
⑧前胸部

NPPVマスク　　ヘッドギア(ストラップ)

図4　固定テープを愛護的に剥がす

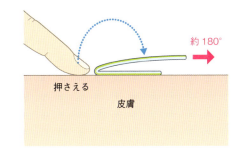

して，損傷しないように愛護的に剥がします(図4)．また，早期にアンカーファストへ変更します(鼻の下～上唇にかけて，スポンジによる圧迫でMDRPUが生じることがあるので，状況によっては除去する場合もある)．**顔は頭皮に次いで2番目に皮脂分泌の多い部位であり，フェイスケアが重要です．**

　患者が治療の甲斐なく不幸な転帰をたどり，最後のお別れで顔に傷があれば，家族や親族，友人に「しんどかったかな？ 辛かったかな？」と思わせてしまいます．MDRPUの予防は，**看護師1人ひとりの心がけで防ぐことのできるとても大切なケア**であると思っています．

　MDRPUは，状況によって生命の危機に直結する出来事にもなります．医療機器で発生する創傷は医療事故ともとらえられるため，決して侮ってはいけません．「局所あっての全身」であり，医療者の心がけで有病率を0％にするための取組みが必要です．

(岡 啓太)

引用・参考文献

1) 日本褥瘡学会学術委員会・実態調査委員会：第3回(平成24年度)日本褥瘡学会実態調査報告　療養場所別医療関連機器圧迫創傷の有病率，部位，重症度(深さ)，有病者の特徴，発生関連機器．日本褥瘡学会誌，17(2)：151-152，2015．
2) 日本褥瘡学会編：ベストプラクティス 医療関連機器圧迫創傷の予防と管理．p.6-22，照林社，2016．
3) 須釜淳子編：防がなくてはいけない！医療関連機器圧迫創傷(MDRPU)．Expert Nurse，32(13)：12-53，2016．
4) 竹末芳生，藤野智子編：術後ケアとドレーン管理のすべて．p.150-153，照林社，2016．

☕ **MDRPUで臨床で困ったときに**

2016年5月，日本褥瘡学会により「ベストプラクティス 医療関連機器圧迫創傷の予防と管理」が発表され，リスクアセスメント方法，予防方法，ケアの具体策を総合的に示されました．これは，臨床で困ったときの教科書的な存在です．

NO.024 がんの痛みの評価スケール

患者が体験している痛みの理解とそのアセスメントをおさえておく

CLEAR POINT
- ☑ 痛み評価のための適切な問診が行える
- ☑ さまざまな評価スケールを理解している
- ☑ 患者に適した評価スケールを使用することができる

なぜ痛みの評価が必要？

がん性疼痛は，進行期や終末期に出てくる症状と思われることが多いですが，実際は診断された初期段階から出現する症状です．適切に鎮痛薬を使用すれば，80％以上の疼痛を緩和できるといわれているので，積極的に介入しましょう．

痛みの原因でいちばん多いのはがん自体によるものですが，それ以外にも，精神的，社会的，スピリチュアルな痛みもあり，これらが影響し合い全人的苦痛となっていることを知っておく必要があります．

痛みの評価の際は，痛みの状態(痛みの強さ，部位，持続時間，性質，増強因子など)，痛みによる行動制限の有無などを聞きます．痛みは機械で測定できるものではなく，患者の主観的なものなので，患者が痛みの体験を表現しやすい聞き方をする必要があります．問診方法としては，OPQRSTを聞くと痛みの状態をもれなく聞くことができるといわれています(表1)．

また，痛みを評価するツールとして，スケールを用いることで医療従事者と共通認識することができます．

ポイント！
痛みの評価時に聞くこと
- 痛みの状態(痛みの強さ，部位，持続時間，性質，増強因子など)
- 痛みによる行動制限の有無など
- 痛みの増悪因子(不眠，疲労，倦怠感，不安，抑うつなど)
- 痛みの寛解因子(十分な睡眠，休息，周囲の人の共感や理解，気晴らしになる行為など)
- 痛みの性質(体性痛：ズキズキ・動くと痛い，内臓痛：ズーン・重たい感じ，神経障害性疼痛：ビリビリ・チクチク・電気が走るような痛み)

患者自身が評価する評価スケール

1) VAS (視覚アナログスケール)
10cmの直線の両端を痛みの程度を示す言葉で定義し，患者に当てはまると思う部分に印をつけてもらいます(図1a)．信頼性は高いですが，筆記用具が必要になるなど，ほかのスケールと比較し，むずかしいところもあります．

2) VRS (語句評価スケール)
痛みの強さを表す言葉を順番に並べて，患者に現在の痛みの程度を表す言葉を選んでもらいます(図1b)．ただし，言語の問題や段階が少ないため，詳しく評価ができない可能性があります．

3) NRS (数値評価スケール)
痛みを0から10の11段階に分け，痛みがまったくない状態を0，

VAS：visual analogue scale，視覚アナログスケール　　VRS：verbal rating scale，語句評価スケール，カテゴリースケール
NRS：numerical rating scale，数値評価スケール

表1 痛みのOPQRST

O	**O**nset	発症様式	突然出現したのか，だんだんなのか
P	**P**alliative / **P**rovocative	増悪寛解因子	どんなときに強くなって，どんなときに楽になっているのか
Q	**Q**uality / **Q**uantity	性質/強さ	どのような性質でどのくらいの強さなのか
R	**R**egion	部位	どこが痛むのか
S	**A**ssosiated **S**ymptom	随伴症状	痛み以外の症状はあるのか
T	**T**ime course	時間経過	痛みのパターンはどうか

文献2)より引用

図1 痛みの評価スケール

a VAS (visual analogue scale，視覚アナログスケール)
- 左端が「痛みなし」，右端が「想像できる最悪の痛み」を示す
- 患者に，痛みがどの程度かを直線上に指し示してもらう

痛みなし ─────────────── 最悪の痛み

b VRS (verbal rating scale，語句評価スケール，カテゴリースケール)
- 痛みを「なし」「軽度」「中等度」「強度」「最悪」の5段階で示す
- 患者に，現在の痛みの程度を答えてもらう

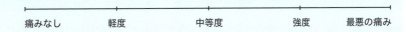

痛みなし　　軽度　　中等度　　強度　　最悪の痛み

c NRS (numerical rating scale，数値評価スケール)
- 「0点：痛みなし～10点：最も痛い状態」を示す
- 患者に，痛みのレベルを数字で示してもらう

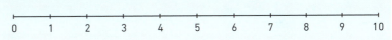

0　1　2　3　4　5　6　7　8　9　10

d フェイススケール
- 6段階の顔の表情で痛みの程度を示す
- 患者に，今の痛みに最も当てはまる顔を答えてもらう

0　1　2　3　4　5

考えられる最悪の痛みを10とし，患者に痛みの点数を聞きます(図1c)．口頭のみで活用でき，医療者にとっては変化を把握しやすい方法として推奨されています．

4) フェイススケール

現在の痛みにいちばん合う顔を選んでもらう方法です(図1d)．3歳以上の小児の自己評価において有用性が報告されていますが，痛み以外の気分が反映される可能性がありますので，注意が必要です．

> **ポイント！**
> **同じスケールを使用**
> - 痛みの程度の変化を経時的にみる必要があるので，必ず1人の患者に同じスケールを使用してください．

表2 STAS-J

0	なし
1	時折または断続的な単一の痛みで，患者が今以上の治療を必要としない痛みである
2	中等度の痛み．時に調子の悪い日もある．痛みのため，病状からみると可能なはずの日常生活動作に支障をきたす
3	しばしばひどい症状がある．痛みによって日常生活動作や物事への集中力に著しく支障をきたす
4	持続的な耐えられない激しい痛み．他のことを考えることができない

文献4）より引用

> **知っておこう**
>
> 医療者が代理評価を行う場合は，STAS-Jがあります（表2）．0から4の5段階で症状の程度を医療者が評価する方法です．

高齢者と小児

1）高齢者のアセスメントの視点

　認知機能の低下や聴覚障害がないか確認しましょう．スケールで自己評価できない場合は，家族に確認することも必要です．

　表情や声や話し方，身体の動き，様子や行動，他人とのかかわりの変化，日常生活パターンの変化，精神状態の変化を観察することで，痛み評価の参考にすることができます．

2）小児のアセスメントの視点

　発達段階によって痛みの訴え方やとらえ方が異なります．乳児・幼児では表情や行動でしか痛みを示すことができません．年長児では，痛みに伴う処置を脅威に思い，痛みを訴えず痛みの存在を否定するなど，必ずしもすべての症状を訴えるわけではありません．

　間欠的な痛みであれば，苦悶様表情や運動障害などの身体的な苦痛の表現をします．持続的な痛みであれば，運動障害や興味の欠如，集中力の低下，睡眠困難などの態度や立ち居振る舞いで表現するので，注意深く行動を観察する必要があります．

　評価スケールはアセスメントするための1つのツールにすぎません．スケールに頼るだけではなく，患者が体験している痛みを理解するために，常日頃からコミュニケーションを持つよう心がけましょう．

（山田陽子）

引用・参考文献

1) 厚生労働省委託 がん医療に携わる看護研修事業 がん医療に携わる看護研修事業特別委員会編：看護師に対する緩和ケア教育テキスト【改訂版】第2版．公益社団法人 日本看護協会，2015.
2) 森田達也編：プロフェッショナルがんナーシング2014年別冊 がん疼痛治療の薬－非オピオイド鎮痛薬・オピオイド鎮痛薬・鎮痛補助薬－はや調べノート 第1版．メディカ出版，2014.
3) 林章敏ほか編：エキスパートナース・ガイド がん性疼痛ケア完全ガイド．照林社，2010.
4) 特定非営利活動法人 日本緩和医療学会 緩和医療ガイドライン委員会編：がん疼痛の薬物療法に関するガイドライン2014年版 第2版．金原出版，2015.
5) STAS ワーキング・グループ編：STAS-J(STAS日本語版)第3版．日本ホスピス・緩和ケア研究振興財団，2007. http://plaza.umin.ac.jp/stas/stas_manualv3.pdf

NO. 025 基本となる痛みの緩和を知ることで患者の苦痛緩和ができる

除痛ラダー

CLEAR POINT

- ☑ がん性疼痛薬をWHO 3段階除痛ラダーに沿って選択できる
- ☑ レスキュードーズの使いかたと患者指導ができる
- ☑ 難治性の痛みには鎮痛補助薬を併用することを知っている

WHO 3段階除痛ラダー

WHO（世界保健機関）が提唱するがん性疼痛治療法です（図1）．3段階のラダーに従って順次選択するのが基本となります．除痛ラダーで80％以上の痛みを緩和できるといわれています．

ある段階の鎮痛薬を使用しても，効果が不十分な場合は1段階強い鎮痛薬に切り替える必要があります．

1) 第1段階（軽度の痛みへの対応）

非オピオイド鎮痛薬は，患者が痛みを訴えたときに最初に使用する薬剤です（表1）．

2) 第2段階（中等度の痛みへの対応）

弱オピオイドにはコデイン，トラマドールなどがあります．第1段階で使用した非オピオイド鎮痛薬を継続して使用することが重要です．

3) 第3段階（高度な痛みへの対応）

効果発現は弱オピオイドよりも速いですが，副作用もやや強く出ます．弱オピオイド，強オピオイドともに副作用には悪心・嘔吐，便秘，眠気，せん妄があります．

悪心・嘔吐は3人に1人出現するので，悪心止めを予防的に使用します．便秘は必発なので，下剤を使用します．

眠気にはよい眠気と悪い眠気があります．ウトウトするぐらいは問

図1　WHO 3段階除痛ラダー

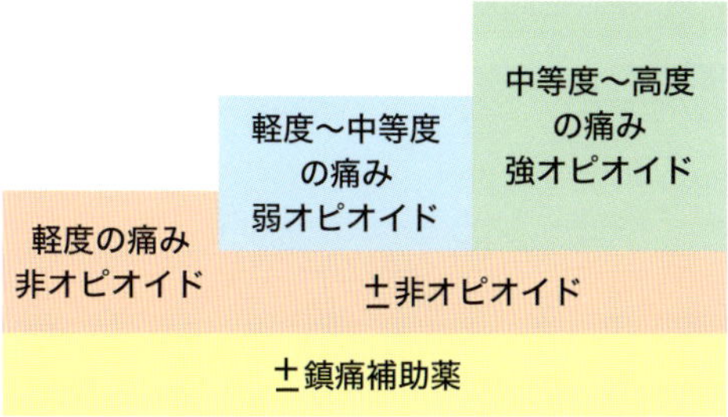

表1　非オピオイド鎮痛薬

	非ステロイド性抗炎症薬（NSAIDs）	アセトアミノフェン
有効な痛み	・炎症を伴う疼痛　・骨転移痛　・関節痛 ・皮膚転移痛	・炎症を伴わない痛み全般
副作用	・胃腸障害　・腎機能障害　・肝機能障害 ・血小板減少と心血管系障害 ・アスピリン過敏症	・副作用は起こりにくいが，大量投与にて肝機能障害を起こしやすい
代表薬	アスピリン，ボルタレン®，ロキソニン®，ナイキサン®，セレコックス®，ロピオン®など	カロナール®，アンヒバ®坐剤，アセリオ®静注液など

題ありません．数日で消失します．寝すぎてしまい生活に支障が出るのは効き過ぎている可能性があるので，減量する必要があります．

　副作用が強く出て増量できない場合や，増量しても鎮痛効果が得られない場合，ほかのオピオイドに変更するオピオイドローテーションをしましょう．

レスキュードーズの使用

　定期的に鎮痛薬を投与しても，約70％の患者に突出痛が出現するといわれています．突出痛には，短時間で効果のあるレスキュードーズが必要です．

　経口薬，坐薬ともに，オピオイド1日量の1/6をレスキュードーズとして使用します．持続注射では，1時間分の早送りをします（**表2**）．

　経口薬は1時間あけて内服可能です．坐薬は60〜90分あけて使用可能，注射薬は15〜30分以上あければ投与可能です．また，体動時に突出痛がある場合は予防投与も可能です．

　レスキューの使用回数をみてベースのオピオイドを増量します．レスキューの回数が多くなることやオピオイドの増量を「がんが悪化している」と思われ，患者は我慢してしまうことがあります．「我慢はしないこと」と「何度でも使える」ことを強調してレスキュードーズの意味や飲み方を説明しましょう．

鎮痛補助薬

　鎮痛補助薬は，薬剤そのものに鎮痛作用はないですが，鎮痛薬と併用することで鎮痛効果を高めることができます．使用前には必ず現在のオピオイドが十分使用しているか確認する必要があります．

　「電気が走るような痛み」「刺すような痛み」などの発作性の痛みには抗痙攣薬が有効です．「しびれて痛む」「焼けつくように痛む」などの異常感覚を伴う痛みには抗うつ薬が有効です．

　そのほか，消化管閉塞による痛みや腹膜播種による痛み，腫瘍に

> **ポイント！**
> **痛みを一度にゼロにすることはできない．目標を3段階に分けて段階的に取り除く**
> ● 第1目標
> 　夜間の睡眠時間が確保できる
> ● 第2目標
> 　日中の安静時に痛みがない状態で過ごせる
> ● 第3目標
> 　体動時の痛みが消失する
>
> 目標は患者に自分の言葉で語ってもらいましょう．たとえば，「座ってテレビが見られるようになる」「買い物に行っても痛みが出ない」というような具体的な目標設定が大事です．

NSAIDs：non-steroidal anti-inflammatory drugs，非ステロイド性抗炎症薬

表2 レスキュードーズ

一般名	商品名	投与経路	放出機構	投与間隔	特徴
コデイン	コデインリン酸塩	経口	—	4〜6時間	・投与回数が多くなる
トラマドール	トラマール®	経口	—	6〜8時間	・医療用麻薬および向精神薬には指定されていない ・オピオイドの導入薬として使いやすい
	トラマール®注	注射	—	単回・持続	
モルヒネ	カディアン®	経口	徐放性		・剤形が豊富 ・腎機能障害患者では傾眠や呼吸抑制を起こしやすい ・呼吸器症状にも有効 ・副作用として悪心・嘔吐、便秘、眠気、せん妄がある
	MSコンチン®			12時間	
	MSツワイスロン®			12時間	
	モルヒネ塩酸塩	注射	—	単回・持続	
	モルヒネ塩酸塩	経口	速放性	4時間	
	オプソ®			4時間	
	アンペック®	直腸内	—	6〜12時間	
フェンタニル	フェンタニル	注射	—	単回・持続	・モルヒネやオキシコドンと比較して消化器症状(とくに便秘)が少ない
	デュロテップ®MT	経皮	—	72時間	
	フェントス®テープ		—	24時間	
	イーフェン®バッカル	口腔粘膜	速放性	4時間	
オキシコドン	オキシコンチン®	経口	徐放性	12時間	・腎機能障害による影響を受けにくい
	オキノーム®		速放性	6時間	
	オキファスト®	注射	—	4〜6時間	
メサドン	メサペイン®	経口	—	1日3回	・致死性不整脈の危険性がある

よる炎症や浮腫による痛みに対してもそれぞれ効果がある薬剤があります．

（山田陽子）

引用・参考文献

1) 厚生労働省委託 がん医療に携わる看護研修事業 がん医療に携わる看護研修事業特別委員会編：看護師に対する緩和ケア教育テキスト【改訂版】第2版．公益社団法人 日本看護協会，2015．
2) 森田達也編：プロフェッショナルがんナーシング2014年別冊 がん疼痛治療の薬−非オピオイド鎮痛薬・オピオイド鎮痛薬・鎮痛補助薬−はや調べノート 第1版．メディカ出版，2014．
3) 林章敏ほか編：エキスパートナース・ガイド がん性疼痛ケア完全ガイド．照林社，2010．
4) 特定非営利活動法人 日本緩和医療学会 緩和医療ガイドライン作成委員会編：がん疼痛の薬物療法に関するガイドライン2014年版 第2版．金原出版，2015．

NO.026 輸液管理のポイントとイン・アウト評価の目的・対処法を知っておく

輸液管理・IN-OUTバランス

CLEAR POINT
- ☑ 血管外漏出やルート閉塞のトラブル対処ができる
- ☑ 体液の基礎知識がわかってどのくらい輸液すればよいかがわかる
- ☑ フィジカルアセスメントの情報も加えて医師に報告できる

まずは6Rの確認

就職して真っ先に医療安全委員会から説明をされるのは「6Rをしっかり確認する」ことではないでしょうか．6Rとは，日本医療機能評価機構が安全な投薬のために提唱しているもので表1を投与前に確認することです．

トラブル対処方法を身につける

輸液管理のトラブルといえば，輸液ルートの閉塞と点滴漏れでしょう．「点滴が落ちていない！」と思ったときに真っ先に疑うのはこの2つです．

1）点滴漏れ

正しくは血管外漏出といって，漏れ出た薬剤の量・毒性・時間によって，軽い腫脹や発赤・疼痛で2〜3日で治まるものから，潰瘍形成から皮膚組織の壊死につながり治療を必要としたり，一生消えない傷として残る場合もあります．

血管外漏出は，どんなに注意しても「ゼロ」にすることはできません．予防と早期発見に努める必要があります．

血管外漏出を起こしたときに重症化しやすい薬剤を事前に知っておくこと，屈曲しにくい部位を選択して血管確保を行う，下肢は静脈炎を生じやすいため上肢の静脈を選択するなどの対応ができます（表2）．

2）血管外漏出を起こしたときの一般的対処方法

① ただちに投薬を中止し，針は抜去せずにその経路からシリンジを用いて組織に漏れ出た薬剤をできる限り回収します．漏出部位は圧迫せずに冷却します（ただし，ビンカアルカロイド系薬剤の場合は冷却によって潰瘍形成の確立を上昇させるといわれているため禁忌）．
② 遅発性の組織障害を起こす場合もあるので，少なくとも1週間はこまめに漏出部位をチェックしましょう．
③ 皮膚障害の程度によってはステロイドによる治療が必要な場合もあるため，必ず医師に報告しましょう．

ポイント！

輸液の目的
- 輸液の目的は，①水分・電解質・酸塩基平衡の正常化・維持，②栄養状態の改善・維持，③血管確保・病態治療です．輸液を管理することは，正しく安全に輸液療法が行えているか管理すること．そのために必要な知識を身につけておきましょう．

表1　6R

①正しい患者（Right Patient）
②正しい薬剤（Right Drug）
③正しい目的（Right Purpose）
④正しい用量（Right Dose）
⑤正しい用法（Right Route）
⑥正しい時間（Right Time）

ポイント！

投与前には6Rをしっかり確認！
- ダブルチェックによる確認も大切です．ダブルチェックは100回に1回のミスを1,000回に1回に減らすといわれています．

知っておこう

薬物療法に関する医療事故は，すべての医療事故の約45％を占めるといわれています（公益財団法人日本医療機能評価機構：医療事故情報収集等事業平成24年年報より）．安全で確実な輸液管理を心がけたいですね．

表2　血管外漏出で重症化しやすい薬剤

抗がん薬	ドキソルビシン・ダウノルビシン・イダルビシン・エピルビシン・マイトマイシンC・ミトキサントロン・ビンブラスチン・ビンクリスチン・ビンデシン・ビノレルビン・シスプラチン(0.5mg/mL以上の濃度)など
電解質補正薬剤	グルコン酸カルシウム・塩化カリウム・塩化カルシウム・含糖酸化鉄など
アルカリ性薬剤	フェニトインナトリウム・炭酸水素ナトリウム・フロセミド・アミノフィリンなど
血管作動薬	エピネフリン・ノルエピネフリン・塩酸ドパミンなど
高浸透圧液	ブドウ糖・D-マンニトール・ジアゼパム

④さらに組織の壊死が進行してしまった場合は，デブリードマン・植皮術・皮弁術が必要になる場合もあります．

3) 点滴の閉塞が疑われる場合

一般的な対処方法は，まずはシリンジで引いてみることです．血液が逆流しなければ完全閉塞もしくは血管外漏出の可能性があるため，点滴の刺し直しが必要です．

IN-OUTバランスについて

1) 体液と輸液の基礎知識

IN-OUTバランスを理解するためには，まず体液と輸液の基礎知識をおさえましょう．体液量の分布は，図1のようになります．

このうち，点滴は血管内，すなわち血漿に投与されます．それでは，投与された点滴はすべて血管内に残って循環血液量の増加につながるのでしょうか？

輸液の種類によって，細胞内液・組織間液・血漿に分配されてしまいます．このため，たとえば，**500mLの出血に対し500mLの輸液をしたからといって循環血液量は維持できません**．生理食塩液で輸液をした場合，2,000mL投与しないと出血した分の血液量を補うことができません(図2)．これでは，IN-OUTはかなりのオーバーバランスとなってしまいます．

2) IN-OUTバランスの構成因子

IN-OUTバランスを計算するうえで，それぞれの構成因子を理解する必要があります．

摂取：経口・経腸・経静脈栄養，輸液，輸血，代謝水(エネルギーが産生される過程で作られる水で100kcalに対し13mL産生される)

排泄：尿，便，出血，嘔吐，ドレーンからの排出物，不感蒸泄(成人では15mL/kg/dayであり，熱が1℃上昇すると15％増加する)

3) フィジカルアセスメントによるIN-OUTバランスの把握

水分の過不足は患者を観察することによっても把握できます．医師にバランスの報告をするときに，**単なる計算の結果を報告するのではなく，患者状態のアセスメントを加えて報告ができる**と「できるナー

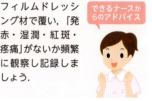

できるナースからのアドバイス

刺入部は透明なフィルムドレッシング材で覆い，「発赤・湿潤・紅斑・疼痛」がないか頻繁に観察し記録しましょう．

知っておこう

血液の逆流が認められれば，少量の輸液を用いてフラッシュすることも可能ですが，投与されている薬剤によっては注意が必要です．カリウム製剤，インスリン，ブドウ糖が急速に投与されると，電解質異常や血糖値の異常の要因になります．また，降圧薬や昇圧薬が投与されている場合は，血行動態に重篤な影響を与えかねないため注意が必要です．

図1 体液の体内動態

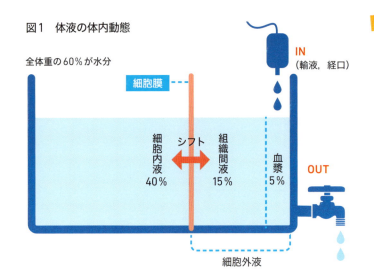

ポイント！

投与した輸液がすべて血漿に分配されるわけではない

- 輸液の種類によってどこにいくかが違います．侵襲時にはサードスペース（非機能的細胞外液）というスペースにも輸液がシフトするため，さらに血管内に残る輸液は減少します．

図2 輸液投与時の分配

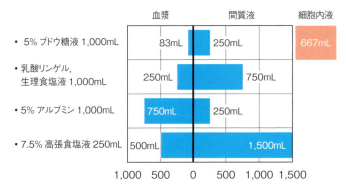

知っておこう

代謝水や不感蒸泄を測定することはできません．そのため，見かけの計算上でのIN-OUTバランスで本当のバランスを把握することはできません．フィジカルアセスメントにより患者から情報を追加収集する必要があります．
発熱によって不感蒸泄が増加するため，発熱についても同時にアセスメントに加える必要があります．

ス」といえるのではないでしょうか．

水分過剰の目安：
　血圧上昇，心拍数増加，尿量増加，尿比重低下，顔面や四肢の浮腫，喘鳴，胸部X線での肺うっ血や心拡大所見，CVP上昇

水分不足の目安：
　血圧低下，心拍数増加，尿量減少，尿比重上昇，皮膚の乾燥やツルゴール低下（前腕や手背の皮膚をつまんで離したときにしわがもとに戻るまでの時間．2秒以上かかると脱水の目安といわれる），口渇，口腔内や舌の乾燥，CVP低下，圧波形の呼吸性変動（呼吸に合わせて圧波形の基線がゆれる状態）
　これらフィジカルアセスメントの情報をふまえてIN-OUTバランスを評価することができたら，あなたはもう「できるナース」ですね．

（鈴木英子）

NO.027 抗菌薬の薬理と種類，使い分け

薬の知識，副作用，投与指示，服薬指導のコツを知っておく

CLEAR POINT

- ☑ 抗菌薬の大まかな**種類と作用**を知って，**いつどのようなとき使用するかわかっている**
- ☑ 抗菌薬の作用の違いから**投与方法の違いが説明**できる
- ☑ **なぜ投与指示の変更となったのか**，理由がわかる

抗菌薬が変更になった！ なぜ？

「明日から抗菌薬が変更になります」と先輩ナースに報告すると，「なぜ変わるの」と質問されたことはありませんか．または，「培養結果で抗菌薬変更します」と医師より指示変更を受け，頭の中に「？？？」を浮かべたことはありませんか．

抗菌薬は，抗菌域(スペクトル)や副作用，臓器への移行性なども考慮して投与されるので，抗菌薬の種類や変更になった理由を把握することが重要です．

1) 菌をカバーするとは

一般的には，感染臓器と原因菌を推定して，可能な限り推定原因菌をカバーできるよう(推定される細菌を含む幅広い細菌に効くよう)広域抗菌薬(広域スペクトル)を投与します．その後，原因微生物が同定された時点で，その原因微生物に感受性を示す狭域抗菌薬(狭域スペクトル)に変更します(図1)．

2) 抗菌薬の種類

抗菌薬は，大きく分けて殺菌性抗菌薬と静菌性抗菌薬に分別されます．**殺菌性抗菌薬は菌を死滅させ，静菌性抗菌薬は，菌の増殖や発育を抑制する**効果があります．また，その作用機序により，①細胞壁合成阻害薬，②タンパク質合成阻害薬，③核酸合成阻害薬に分類されます(図2)．

①細胞壁合成阻害薬

細菌の細胞壁の合成を阻害します(細菌の細胞壁にはペプチドグリカンという物質が欠かせないのですが，その成分の合成を阻害します)．細菌は細胞壁が合成できないため，死滅します(殺菌性抗菌薬)．β-ラクタム系やグリコペプチド系などがあります．

②タンパク質合成阻害薬

細菌のリボソーム(タンパク質をつくる器官)に作用してタンパク質合成を阻害します．細菌はタンパク質合成できないため，増殖・発育が抑制されます(静菌性抗菌薬)．アミノグリコシド系やマクロライド

図1　広域抗菌薬と狭域抗菌薬

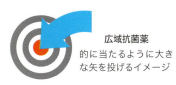

広域抗菌薬
的に当たるように大きな矢を投げるイメージ

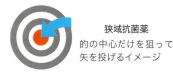

狭域抗菌薬
的の中心だけを狙って矢を投げるイメージ

ポイント！

広域スペクトルと狭域スペクトルの使い分け

- 広くカバーできたほうが，ほかの細菌も一緒に効いてよさそうにみえますが，広域スペクトルを投与していると，善玉菌も殺傷してしまったり，薬剤耐性菌の出現から院内感染が生じてしまうこともあります．そのため，できるだけ早くに狭域スペクトルの抗菌薬に変更しないといけません．

図2　抗菌薬の分類

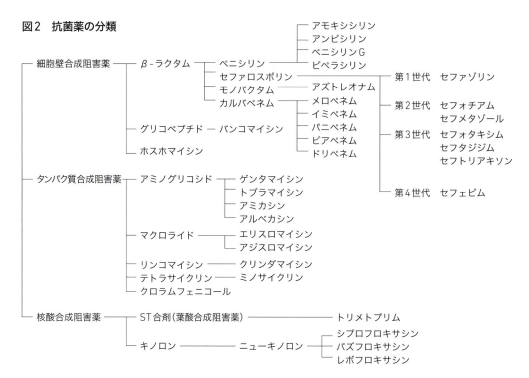

図3　抗菌薬の薬理作用

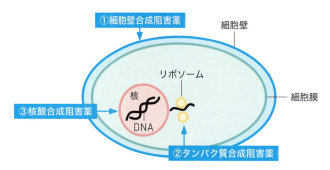

系などがあります．

③核酸合成阻害薬

　細菌のDNA（遺伝子）合成に必要な酵素を阻害します．細菌はDNA合成ができないため死滅します（殺菌性抗菌薬）．ニューキノロン系などがあります（図3）．

濃度依存性と時間依存性で投与方法が変わる

　では，抗菌薬はどのように投与されるでしょうか．1日1回投与のものや，1日複数回投与のものがあります．抗菌薬によって「なぜ投与回数が違うの？」と疑問に思ったことはないでしょうか．その理由は，**濃度依存性と時間依存性の2つの作用の違い**があるからです．

　濃度依存性抗菌薬は，高濃度で作用させることによって効果が発揮されるため，十分量を1日1回投与します．アミノグリコシド系や

ポイント！
濃度依存性と時間依存性で投与回数が変わる

この抗菌薬は1日に1回投与

これは1日に3回投与？なぜ？？

図4 抗菌薬略語

β-ラクタム系	ペニシリン系	AMPC	アモキシシリン	グリコペプチド系	VCM	バンコマイシン
		ABPC	アンピシリン	アミノグリコシド系	GM	ゲンタマイシン
		PCG	ペニシリンG		TOB	トブラマイシン
		PIPC	ピペラシリン		AMK	アミカシン
	セファム系	CEZ	セファゾリン		ABK	アルベカシン
		CTM	セフォチアム	マクロライド系	EM	エリスロマイシン
		CMZ	セフメタゾール		AZM	アジスロマイシン
		CTX	セフォタキシム	リンコマイシン系	CLDM	クリンダマイシン
		CAZ	セフタジジム		LCM	リンコマイシン
		CTRX	セフトリアキソン	テトラサイクリン系	TC	テトラサイクリン
		CFPM	セフェピム	クロラムフェニコール系	CP	クロラムフェニコール
	モノバクタム系	AZT	アズトレオナム	ST合剤	TMP	トリメトプリム
	カルバペネム系	MEPM	メロペネム	キノロン系	CPFX	シプロフロキサシン
		IPM	イミペネム		PZFX	パズフロキサシン
		PAPM	パニペネム		LVFX	レボフロキサシン
		BIPM	ビアペネム			
		DRPM	ドリペネム			

ニューキノロン系がこれにあたります．

一方，時間依存性抗菌薬は，一定の血中濃度以上を保持することによって効果が発揮されるため，1日に複数回投与する必要があります．これにあたるのが，β-ラクタム系などです．

症状の変化や副作用に注意

抗菌薬の開始後は，症状の変化や副作用の出現に注意しなければなりません．効果が見えやすいもので，いちばん身近なものに熱型があります．1日の熱の状況と抗菌薬の開始時期，投与時間を照らし合わせ観察することで，ある程度の抗菌薬の効果を知ることができます．

副作用には，免疫過剰反応（薬物アレルギー）と毒性によるものがあります．**免疫過剰反応では，既往歴に注意し，アナフィラキシーの出現に注意**します．また，多量投与や長期投与，肝・腎機能低下のある場合は，薬物排泄能の低下による臓器障害に注意する必要があります．

培養結果では，原因菌に加え，抗菌薬の感受性を示す結果が得られます．これらの結果から，狭域抗菌薬（狭域スペクトル）が選択投与されます．培養結果で抗菌薬の指示変更があった理由がこれです．なるべく早く狭域スペクトルに変更し，ピンポイントで原因菌を排除しましょう．

感染源や菌の検出場所を知ること，そしてケアすることも重要です．たとえば創感染（SSI）なら，創の清潔と観察を行います．カテーテル関連血流感染（CRBSI）や，血液培養から菌検出陽性であれば，敗血症となり，全身状態の悪化が推測されます．抗菌薬の開始のオーダーを受けるだけでなく，観察とケアも重点化しましょう．

（山下 亮）

> **ポイント！**
> **血液データの推移も注目**
> ● 白血球や血液像（好中球，リンパ球，好酸球，好塩基球，単球），CRPなどの血液データの推移にも合わせて注意する必要があります．

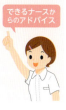

> **できるナースからのアドバイス**
> 感受性結果は，抗菌薬を略語で表していることが多く，これも抗菌薬が理解しにくい理由の1つかもしれません．必ず覚える必要はありませんが，抗菌薬の略語を知っていて損はありません．すぐに見られるようにメモ帳に書いて（コピーして）ポケットの中に入れておくとよいでしょう（図4）．

引用・参考文献
1) 道又元裕，岡元和文編：ICUでのくすりの使い方・考え方．重症患者ケア，3(4)：2014．
2) 森尾友宏ほか監：病気がみえる Vol.6 免疫・膠原病・感染症．メディックメディア，2009．

CRP：C-reactive protein，C反応性タンパク　　SSI：surgical site infection，手術部位感染
CRBSI：catheter-related bloodstream infection，カテーテル関連血流感染

NO.028 現在の使用状況やその種類，投与方法について知っておく

鎮痛薬，鎮静薬の種類，使い分け

CLEAR POINT

- ☑ <mark>痛みや鎮静を評価してから薬剤を使用することができる</mark>
- ☑ 主な鎮痛薬や鎮静薬の種類を知っている
- ☑ 一時的に鎮静薬を中断させて，<mark>鎮静薬が必要かどうか判断</mark>できる

痛みは患者の主観で評価し，取れる痛みは取るという考えが日の目を見てから，鎮痛薬を適切に使うことが，医療の質を上げる1つの指標にもなってきました．必然的に鎮痛薬を使うケースが増え，ナースも十分にその知識を得ておかなければ，十分なケアにつながらない，となったわけです．ここでは，臨床で主に用いられる薬剤の種類とその使い分けについてまとめます．

評価してから適切に薬を使う鎮痛管理

1）痛みの評価

適切な鎮痛管理を行うためには，患者の痛みを評価することが重要です．痛みは主観的なものであるため評価がむずかしいですが，できるだけ客観的に評価するために疼痛スケールを活用します（p.75 図1参照）．

2）鎮痛薬の種類と留意点（表1）

①非ステロイド性抗炎症薬（NSAIDs）

痛みがあるときに頓用の第一選択薬として用いられることが多い薬剤です．痛みの発生の予防を目的に，時間を決めて投与する場合もあります．主に経口，坐薬での投与が一般的です．

代表的な副作用として，NSAIDsの薬理作用であるプロスタグランジンの合成抑制によって，**血圧低下**，**胃腸障害**，**腎機能障害**，**出血傾向**などがあります．とくに高齢者や小児では注意が必要です．小児で意識消失が生じたと思ったら，NSAIDsの副作用で血圧低下によるものだった，ということもあります．

②アセトアミノフェン

アセトアミノフェンは，NSAIDsと比べると抗炎症作用が弱いですが，副作用が非常に少ないため，軽度から中等度の痛みに対して用いられることが多いです．とくに小児は第一選択となることが多いです．

投与方法としては，経口，坐薬，静脈注射などがあります．経口では，1回300～1,000mgを服用し，4～6時間以上間隔を空けます．年齢，体重によって増減され，4,000mgが1日最大量です．

ポイント！

評価スケール

- 適切な鎮静管理を行うためには，患者の鎮静状態を評価することが重要です．評価にはスタッフ間で共通認識を持つことが大切であるため，RASS，SASなどの鎮静評価スケールを用います．

ポイント！

鎮痛薬の使い分け

- NSAIDsは，気管支喘息の既往がある患者ではアレルギー反応を起こす可能性があるため，投与に際しては注意が必要です．胃腸障害がある患者は，胃腸粘膜への影響が少ないCOX-2阻害薬を選択することがあります．
- アセトアミノフェンは，臨床では主に1回量が400～600mgほどで処方されることが多いですが，経口必要量は10～15mg/kgであるため，効果があまり得られない場合は投与量を見直すこともポイントです．
- 麻薬性鎮痛薬は痛みの程度が重度である場合に，静脈内投与や硬膜外カテーテルを用いて投与します．副作用として，呼吸抑制が強く，また循環動態が不安定な患者では，血圧低下にも注意します．胃・消化管機能を抑制するため，長期的な投与では便秘やイレウスを引き起こすことがあります．

RASS：Richmond agitation-sedation scale，リッチモンド興奮・鎮静スケール
SAS：sedation-agitation scale：興奮・鎮静スケール

表1　鎮痛薬の主な種類

種類		一般名	薬剤名
非ステロイド性抗炎症薬(NSAIDs)		ロキソプロフェン	ロキソニン®
		ジクロフェナク	ボルタレン®
		フルルビプロフェンアキセチル	ロピオン®
		アスピリン	バファリン
		メフェナム酸	ポンタール®
		セレコキシブ	セレコックス®
アセトアミノフェン		アセトアミノフェン	カロナール®
			アンヒバ®
			アセリオ®
オピオイド系鎮痛薬	非麻薬性鎮痛薬(弱オピオイド)	ペンタゾシン	ペンタジン®
		ブプレノルフィン塩酸塩	レペタン®
	麻薬性鎮痛薬(強オピオイド)	モルヒネ塩酸塩	塩酸モルヒネ注射薬
		フェンタニルクエン酸塩	フェンタニル

③オピオイド系鎮痛薬

オピオイド系鎮痛薬は，麻薬性鎮痛薬と麻薬拮抗性鎮痛薬(非麻薬性鎮痛薬)に分けられます．中等度から重度の痛みに対して用いられることが多い薬剤です．

いずれの薬剤も投与方法としては，経口，坐薬，静脈注射，筋肉注射などがあります．静脈内持続投与では，患者が痛みを感じたときに患者自身が投与できる自己調節鎮痛法(PCA)があり，術後の疼痛管理で用いられています．

3) こんなときはどうする？

「医師の指示に従って鎮痛薬を投与したのに痛みの訴えが続いている」「6時間は間隔を空けるようにと指示があるが患者が鎮痛薬を欲しがっている」という場面では，どうしてよいのか悩むことがあります．痛みは本人しかわからないつらい症状です．「もう少ししたら薬が効いてくるからね」などと伝えても，なかなかよくはなりません．そのようなとき，どうすればよいでしょうか．

①疼痛を悪化させている原因を考える

疼痛はさまざまな要因で引き起こされます．身体的苦痛だけでなく，精神的側面などが影響して疼痛を悪化させていることもあります．臨床では，**体位や肢位を調整することで疼痛が増強したり，温度，同室者や医療機器類の騒音などのストレスを疼痛として表現するケース**もあります．

②医師への報告のコツ

鎮痛薬の効果が得られていないことを強調して，薬剤の追加や処方変更などを依頼します．疼痛の程度はスケールを用いて評価し，発汗

> **知っておこう**
>
> 麻薬拮抗性鎮痛薬は，NSAIDsでは効果が不十分な場合に，頓用として単回投与で用いられることが多いです．副作用として，眠気，めまい，ふらつきなどがあり，投与後の離床では転倒に注意します．重篤な副作用では呼吸抑制があります．とくに高齢者では投与量に注意し，投与後も観察やモニタリングを行うことが大切です．

> **ポイント！**
>
> まずは疼痛の原因や悪化させている要因を取り除く！

> **できるナースからのアドバイス**
>
> 痛みは主観的なものであるため，個人差もあります．痛みを感じる前や痛みが強くなりそうなタイミングなど，患者の感覚はとても大切であり，効果的に対応できる方法です．たとえば，定時の時間をずらし，眠る前，処置の前，などポイントを合わせて投与する，などです．

NSAIDs：non-steroidal anti-inflammatory drugs，非ステロイド性抗炎症薬
PCA：patient controlled analgesia，自己調節鎮痛法

や不眠など苦痛により生じている随伴症状を加えて報告します．十分な鎮痛効果が得られていない，患者に苦痛が生じている，ということを伝えることが大切です．

③投与間隔などを患者とともに考える

疼痛が発生しやすい状況や時間帯などを患者自身が詳しく把握している場合は，患者とともに鎮痛薬をどのように投与するか考えます．

鎮静の必要性を検討する

1）過度な鎮静は避ける

鎮静は，不安や恐怖などの精神的ストレスを緩和する目的で使用されます．過度な鎮静は呼吸や循環動態に影響を与えたり，中枢神経系の合併症を見落とす可能性があります．

2）鎮静薬の種類と留意点（表2）

鎮静薬の投与は，主に経口や経鼻での内服と静脈注射が用いられます．不穏やせん妄を伴っているかによって薬剤が選択されます．

経口薬の内服が不可能な場合は，静脈注射での投与が選択されます．投与方法は単回投与と持続投与に分けられます．人工呼吸器管理が必要となる場合では持続投与を行います．

鎮静は，患者の安楽や安全性を確保することが目的であり，決して患者を眠らせることが目的ではありません．鎮静を深くした状態が長期間続くとさまざまな弊害が生じるため，最近では，1日1回は一時的に鎮静薬を中断し，患者を覚醒させて鎮静の必要性を検討するという管理が行われています．

3）こんなときはどうする？

「医師の指示通りに鎮静薬を投与したけどあまり効果がない」「もう夜中だけど追加で鎮静薬を投与すると朝が起きられなくなるかも」など，鎮静について悩むことがあります．鎮静効果がうまく得られないと，不穏やせん妄へとつながります．そのようなとき，どう対応すればよいでしょうか．

①身体的苦痛や不安などの原因について考える

痛みや呼吸困難感などの身体症状や不安などが原因である場合，原因が取り除かれれば鎮静薬の追加が不要となることが多いです．身体的苦痛では，原疾患の悪化や合併症などが影響していることもあり，全身状態の改善を優先します．

②既往歴を考慮する

既往に統合失調症，うつ病，認知症などがある場合，環境の変化によって精神的変化を起こしやすくなります．入院によって抗精神薬が減量，中断している場合もあります．これらを考慮して薬剤の追加や処方を検討してもらえるよう，医師に処方を依頼します．病院に精神科や診療内科がある場合は，事前に診察を依頼することも大切です．

③夜中でも鎮静薬を追加したほうがよいケース

不穏や興奮によって自傷や他害の危険がある場合は，安全確保の目

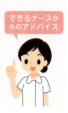

できるナースからのアドバイス

過度な鎮静にはさまざまな弊害があります．患者の鎮静状態を評価し，鎮静の必要性を検討するようにしましょう．

知っておこう

単回で使用する薬剤としては主にジアゼパム（セルシン®），ハロペリドール（セレネース®，リントン®）が多く用いられています．持続投与ではプロポフォール（ディプリバン®），デクスメデトミジン（プレセデックス®），ミダゾラム（ドルミカム®）が多く用いられています．

できるナースからのアドバイス

安全確保のために実施している身体抑制が不穏の原因となる場合もあります．付き添えるときに抑制を解除する，抑制による日常生活動作の困難に対処するなどのケアが大切です．

ポイント！

不快感を取り除くため，一時的に鎮静薬追加も

知っておこう

NSAIDsの静注の医師指示が出て，ある新人が，ロキソニンをどうやって溶かすか質問をしてきたなんて笑い話もありますが，クリティカルケア領域では当たり前のようにロピオンが準備されるでしょう．薬の決定や処方は医師や薬剤師が主役な分，深くはなくてよいものの，ナースには広い知識が必要です．

表2 鎮静薬の主な種類

投与方法		一般名	薬剤名
内服	非定型抗精神病薬	リスペリドン	リスパダール®
		クエチアピンフマル酸塩	セロクエル®
	定型抗精神病薬	ハロペリドール	リントン®，セレネース®
		クロルプロマジン塩酸塩	コントミン®
	抗不安薬	ジアゼパム	セルシン®
		エチゾラム	デパス®
		アルプラゾラム	ソナラックス®
		ロラゼパム	ワイパックス®
	睡眠薬（ベンゾジアゼピン系）	トリアゾラム	ハルシオン®
		フルニトラゼパム	サイレース®
静脈注射	単回投与	ジアゼパム	セルシン®
		ハロペリドール	リントン®，セレネース®
	持続投与	プロポフォール	ディプリバン®
		ミダゾラム	ドルミカム®
		デクスメデトミジン	プレセデックス®

的で迷わずに鎮静薬を追加投与します．ここでの鎮静は，患者の不穏状態を和らげ，不快感を取り除くために一時的に意識を低下させることが目的となります．

（山下将志）

痛いのは当たり前！？

一昔前，鎮痛薬の知識の重要性にそれほど重きは置かれていませんでした．「痛いのは当たり前」という慣習的な考えがあったからといっても過言ではないでしょう．医師が痛み止めを出してくれないから我慢している患者をさすって励まして，という場面もありました（今も少しあるかもしれませんが）．

クリティカルかがん領域で学ぶ

鎮痛・鎮静の知識が集約されるのは，クリティカルケア領域とがん領域にまとまるように思います．鎮痛薬（鎮静薬）の知識をとにかく学びたければ，どちらの領域でも，両方の解説書などを見ると，非常にバランスのよい知識が身につきます．
たとえば，がん性疼痛では，ロキソプロフェンとアセトアミノフェンの併用は当たり前ですし，一般病棟ではきっと少し違和感がありますよね．

引用・参考文献
1) 鶴田良介：痛み・不穏・せん妄の評価法．INTENSIVIST，6(1)：9-19，2014．
2) 大上晋太郎：鎮静・鎮痛管理のアプローチ，ICUディジーズ クリティカルケアにおける看護実践，(1)，p.221-226，学研メディカル秀潤社，2013．
3) 今井陽子ほか：疼痛管理，術後ケアとドレーン管理(1)．p.201-2182，照林社，2009．
4) 戸井田明子：ICUで重要なマネージメント 鎮痛・鎮静管理，見てできる臨床ケア図鑑 ICUビジュアルナーシング(1)．p.261-269，学研メディカル秀潤社，2014．
5) 日本呼吸療法医学会：人工呼吸中の鎮静のためのガイドライン2007．http://square.umin.ac.jp/jrcm/contents/guide/page03.html（2016年3月閲覧）

NO. 029 劇薬，毒薬，ハイリスク薬，配合禁忌について知っておく

危険な薬

CLEAR POINT

- ☑ **劇薬，毒薬の表示**を知っており，適切に保管や管理ができる
- ☑ ハイリスク薬使用時は，**副作用などを観察**している
- ☑ 薬剤を混注する際は，**配合禁忌が起きないか常に考慮**している

危険な薬とは何でしょう？ 薬は総じて用法・用量を守らないと身体に害が及ぶ危険性や副作用があります．なかでも，人体に影響の大きい劇薬，毒薬，ハイリスク薬，配合変化を起こす薬剤について，知っておくとプラスになることを紹介します．

白地に赤枠赤字の劇薬

劇薬には，インスリン製剤，カテコラミン類，カリウム製剤，抗悪性腫瘍薬などがあります．これらは，毒薬，普通薬とは区別して保管し，**白地に赤枠赤字で表示**することが薬事法で義務づけられています(図1)．

図1　劇薬の表示

黒地に白枠白字の毒薬

毒薬には，エスラックス®などの骨格筋弛緩薬，強心薬のアデール®，抗悪性腫瘍薬のアクプラ®などがあります．毒薬は**鍵のかかる場所に施錠・保管し，保管場所には黒地に白枠白字で表記**することが法律で義務づけられています(図2)．

管理方法については，毒薬，筋弛緩薬は，払出先，払出数量，残数など管理表に記録するなどが義務づけられており，当院では勤務交代時に在庫数を確認し，管理表に記入後に前勤務者リーダーと現勤務者リーダーが押印することとしています(図3)．

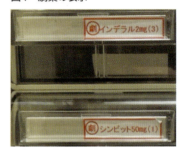

図2　毒薬の表示

図3　毒薬の管理票

H25年6月14日作成

薬品名	定数	勤務時間の数					
		深夜	サイン	日勤	サイン	準夜	サイン
常温エスラックス 50mg	5	0/5		0/5		/	
エスラックス 50mg	10	0/10		0/10		/	
ソセゴン	2	0/2		0/2		/	
レペタン	2	0/2		0/2		/	
ロヒプノール	2	0/2		0/2		/	
		/		/		/	

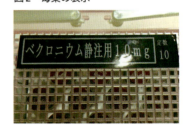

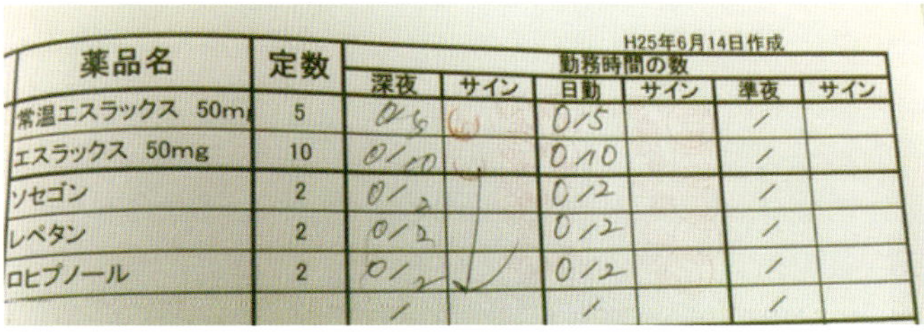

筆者の施設の場合，勤務ごとに，使用数，残数，ダブルチェック者のサインを行うとともに，使用した場合の処理についての申し送りも行われる．

図4　毒薬の鍵の所持

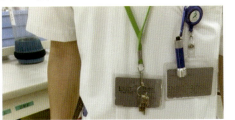

毒薬管理は施錠が必要なため、鍵にはストラップをつけ、看護管理者もしくは各勤務のリーダーが、必ず持ち歩くこととしています(図4).

図5　ハイリスク薬の表示

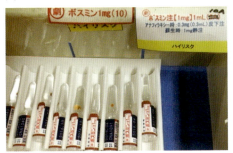

図6　添加剤、材質が明記されている輸液ルート

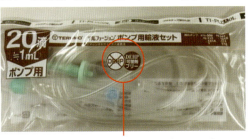

この写真はDEHPフリーであるが、このようにPVCフリーの場合にも明記される.

使い方を誤ると患者に被害をもたらすハイリスク薬

ハイリスク薬とは、医療従事者にとって使い方を誤ると患者に被害をもたらす薬の総称のことで、カテコラミン類、カリウム製剤、ヘパリン製剤、インスリン製剤、抗悪性腫瘍薬などがあります. 当院の場合、それらの薬剤については、**ハイリスク薬であることを黒字、黄色枠で注意喚起の目的で表記しています**(図5).

表1にハイリスク薬過量投与時の身体症状についてまとめました. これらの薬剤を使用する際は、副作用など患者の身体症状を理解し、作成から投与するまで、必ず実施者と確認者のダブルチェックと6R(p.80参照)を確実に行います.

ポイント！
ハイリスク薬使用時は、必ず副作用を確認!

気をつけたい配合禁忌

配合変化とは、2種類以上の注射薬が混ざる(混合)ことで生じる、物理的、化学的変化のことです. 配合変化が起こることで、**薬剤の力価(効果を示す量)含有量(注射薬に有効成分が含まれている量)が低下**し、本来の薬剤の効果を十分に発揮できないことや、輸液ラインなどに**白色、混濁、沈殿などの変化が生じて輸液ラインが詰まったり**して、**静脈炎や血管炎を引き起こすおそれ**もあります.

薬剤を混注する場合は、「配合変化が起きないだろうか?」と常に意識をしながら、注射作成、投与を行う必要があります. わからなければ、薬剤師に必ず相談しましょう.

注射薬と輸液ラインの材質によって、薬効が低下する場合もあるので、添付文書や院内ルールを確認しましょう.

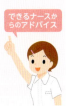

表1　ハイリスク薬過量投与時の身体への影響

	身体の影響
高濃度カリウム	致死性不整脈出現，心停止，悪心，嘔吐，しびれ，脱力感
インスリン	低血糖
ジゴキシン	心室性期外収縮などの不整脈，悪心，嘔吐
抗がん薬	細菌による日和見感染
ドパミン	頻脈，心室性期外収縮などの不整脈，悪心，嘔吐などの消化器症状
テオフィリン	心拍数の増加，悪心・嘔吐，不眠，痙攣
リドカイン	低血圧，めまい，眠気，錯乱など
血液凝固阻害薬	出血傾向
プロポフォールなどの全身麻酔薬	呼吸抑制，血圧低下

文献2)より引用

1）配合変化における物理的，化学的変化とは

①物理的変化（吸着・溶出）

　PVC（ポリ塩化ビニル）を含む輸液ラインに注射薬が付着する現象です．PVC製の医療用具は，輸液ポンプ使用時などチューブに大きな負荷がかかる場合，チューブの潰れによる閉塞や引っぱりによる破断などの不具合を生じにくく，国内外の医療現場で広く使用されています．

　しかし，インスリンなどの薬剤は，PVC製輸液ラインを使用することで，ラインに吸着してしまいます．また，ニトログリセリン製剤などは，PVCに添加されている薬剤に溶け込む（溶出）現象が生じる場合もあります．このような場合は，**PVCフリー（PVC不使用，図6）の輸液ラインを使用**しなければなりません．

②化学的変化

　薬剤には，アルカリ性と酸性の薬剤が存在します．アルカリ性と酸性を混合すると，「酸-塩基反応」が生じます（中学高校の理科化学で習いましたね）．その結果，白濁，混濁，沈殿が生じます．

　とくにpH3.0以下の強酸性や，pH9～12付近の強アルカリ性の注射薬と混合する場合は注意が必要です．混合するときは，pHの低い順に混注しましょう．

　また，光によって配合変化を引き起こす場合もあります．とくに，**病室の窓側の光（紫外線）が差し込む場所では，ビタミン製剤（A，B_2，B_{12}，K），カリウム製剤は含量が低下するため，遮光カバーを使用**します．

2）なぜ配合変化が起こるの？

　注射薬は，本来単独で投与するように製造されており，薬剤の効果が安定するように，主薬（有効成分）と添加剤（溶解薬，pH調整薬，安定化薬，防腐剤）から成り立っています．配合変化が起こる原因としては，①主薬－主薬，②主薬－添加剤，③添加剤－添加剤の3つの原因から生じます[1]．

　配合変化が起きる薬剤かどうか確認してから薬剤を混注しましょう．

（合原則隆）

> **ポイント！**
> 薬剤混合時は
> pHの低い順に混注

できるナースからのアドバイス

配合変化が生じる薬剤は，ルート管理にも気をつけましょう．身近な薬剤もたくさんあります．いつも扱う薬剤も，もしかしたら「危険な薬」かもしれません．注意してみてみましょう．
筆者の施設では，薬剤師が単独投与を行うべき薬剤や，混合しても問題ない薬剤についてのリストを作成しており，作成時，投与時に活用しています．

引用・参考文献
1) 赤瀬朋秀，中村均編：根拠からよくわかる注射薬・輸液の配合変化．羊土社，p.25，2010．
2) 荒木博陽編：この薬とあの薬キケン！．エキスパートナース，31(11)，2015．
3) 東京女子医科大学病院社会支援部編：輸液・輸血ワンポイント看護．陽進堂，p.13-14，2014．

NO. 030 ジェネリックとは何か患者に説明する知識を知っておく

ジェネリックの注意点

CLEAR POINT
- ☑ 間違いやすい名前のジェネリックは<mark>一字一句照合</mark>している
- ☑ ジェネリック医薬品の<mark>メリットとデメリット</mark>を知って，<mark>先発医薬品との違い</mark>を患者に説明できる

まずはジェネリックとは何かをおさえる

皆さんはジェネリック医薬品にどのようなイメージをお持ちでしょうか？「安い」「名前がコロコロ変わって覚えるのが大変」などのイメージがあるかもしれません．

ジェネリック医薬品(後発医薬品)とは，「先発医薬品と同一の有効成分を同一量含み，同一経路から投与する製剤で，効能・効果，用法・用量が原則的に同一であり，先発医薬品と同等の臨床効果・作用が得られる医薬品」とされています．

2005年9月以降に承認申請されたジェネリック医薬品は，「**有効成分の一般的名称＋剤形＋含量＋会社名**」で登録されています．ジェネリック医薬品の名前は長く似通っており，取り違いが発生するリスクも高いです．

ジェネリック医薬品の調べ方

医薬品はいくつもの名前があるため，「これ何の薬だっけ？」と感じることも少なくないでしょう．夜間・休日の緊急入院時は鑑別してくれる薬剤師がいないこともあるでしょう．

近年はジェネリック医薬品が急速に普及しており，電子カルテ上でジェネリック医薬品名に加えて先発医薬品名が記載されていることがあります．また，医薬品情報(DI)を検索できる病院もあります．

先発医薬品とジェネリック医薬品の違い

1) メリットとデメリット

薬剤指導は薬剤師がしますが，看護師もジェネリック医薬品について説明を求められることがあります．**先発医薬品とジェネリック医薬品の決定的な違いは，薬価(価格)です**．ジェネリック医薬品に切り替えることで患者の医療費軽減につながり，病院も医薬品にかかる費用を抑えることができます．

また，ジェネリック医薬品と先発医薬品では，添加物や製造工程に

> **できるナースからのアドバイス**
> ジェネリック医薬品も先発医薬品も，薬に変わりはありません．つまり，特別に身構える必要はないのです．今一度，誤薬防止の6R(p.80参照)を再確認し，正しい記録：Right Recordを加えた7Rを徹底しましょう．

> **できるナースからのアドバイス**
> 「このジェネリック医薬品は何の先発医薬品と同じなのか」を調べるには，患者に渡されている薬の説明用紙，お薬手帳を見るとすぐに調べられます．

DI：drug information, 医薬品情報

表1　看護師経験年数レベル別患者説明

レベル	説明例	補足
①1年目レベル	「カルボシステインはムコダイン®のジェネリック医薬品です」	ジェネリック医薬品が広く普及しているため，納得する患者もいるでしょう．
②2年目レベル	①＋「ムコダイン®と同じ有効成分が同じ量入っている薬です」	添加物や製造方法が異なる場合があり，まったく同じ薬とはいえません．
③3年目レベル	①＋②＋「薬がジェネリック医薬品に変わって，体調に変化があればすぐに教えてください」	添加物などの違いから，先発医薬品では生じなかった副作用が生じることがあるため，注意喚起が必要です．

違いがある場合があります．ジェネリック医薬品ではこのメリットとして，苦さを抑えるためのコーティングが施された錠剤や，溶解液に溶けやすい注射薬など，工夫が施されているものがあります．デメリットとしては，先発医薬品では問題なかった他薬剤との組み合わせが問題となることがあるため，可能性は低いものの新たに副作用の出現がないか，注射薬の配合変化が生じないか注意する必要があります．

2）実際に説明してみよう

使用し続けていた薬剤名や規格を事細かに覚えている患者もおり，「入院前に飲んでいた薬と同じものを出すって言われたのに，ムコダイン®がなくなってカルボシステインという薬が増えている」などの問い合わせもあります．表1に，レベル別説明の例を示します．

全部ジェネリックで欲しいといわれたら？

主に外来で遭遇するケースですが，ジェネリック医薬品は安いため，すべての処方薬をジェネリック医薬品で欲しいという患者もいます．しかし，すべての医薬品にジェネリック医薬品があるわけではなく，**病院や調剤薬局によっても，取り扱っている種類や名称が異なるため限界があります**．加えて，医師がジェネリック医薬品への変更を許可していない場合や，変更のルールにより，変更できない場合があることを説明する必要があります．

病棟内のことだけではなく，外来や制度のことまで理解できたあなたは，もうできるナースですね．

（篠田純平）

できるナースからのアドバイス

「セフメタゾールナトリウム」「セファゾリンナトリウム」「セフトリアキソンナトリウム」「セフェピム塩酸塩」「セフカペンピボキシル塩酸塩」，これらは抗菌薬の一部ですが，二文字目までは同じ「セフ」で，終わりは同じ「ナトリウム」や「塩酸塩」です．このように，前から読んでも，後ろから読んでも間違えやすいため，一字一句照合する必要があります．

知っておこう

オーソライズジェネリックという系統の医薬品もあります．これは，先発医薬品の製造方法を正式に買い取って製造されているジェネリック医薬品であり，より先発医薬品に近いものです．

ジェネリック医薬品の中には，先発医薬品と同じ効果・効能を取得していないものもあり，患者が感じる「効き」にも違いが生じることがあります．

引用・参考文献

1）厚生労働省：ジェネリック医薬品への疑問に答えます〜ジェネリック医薬品Q&A〜，2012．
　http://www.mhlw.go.jp/bunya/iryou/kouhatu-iyaku/dl/02_120713.pdf（2016年3月閲覧）
2）田原雅子：ジェネリック医薬品の患者への説明のポイント．薬局，55(11)：2911-2916，2004．
3）日医工医業経営研究所：くすりの話とジェネリック2013年版．2013．
　http://www.nichiiko.co.jp/stu-ge/phplib/s_getdoc_mpi.php?member=&filepath=20130829kusurinohanashiGE2013.pdf（2016年3月閲覧）
4）日医工医業経営研究所：後発医薬品への変更ルール，2015．
　http://www.nichiiko.co.jp/stu-ge/phplib/s_getdoc_mpi.php?member=&filepath=396GEhenkou-rule.pdf（2016年3月閲覧）
5）日本看護協会：医療安全推進のための標準テキスト，2013．
　https://www.nurse.or.jp/nursing/practice/anzen/pdf/2013/text.pdf（2016年3月閲覧）
6）日本版オレンジブック研究会：オレンジブック総合版ホームページ，2016．
　http://www.jp-orangebook.gr.jp/（3月閲覧）
7）厚生労働省：薬食審査発第0922001号，2005．
　http://www.rsihata.com/updateguidance/092205YSS0922001A.pdf（2016年3月閲覧）

NO.031 安全管理の面から抗がん薬の取り扱いを知っておく

がん化学療法のトラブル対応

CLEAR POINT

- ☑ 過敏症やインフュージョンリアクションに注意して観察している
- ☑ 抗がん薬の血管外漏出の鑑別や対策ができる
- ☑ 抗がん薬曝露の予防対策ができる

抗がん薬治療は細胞毒性を利用した治療であり，看護師は投与に伴う特殊なトラブルに対処するスキルが求められます．

過敏症とインフュージョンリアクション

1）致死的な場合もあるトラブル

過敏症とは，異物に対する生体防御反応が過剰もしくは不適切に発現して生じる症状の総称です．抗がん薬による過敏症の中でも症状が激しく即時的なものはアナフィラキシーとよばれ，致死的な場合もあり注意が必要です．

インフュージョンリアクション（輸注反応）とは，分子標的薬の投与開始から24時間以内に発現する副作用の総称です．アレルギー反応に類似していますが，「発熱」は特徴的な症状です．発現機序にサイトカインの関与が考えられています．

2）過敏症・インフュージョンリアクションの早期発見対策（図1）

①起こしやすい薬剤と発現の特徴を把握しておく

薬剤により発現やリスクに特徴があります（表1）．タキサン系はとくに初回（〜2回目）投与開始後10分以内に発現リスクが高く，プラチナ製剤は投与回数を重ねるごとに発現リスクが高くなるなど，薬剤により発現のタイミングが違うことを知っておくことは重要です．

インフュージョンリアクションは，初回投与時に発症しやすく，投与回数を重ねると発現頻度は下がります．注入速度が発現に影響を及ぼし，とくに速度を上げた直後から30分以内で注意が必要です．

②些細な感覚の変化を患者に発信してもらう

客観的症状の確認はもちろんのこと，「ムカムカする」や「何か変」といった患者の自覚症状が早期発見につながります．投与前に，代表的な前駆症状を患者に伝え，些細な変化であっても，すぐに発信することが重要だと患者に伝えておきます．

③投与開始初期はとくに注意する

多くの場合，投与直後〜2時間以内の発現リスクが高いです．過敏症では発現が早いほど重症のため，とくに注意します．

抗がん薬は，劇薬や毒薬に属するものもあります．取り扱いや曝露に注意してください！

図1　過敏症・インフュージョンリアクションの早期発見対策

投与前 → 投与中

発現リスクのアセスメント
- どの薬でいつ生じやすいか知っておく
- 何回目の投与か
- 投与速度は？
- 前投薬の有無
- アレルギー歴の有無
- 過敏症・インフュージョンリアクションの既往の有無

患者への説明
- 過敏症・インフュージョンリアクションの前駆症状を説明する
- 些細な感覚の変化でも医療者に伝えるように依頼する

前駆症状
- 悪心・咳・くしゃみ
- 鼻づまり・咽頭違和感
- 皮膚の発赤・瘙痒　など

症状の観察
- 確実な前投薬の投与
- 投与速度の厳守
- とくに投与開始後10分間は確実に患者の症状を観察する

表1　過敏症・インフュージョンリアクションが発現しやすい薬剤

	薬剤	発現しやすい投与回数	投与開始からの発現時間	症状
アレルギー反応	【タキサン系製剤】パクリタキセル（タキソール®）ドセタキセル（タキソテール®）	初回投与時〜2回目	とくに投与後10分以内に多い　※投与開始〜数時間以内の発現もあり	【自覚症状】瘙痒感，胸痛，咽頭違和感，呼吸困難感，悪心，悪寒，痺れ，「何か変」【他覚症状】蕁麻疹，顔面紅潮，口唇浮腫，喘鳴，血圧低下，チアノーゼ
	【プラチナ製剤】カルボプラチン（パラプラチン®）オキサリプラチン（エルプラット®）	6〜8回目以降	投与後30分以降に発現することもあり	
インフュージョンリアクション	【分子標的薬】リツキシマブ（リツキサン®）トラスツズマブ（ハーセプチン®）セツキシマブ（アービタックス®）	初回投与時に多い　回数を重ねると症状が軽減	投与開始後24時間以内	悪寒，発熱，頭痛など

3）過敏症・インフュージョンリアクションの症状を発見したら

　基本は，①薬剤投与の中止（留置針は抜かない！），②患者のそばを離れず応援要請&医師に報告，③バイタルサイン測定と救急カートの準備，です．投与中止と補液の指示があったら，④三方活栓より患者側を吸引・逆血させて針とルート内の薬剤を除去，⑤三方活栓から新しい輸液セットに交換して指示された補液を開始します．

抗がん薬の血管外漏出

　血管トラブル（表2）の中でも，血管外漏出は薬剤の確実な投与ができないだけでなく，組織障害から機能障害に至ることもあり，避けなければなりません．

ポイント！

血管外漏出時の対応
- 血管外漏出時は
  ① ただちに投与中止，医師に報告
  ▼
  ② 留置針抜去時，薬液と血液吸引
  ▼
  ③ ステロイド，冷罨法など対処
  ▼
  ④ 継続的な観察

図2 血管外漏出の予防対策

穿刺・投与前 → 投与中

漏出リスクのアセスメント
〈血管の脆弱性〉
- 加齢・糖尿病
- 複数回の化学療法歴など
- 過去の血管外漏出歴

〈薬剤の組織侵襲度〉
- 血管外漏出時の被害予測

〈投与方法〉
- 多い投与法
- 早い投与速度

〈コミュニケーションの取りづらさ〉
- 小児
- 意識障害患者

〈穿刺部位〉

穿刺部位の厳選
- 第一選択は前腕(手背や正中は神経や腱が集中しており、漏出時の機能障害のリスクが大きい)

〈避ける部位〉
- 抗がん薬投与前の採血部位の末梢側
- 24時間以上経過した末梢静脈ライン
- 関節付近
- 利き手側上肢
- 複数回の穿刺部位
- 腋窩リンパ節郭清側上肢
- 放射線照射側上肢など

患者への説明
- 血管トラブルの徴候を説明する
- 些細な感覚の変化でも医療者に伝えるように依頼する

血管トラブルの鑑別
〈逆血の確認〉
- なければ血管外漏出を強く疑う

〈滴下速度の減少〉
- 血管外漏出を強く疑う

〈腫脹の有無〉
- 静脈炎やフレア反応では腫脹は少ない

〈疼痛の有無〉
- フレア反応で痛みはなく瘙痒感が多い
- 刺入部の灼熱痛では血管外漏出を強く疑う

表2 抗がん薬投与中の血管トラブル

	フレア反応	血管刺激・静脈炎	血管外漏出
原因	血管周囲のアレルギー反応	薬剤のpH・濃度・血管刺激	漏出した薬剤の皮下への浸潤
自覚症状	疼痛はあまりない 主にかゆみ	うずくような痛み しめつけ感	灼熱痛、疼痛
皮膚症状	静脈に沿って紅斑や線状の発赤疹	静脈に沿って発赤	発赤・紅斑・しばしば腫脹
逆血	あり	あり	なし、もしくは、あってもわずか
経過	通常30～90分でおさまる	温罨法による血管拡張で軽減することが多い	起壊死性薬剤の場合、皮下組織の壊死

フレア反応は痛みを伴わない局所のアレルギー反応で、通常30分以内で軽減する

文献5, 6)を参考に作成

1) 血管外漏出の予防対策(図2)

①漏れるリスク、漏れたときのリスクをアセスメントする

穿刺前にリスクアセスメントをします。血管が脆弱(高齢、複数回の化学療法患者など)、コミュニケーションがとりづらい(小児、意識障害患者)などは漏出のハイリスク群です。そして起壊死性抗がん薬は漏出時のハイリスク薬剤です。

②漏出リスクの最小の穿刺部位を選択する

関節付近、利き手側、リンパ浮腫のある上肢、また、採血や静脈確保ですでに1回穿刺した血管の末梢側、24時間以上経過した末梢静脈留置部位は漏出のハイリスク部位であり、できるだけ避けましょう。

できるナースからのアドバイス

血管外漏出を体験した患者は身体的苦痛だけでなく、医療処置によって被害を受けたと心理的苦痛を受けています。患者の質問や訴えに誠実に対応しましょう。

表3 抗がん薬の職業性曝露による健康への有害な影響

急性症状	
過敏症状	喘息発作,皮疹・眼の刺激など
皮膚・粘膜反応	皮膚刺激,接触性皮膚炎,咽頭痛,脱毛など
消化器症状	食欲不振,悪心,嘔吐,下痢,便秘など
循環器症状	息切れ,不整脈,末梢浮腫,胸痛,高血圧など
呼吸器症状	咳嗽,呼吸困難など
神経症状	頭痛,めまい,不眠,意識消失など
長期的な影響	
悪性腫瘍 生殖への影響	白血病,非ホジキンリンパ腫,膀胱がん,肝臓がんなど 不妊症,妊娠までの期間延長,早産,低出生体重,子宮外妊娠,自然流産,流産,死産,子どもの学習障害

文献7)より引用

表4 抗がん薬の職業性曝露の機会

業務内容	曝露経路	
調製・与薬準備 運搬・保管 与薬(点滴・注射・内服など) こぼれた薬剤の処理 付着物の廃棄 排泄物の取り扱い リネン類の取り扱い 在宅における看護	吸入 経皮 経口 注入	エアゾルの吸入 皮膚への付着,眼への飛び散り,便・尿・吐物への接触,薬剤付着リネン類への接触 薬剤の付着した手からの経口摂取 針刺し

文献3)より引用

③感覚の変化を患者に発信してもらう

局所の自覚症状の変化は,早期発見に欠かせません.投与前に,起こりうる血管トラブルと具体的な徴候を説明し,わずかな感覚の変化であっても医療者に発信することが重要だと患者に伝えておきます.

④血管トラブルを鑑別する

血管外漏出との鑑別として重要なものは逆血の消失,点滴滴下速度の減少です.刺入部周囲に限局した灼熱痛や腫脹も鑑別の重要項目です(表2).

疼痛があれば,静脈炎か血管外漏出を疑います.静脈炎は薬剤の血管刺激性(pHや浸透圧など)と血管の状態(血管が細いなど)の相互関係で生じ,血管に沿って症状がみられます.

2) 血管外漏出時の対処

基本は,①ただちに投与を中止し医師に報告,②留置針抜去時は漏出部の薬液と血液を吸引,③すみやかな対処開始(ステロイド,冷罨法),④継続的な局所組織の観察,です.起壊死性抗がん薬の漏出や起炎症性抗がん薬の大量漏出の場合は,ステロイドの局注や軟膏

塗布が有効といわれています．

冷罨法は，局所の血管収縮により漏出した抗がん薬の局在化と抗がん薬の破壊的効果の不活化を目的に行います．しかし，ビンブラスチン（エクザール®）やビンクリスチン（オンコビン®）は冷却すると潰瘍形成を促進，またオキサリプラチン（エルプラット®）は冷却で末梢神経障害を惹起するため，禁忌です．

抗がん薬の職業性曝露に注意

1）抗がん薬はHazardous Drugs（HD）！

Hazardous Drugsは，発がん性，催奇性，生殖毒性，低用量での臓器毒性，遺伝毒性，を持つ薬剤[1]をさし，抗がん薬はその代表です．抗がん薬の曝露による健康被害はさまざまであり（表3），抗がん薬を取り扱う看護師の染色体異常，流産発生率の増加，急性症状の発症などの報告もされています．

2）高い曝露リスクと不十分な予防策の現状

抗がん薬の曝露は，調製・投与時だけでなく，患者ケア時や環境汚染など多くの看護場面で起こります（表4）．しかしながら，薬剤師に比べて，看護師は防護具の使用率が低いこともわかっており[2]，看護師は抗がん薬曝露予防に関する知識，危機意識，予防スキルが不足しているといえます．

3）曝露予防のポイント

①汚染箇所，曝露経路を知り適切な個人防護具を装着する

調製時や投与時，こぼれた後の処理などは，曝露のハイリスク業務です．グローブだけでなく，ガウン，ゴーグル，マスクで曝露経路を絶つことが必要です．

また，輸液ポンプの前面，輸液スタンドの下などは抗がん薬で汚染している可能性があり，同様の注意を要します．

②排泄物・吐物の取り扱い

多くの抗がん薬は，排泄後も活性代謝物として薬効を持ち続けます．投与後48時間以内に大半が排泄されるため，とくに注意します．

排泄は可能な限りトイレで行い，蓄尿は体重測定などで代用できれば最小限にします．吐物は密閉して感染性廃棄物に，排泄物・吐物で汚染されたリネンは，ビニールで密閉しほかのリネンと分け単独での予洗が必要です．

③曝露してしまったら

基本は，汚染部位を石けんと流水で洗浄，眼球粘膜は15分洗浄します．施設のガイドラインに沿ってすみやかに受診しましょう．

（瀧口千枝）

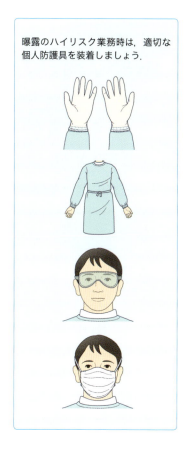

曝露のハイリスク業務時は，適切な個人防護具を装着しましょう．

引用・参考文献

1) NIOSH Alert：Preventing Occupational Exposures to Antineoplastic and Other Hazardous Drugs in Health Care Settings. No. 2004-2165, 2004.
2) 藤田優美子，堀里子，佐藤宏樹ほか：病院における看護師の抗がん剤注射剤の取扱いに関する実態調査．医療薬学，41(5)：328-341, 2015.
3) 児玉佳之：がん化学療法におけるメディカルスタッフの職業性曝露とその予防について．http://www.halyardhealthcare.com/media/12279393/knowledge_communication_s_vol1.pdf（2016年3月閲覧）
4) 国立研究開発法人国立がん研究センターがん対策情報センター．http://www.ncc.go.jp/jp/cis/
5) 辻晃仁：はじめてのがん化学療法看護．メディカ出版，p.90, 2016.
6) 中川靖章：抗がん剤の外来治療と注意点 安全管理の重要点．医学のあゆみ，246(9)：607-612, 2013.
7) 日本がん看護学会・日本臨床腫瘍学会・日本臨床腫瘍薬学会：がん薬物療法における曝露予防対策ガイドライン 2015年版．金原出版，p.16, 2015.

NO. 032 麻薬の取り扱いルールについて，病棟で困らないための基礎知識を知っておく

麻薬の取り扱い，受領方法

CLEAR POINT
- ☑ **処方箋の記載やチェックリスト**などで漏れなく受領できる
- ☑ 疼痛スケールを使用して効果判定ができる
- ☑ 法律に則って**麻薬保管や残薬管理**ができる

薬物を安全に取り扱うためには，法律に従った安全な管理が必要です．ふだん私たちの業務の中に，気軽に捨ててはいけないゴミが存在します．針や注射器もそうですが，その1つに麻薬に関連するものが含まれます．

麻薬の管理は固定された金庫で

手提げ金庫，スチール製のロッカーではなく，麻薬専用の固定された金庫，または容易に移動できない金庫で，施錠設備があるもので管理しなければなりません．鍵がかかるからといって，事務机の引き出しではだめです．

保管庫には，麻薬のほか覚せい剤を一緒に保管することはできますが，それ以外の医薬品や帳簿などは保管することはできません（麻向法第33条，34条）．

残薬処理は処方箋に明記して薬剤師に

麻薬注射の場合は，施用した量を処方箋に明記して，残量は使用後アンプルを添えて返品します．内服薬や外用麻薬の場合は，残数を処方箋に明記して残りを返却します．
必ず看護師から薬剤師に直接手渡ししましょう．

廃棄時・紛失時は都道府県知事に届出書を

看護師が廃棄することはないと思いますが，廃棄する場合は，届出書を都道府県知事に提出して，麻薬取締員などの立ち会いのもとで処理されます．

万一，紛失や盗取，破損，流出などの事故が発生した場合も，都道府県知事に事故届けを提出する必要があります（届出書はホームページからダウンロードできます）．

> **知っておこう**
> 麻薬及び向精神薬取締法（以下，麻向法）は，麻薬濫用による保健衛生上の危害を防止し，一方で有益性を活用するため，施用などについて定められた法律です．医療用麻薬であるモルヒネ，オキシコドン，フェンタニル，コデイン，およびケタミンなどが麻薬として規制されています．

> **できるナースからのアドバイス**
> 麻薬使用時には，チェックリストなどを使用し，漏れのない処方・管理を心がけましょう．麻薬施用者免許の有効期限は，2年に1度1月11日に更新されます．免許番号が変更になるので，正月の勤務で困ることもあり，注意が必要です．

処方の際の注意点

1) 処方箋の記載

麻薬処方箋には，麻薬施用者自身が次の事項を記載する必要があります．

①患者の氏名，年齢(または生年月日)
②患者の住所
③麻薬の品名，分量，用法，容量(投薬日数を含む)
④処方箋の使用期間(有効期間)
⑤処方箋発行年月日
⑥麻薬施用者の記名押印又は署名，免許番号
⑦麻薬診療施設の名称，所在地

ただし，院内処方箋の場合は，上記の②，④，⑦の事項を省略することができます．

2) 疼痛スケールで評価

使用時には，疼痛評価のスケールを使用して評価しましょう．疼痛評価のスケールは，NRS，VASがあります(p.75)．自己申告できない場合にはBPS，CPOTなどが，日本版・集中治療室における成人重症患者に対する痛み・不穏・せん妄管理のための臨床ガイドラインで推奨されています．

患者に渡す場合の注意点

処方開始・変更時には，医師から治療方針を患者や家族に説明してもらいます．

そのつど持参して与薬・注射をします．本人であることを確認し，手渡した場合には必ず服薬したか確認します．空アンプルや使用後の貼付剤は，麻薬保管庫に保管します．

与薬した時間・量(AではなくmLでの記載)・方法・貼用した部位(貼付剤の場合)・服用させたのか手渡したのかは経過記録で確認します．効果(疼痛)はスケールを使用して評価し，麻薬の副作用の有無と程度の観察を行います．

麻薬使用時にはチェックリストなどを使用し，漏れのない処方・管理をしましょう(図1)．

麻薬の薬効と副作用

解熱鎮痛を目的とした薬剤は炎症がある部位に作用して炎症を沈めることで効果を発揮しますが，麻薬はオピオイド受容体に拮抗させることで効果を発揮します．

痛みの管理には，WHO方式3段階除痛ラダーが使用されています(p.77参照)．第1段階では，非オピオイド鎮痛薬であるNSAIDsが使用されます(表1)．第2段階では，軽度から中等度の痛みに用いら

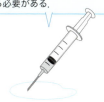

使用前にアンプルを落として割ってしまった場合，注射器で薬液を吸って回収する必要がある．

NRS：numerical rating scale，数値評価スケール　　VAS：visual analogue scale，視覚的アナログスケール
BPS：behavioral pain scale，鎮痛スケール　　CPOT：critical-care pain observation tool

図1 チェックリスト(例)

患者氏名：				男性・女性		
薬品名( )			受取り日時	年	月	日
単位( )			確認者(	) (	)	
年月日	使用時間	使用量	残	サイン(Wチェック)		

表1 がん患者の痛みに用いられる基本薬のリスト

群	基本薬
非オピオイド	アセトアミノフェン，ロキソプロフェンナトリウム水和物，ナプロキセン，ジクロフェナクナトリウム
弱オピオイド	コデインリン酸塩，オキシコドン塩酸塩(少量)，トラマドール塩酸塩
強オピオイド	モルヒネ塩酸塩，フェンタニルクエン酸塩，オキシコドン塩酸塩
神経障害性疼痛治療薬	プレガバリン
中枢性筋弛緩薬	バクロフェン
抗不安薬	ジアゼパム
抗不整脈薬	リドカイン塩酸塩
NMDA受容体拮抗薬	ケタミン塩酸塩
抗うつ薬(鎮痛補助薬)	アモキサピン，アミトリプチリン塩酸塩，イミプラミン塩酸塩
抗けいれん薬(鎮痛補助薬)	カルバマゼピン，クロナゼパム
ステロイド(鎮痛補助薬)	プレドニゾロン，デキサメタゾン，ベタメタゾン

れるコデインなどを使用します．第1段階で使用した薬剤の併用も効果が期待できます．第3段階では，中等度から高度の痛みに用いられるモルヒネやオキシコドンなどを使用します．ここでも非オピオイド鎮痛薬の併用も効果が期待できます．

どの段階においても，疼痛時のみの頓用方式ではなく，一定の使用間隔で投与を行います．悪心，嘔吐や便秘などの副作用対策も重要です．

(今井竜太郎)

引用・参考文献
1) 厚生労働省医薬食品局 監視指導・麻薬対策課：医療用麻薬適正使用ガイダンス がん治療における医療用麻薬の使用と管理のガイダンス．平成24年3月．
2) 厚生労働省医薬食品局 監視指導・麻薬対策課：病院・診療所における麻薬管理マニュアル．平成23年4月．
3) 林章敏編著：がん看護セレクション がん疼痛マネジメント．学研メディカル秀潤社，2012．
4) 武田文和訳：がんの痛みからの解放 第2版．金原出版，1996．

NSAIDs：non-steroidal anti-inflammatory drugs，非ステロイド性抗炎症薬

NO. 033 検査値のスマートな把握の仕方を知っておく

検査値の基準値

CLEAR POINT

- ☑ 病棟でよくみる検査項目を知っている
- ☑ 基準値を参照できるツールを活用している
- ☑ パニック値をみたらすぐに報告できる

　基準値とは，ある集団において全体の95％が入る範囲の値で，だいたいこの範囲なら問題ないとしている値です．しかし，残りの5％が必ずしも異常(疾患と診断される)とは限りません．そのため，「正常値」ではなく「基準値」という表現が用いられます．

> **ポイント！**
> 基準値は検査結果に併記されている場合もある

基準値内か，上回っているのか，下回っているのか

　すべての検査項目の基準値を覚えるのは困難です．しかし，残念ながら臨床ではゆっくり調べている時間はありません．

　そこで，**手っ取り早いのは検査結果を見ることです**．多くの検査結果の用紙や電子カルテ画面では，基準値を上回るものの横に「H」や「↑」が記載されるか赤字で示されています．また，基準値を下回るものの横には「L」や「↓」が記載されているか青字で示されています．

　これだけでは基準値を逸脱しているか逸脱していないかしかわかりませんが，**基準値も検査結果に記載**されています．電子カルテも**検査結果照会画面に記載**されていたり，「**基準値」キーを押すと表示**されます．

　この基準値と検査結果を比較することで，どのくらい基準値を上回っているか，下回っているかがわかります．

パニック値はすぐに報告

　検査結果が基準値から外れている場合，何かしらの異常が生じている可能性が高いです．その中で，**基準値を大幅に外れ，生命危機を意味する値をパニック値といいます**．

　パニック値は，項目により，病院により異なります．病院によっては，パニック値が検出された時点で検査部から病棟に電話がかけられるなど，通常とは異なる方法で連絡が入ることがあります．そのような場合，すぐに医師へ報告しましょう(表1)．

　また，すでに異常値が検出され，積極的な治療が行われているにも

> **ポイント！**
> パニック値はすぐに報告！

表1　事象と報告の緊急度

報告形態	事象	例
緊急報告	パニック値	初回，もしくは急にKが8.0mEq/Lであった
	積極的な治療の効果がみられない	貧血に対して輸血を開始したが，輸血後のHbに変化がない，もしくはさらに低下した
通常報告	長期的な経過で変化がない	人工透析を導入している患者のCrが3.00mg/dLであった
	治療域	ワルファリンカリウムを服用している患者のPT-INRが2.0であった

かかわらず，**検査結果に改善がみられない，もしくは悪化している場合もすぐに報告**します．一方で，基準値を外れていても急いで報告しなくてもよい場合があります．たとえば，慢性疾患の場合で慢性的に基準値を外れている場合です．

> **知っておこう**
> 薬剤を使用し，その効果で基準値を外れるものの，治療上ほどよい値となっている場合があります．これを治療域といいます．

病棟でよくみる項目をおさえる

3年目にもなってくると，病棟で多くみる検査項目がわかってきます．循環器病棟であればCKやBNPなど，消化器病棟であればASTやALTなどと，科別・疾患別によくみる検査項目があります（**表2**）．

これら検査項目は，カンファレンスや医師との会話でもよく出てくるので，覚えておくとよいでしょう．

検査結果から患者の状態を把握する

検査結果は，経時的にみることで，状態の改善・悪化，治療の効果をより詳細に把握することができます．そのため，疾患や治療によって検査結果がどのように変化するかを知っておくとアセスメントが深まります．

残念ながら，すべての医師がリアルタイムに検査結果を確認しているわけではなく，ナースから報告を受けて初めて治療が開始・変更になることもしばしばです．しかし，検査結果にばかり目を向けていては「木を見て森を見ず」なナースになってしまいます．これは「プチドクター」に向かう危険なサインです．患者の訴えやフィジカルアセスメントによって全体像をとらえ，看護に検査結果を活用しましょう．

（篠田純平）

> **できるナースからのアドバイス**
> ポケット版の本を携帯するのもよいです．検査結果には項目と結果しか記載されていないのに対し，本には，何の検査なのか，基準値を上回って/下回っていたらどのようなことが考えられるのかまですぐに調べることができます．ただし，検査項目によっては検査方法が異なり，基準値も異なる場合があるため，注意が必要です．

引用・参考文献

1) 下正宗ほか：エビデンスに基づく検査データ活用マニュアル　第2版（下正宗）．学研メディカル秀潤社，2013．
2) 金井正光監：臨床検査法提要，第33版（奥村伸生ほか編），金原出版，2010．

表2 主な検査項目と基準値

	検査項目	基準値		検査項目	基準値
基本項目(血球・電解質・炎症反応)	WBC	3,900〜9,800μL	血液ガス分析(呼吸系・代謝系)	pH	7.35〜7.45
	RBC	(男)427万〜570万/μL		PaCO2	35〜45mmHg
		(女)376万〜500万/μ		PaO2	80〜100mmHg
	Hb	(男)13.5〜17.6g/dL		HCO3⁻	22〜26mmol/L
		(女)11.3〜15.2g/dL		BE	−2.0〜＋2.0
	Ht	(男)39.8〜51.8%		SaO2	94〜99%
		(女)33.4〜44.9%		Lactate	4.0〜16.0mg/dL
	PLT	13万〜37万/μL	循環器系	CK	(男)40〜200U/L
	Na	135〜148mEq/L			(女)40〜165U/L
	Cl	100〜108mEq/L		CK-MB	≦5.0ng/mL
	K	3.5〜4.8mEq/L		H-FABP	≦6.2ng/mL
	Ca	8.7〜10.3mEq/L		トロポニンT	≦0.014ng/mL
	CRP	≦0.1mg/dL		トロポニンI	≦0.040ng/mL
栄養系	TP	6.7〜8.3g/dL		BNP	≦20pg/mL
	Alb	4.2〜5.1g/dL	消化器系	AST	10〜40IU/L
	A/G比	1.3〜2.0		ALT	5〜42IU/L
凝固・線溶系	PT秒	10〜12秒		LDH	120〜240IU/L
	PT活性%	80〜130%		γ-GTP	(男)10〜80IU/L
	PT-INR	0.85〜1.15			(女)10〜40IU/L
	APTT	25〜38秒		ALP	110〜350U/L
	D-dimer	≦1.0ng/mL		T-Bil	0.60〜1.10mg/dL
	FDP	≦5.0μg/mL		NH3	12〜66μg/dL
	FIB	150〜400mg/dL		AMY	35〜125U/L
糖系	Glucose	70〜109mg/dL	腎系	BUN	8.0〜20.0mg/dL
	HbA1c	≦5.5%		Cr	0.60〜1.10mg/dL
				CCr	(男)90〜120mL/分
					(女)80〜110mL/分
				UA	(男)3.0〜7.0mg/dL
					(女)2.4〜7.0mg/dL

NO.034 検査を円滑に行う検査出し

検査の説明，前処置から検査後のケアまでを知っておく

CLEAR POINT

- 前処置・前投薬があるか確認し，確実に行うことができる
- 造影剤使用は，腎機能障害の有無，アレルギーの有無など検査前後でモニタリングしている

検査前のケア

1) 十分な説明

まずは患者氏名を確認します．そして何にもまして大事なのは，検査の内容とその合併症・副作用についての十分な説明です．

検査の中には，内視鏡検査など患者にとって苦痛を伴う検査もあり，検査のリスク・ベネフィットを十分説明し理解を得る必要があります．そのうえで，検査をスムーズに，そしてリラックスして受けてもらいます．

2) 前処置として絶食を要する検査

絶食に伴い困るのが，検査当日の内服薬です．心臓病薬・降圧薬などは欠かせないので，検査2時間前までに水・茶で内服するよう伝えてください（牛乳やジュースは避ける）．糖尿病薬・インスリンは，検査の時間帯，糖尿病の状態（1型・2型，インスリンの種類・投与回数，血糖のコントロール状態），検査後食事の有無などにより変わるので，主治医に指示を仰ぎましょう．

3) 生検を要する検査

生検をする場合にいちばん気を使うのは，出血傾向の有無です．とくに内視鏡検査での生検では止血操作は非常に困難です．心疾患・脳血管障害を有する患者の場合，抗血小板薬・抗凝固薬を内服していることがあるので，検査前に把握しておく必要があります（他院でもらっている内服薬は盲点になりやすく要注意）．

抗血小板薬・抗凝固薬は，生検する際には中止する必要があります（緊急時は除く）．中止期間は薬剤により異なるので，**表1**を参照してください．

ただし中止する際は，心疾患や脳血管障害のリスクがあるため，必ず主治医に確認をとります．内服薬以外に，血小板の低下など，出血傾向の有無について検索を行い，出血のリスクがある患者の場合，その情報を共通理解しておきましょう．

4) 前処置・前投薬を要する検査

まずは前処置や前投薬があるか確認します．指示は確実に実行し，検査出しの際，検査室看護師などにきちんと報告します．決められた

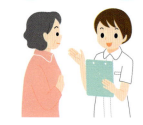

検査の前に十分説明し，患者の理解を得よう．

できるナースからのアドバイス

検査時，機器の過熱予防のため，室温を低く設定している場合があります．患者が寒く感じ，震えなどから検査に支障をきたす可能性があるので，検査室への移送時や検査室の特徴を把握し，必要に応じ検査・移送時は保温に努めます．

表1 抗血小板薬・抗凝固薬の中止期間の目安

商品名	一般名	薬効	中止期間
バイアスピリン バファリン	アスピリン	血小板凝集抑制	7日以上
パナルジン	チクロピジン塩酸塩	血小板凝集抑制	10～14日間
プレタール	シロスタゾール	血小板凝集抑制	3～4日間
エパデール	イコサペント酸エチル	血小板凝集抑制	7日以上
オパルモン	リマプロストアルファデクス	血小板凝集抑制	24時間
プロサイリン ドルナー	ベラプロストナトリウム	血小板凝集抑制	24時間
ペルサンチン	ジピリダモール	血小板凝集抑制	24時間
アンプラーグ	サルポグレラート塩酸塩	血小板凝集抑制	24時間
ワーファリン	ワルファリンカリウム	抗凝固薬	4～5日間

※ワーファリンを内服していた場合，上・下部内視鏡検査の場合，PT-INRが1.5以下であることを確認してから処置を行うほうがよい

時間に，決められた処置ができるようにしましょう．病態により前投薬が使用できない場合もあるので，注意が必要です．

5）造影剤を使用する検査

CTやMRIで造影剤を使用する場合，あらかじめ腎機能障害，造影剤アレルギー，気管支喘息，食べ物・薬物のアレルギーの有無，重症の甲状腺疾患の有無，そして忘れがちな妊娠の有無などについてあらかじめ問診をします．

腎機能障害がある場合，クレアチニンが1.5mg/dL以上のとき，造影剤使用による腎機能悪化の危険性があります．また造影剤使用時は絶食となるため，とくに高齢者では脱水しやすく，検査前から十分な補液を行うなどの対策が必要であり，患者への事前の説明と同意が必要です．

> **ポイント！**
> **MRIの注意点**
> ● MRIでは，心臓ペースメーカ，人工内耳，人工弁，脳動脈クリップ・コイルなど(MRI対応タイプ除く)，眼内鉄(職業歴がヒントになることが多いです)，眉・アイシャドウ，刺青などについて問診を行いましょう．検査に同行する看護師のポケットの中身(PHS・時計・ヘアピン・財布など)には十分注意してください．

検査後のケア

1）食事・飲水の開始

咽頭麻酔を行った場合，咽頭麻酔が切れるのに時間がかかるため，検査後2時間程度は絶飲食とし，うがいもできるだけ避けます．消化管内視鏡検査で生検を行った場合は，刺激のある食事，飲酒，コーヒーなどは，2～3日はなるべく避けるよう説明します．

2）造影剤使用後

消化管造影検査で造影剤を使用した場合，下剤を処方し，水分摂取を促します．一方，ガストログラフィン使用時は，高浸透圧のため

> **知っておこう**
> 腎機能障害があっても，例外として大動脈解離など生命にかかわる疾患の場合，造影CTがどうしても必要なとき，検査後透析覚悟で造影CTを行うこともあるかもしれません．
> 造影剤は完全に排泄されるまで3～4日かかるとされます．残存した造影剤はCT，腹部超音波検査などの妨げとなるので，検査の段取りが大事です．

下痢を引き起こすことがあるので，説明しておきます．

3) 造影CT・MRI後

とくに腎機能の悪い患者の場合，検査後のクレアチニンの変化や尿量の変化に注意する必要があります．必要なら，補液の追加，あるいは一時的透析の必要性など主治医に相談しましょう．

4) 生検後

生検後，出血に留意します．便に混じる少量の出血なら心配はいりませんが，量が多くなかなか止まらない場合，痛みが続く場合は主治医に連絡します．

検査移送前後には，血中酸素飽和度と血圧などが観察できる生体モニターを装着する必要があります．また，呼吸不全，喘息患者，高齢者に対しては十分な注意が必要であり，酸素投与の必要性もあるので，酸素ボンベの残量確認をして持っていきましょう．

検査前後のケアで大切なこと

各種検査は，いつも行うルーチン業務かもしれません．しかし，患者にとっては初めてかもしれませんし，どのような検査でも，心身の負担になるものです．**看護師は患者が受け入れられるよう事前によく説明したり，検査の進行過程に伴って起こりうる心身の負担を最小限にするよう援助します．**

（水口智生）

ポイント！
タッチングの効果
- 検査を受ける患者は，看護師にタッチングやタッチされるほうが，より検査を楽に受けられる[1]といわれ，検査技術が高度化・機械化する中で，患者に手を触れたりする基本的な技術が見直され，注目されてきています．

患者さんに事前によく説明したり，検査の進行過程に伴って起こりうる負担を最小限にする援助をしましょう．

引用・参考文献
1) 加悦美恵, 井上範江：苦痛を伴う検査時の看護師の関わり-話しかける介入と話しかけながらタッチする介入の対比. j.jpn.Acad.Nurs.Sci., 日本看護科学会誌, 27(3): 3-11, 2007.

NO. 035　X線画像，CT画像，MRI画像の有効活用法を知っておく

画像の見方・使い方・活かし方

CLEAR POINT
- X線画像やCT画像の**どこが白く写りどこが黒く写るか**知っている
- 画像から**チューブやカテーテルの位置を確認**できる

　画像というと，医師が診るものと思っていませんか？診断は医師の仕事ですが，看護師が画像を見られると，病態を理解することにより，次にどんな治療と準備が必要か，患者はどんな状況にあるのか，何を行う必要があり，何をしてはいけないのかなどがわかりとても便利です．

　まずは，自分にとって身近な画像の理解をしましょう．これを機に画像に興味を持ち，触れる機会が増えると嬉しいです．

　まずは，誰の，いつ，部位，体位，上下左右，どの方向から撮影，という情報は確認しましょう．

X線画像

　X線フィルムはもともと白く，X線が当たると黒くなります．つまり，X線を透過させた部分は黒く写り，X線が透過しなかったところは白く写ります（図1，表1）．

シルエットサイン陽性と陰性

　図2の○は，辺縁がはっきりとしていません．ここは心臓の境界線なので，心臓の○部分に何かが接しているということを表しています．この部分は，肺の区域ではS4, S5にあたります．つまり，この部分

図1　X線画像

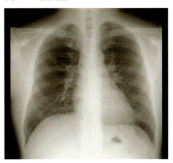

表1　X線画像の写り方

骨	いちばん白く写る
水分	白く写る
空気	いちばん黒く写る
肺	黒っぽく写る （1割が水分（肺胞壁），9割が空気なので）

図2　シルエットサイン

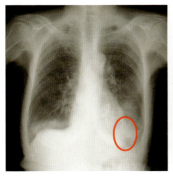 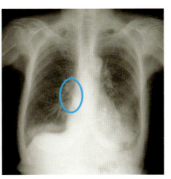

ポイント！

シルエットサインとは？
- 胸部X線画像で，心臓，大動脈，横隔膜など境界陰影が消失する所見をシルエットサインといいます．通常は見える境界線が消失していると，何かがそこに接していると考えられます（つまり貯留物や病巣がある可能性があります）．

図3 気管挿管チューブ

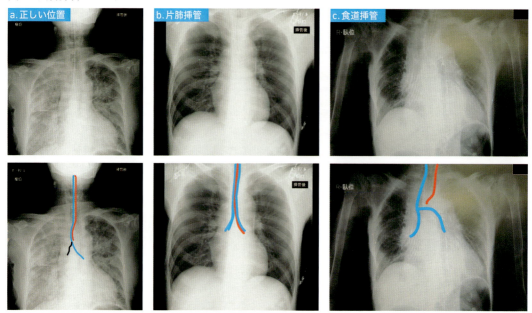

bは治療のために片肺挿管している画像.もし知らずに人工呼吸器につなぐと,左肺に両肺分の負担がかかってしまう.
cは挿管チューブが食道に入っている.このまま加圧すると,人工呼吸が行えないだけでなく,嘔吐や誤嚥のリスクが考えられる.
※下画像は上画像と同じものにマークを入れたもの.

に痰の貯留が考えられるのです.体位ドレナージを検討するのもよいと思います.

一方,〇はシルエットサイン陰性の部分です.辺縁がはっきりしているので,心臓に何も接していないことを意味しています.

チューブ・カテーテルの位置確認

1）気管挿管チューブ

図3-aの青は気管,赤は挿管チューブです.きちんと気管に入っているか,チューブの先端が気管分岐部より2～3cm程度上であることを確認します.2～3cm上で固定するのは,首を屈曲することでチューブが奥に入り込むからです.

図3-bは片肺挿管で,気管分岐部を越えて左側に深く入っています.図3-cは食道挿管で,挿管チューブに押され気管支が右側に変位しています.

2）胃管の確認

通常,気管に入っている場合は横隔膜を越えることはありません.横隔膜より深く入っていると,食道に入っていることがわかります.胃泡音は,胃内ではなく食道内でも聴取できるので,胃内に留置していることを画像で確認する必要があります（図4）.

図4　胃管

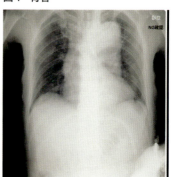

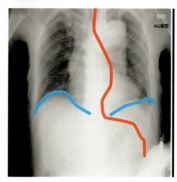

※下画像は上画像と同じものにマークを入れたもの.

3) CVカテーテル

CVカテーテル留置では，ほかの臓器を損傷させることによる気胸，血胸に加え，血腫の有無の観察と，カテーテルの先端の位置の確認が必要です（図5, 6）．カテーテルが大静脈内にあると確認ができても，無理な屈曲がある場合は固定を変える必要があります．

＊

気管チューブやCVカテーテルは医師の手技により留置されるものですが，胃管は看護師により留置されることが多いと思います．胃管の画像を見ることができると，**X線撮影した直後に，きちんと留置できているか自分の目で確認することができます**．胃管が胃内に入らず食道に留置されていると，経管栄養注入の際に，誤嚥のリスクとなります．看護師がX線を見ることができれば，医師が確認する前に再留置を行うこともできます．

気管挿管チューブでは，片肺挿管になっている場合があります．人工呼吸器の設定によっては，片肺にだけ負担がかかりすぎることになり，早めの対応が求められます．ここでは看護師の目が重要となります．

まずはX線で位置確認をきちんと行えることが，できるナースの条件です．

図5　CVカテーテル挿入位置

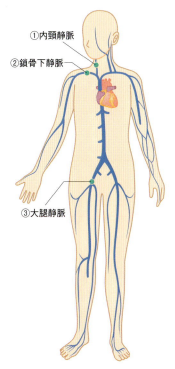

① 内頸静脈
② 鎖骨下静脈
③ 大腿静脈

図6　CVカテーテル挿入

a. 頸静脈

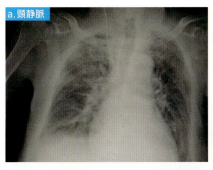
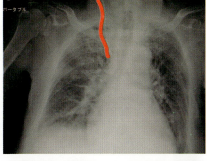

上半身からの挿入では，上大静脈内にあり右心房より頭側に先端が位置する．

b. 鼠径部

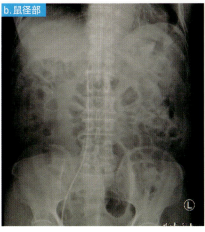
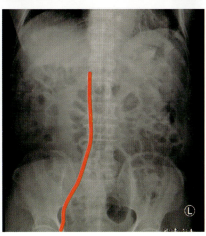

下半身からは下大静脈内であり，右心房より足側での留置が必要．

※右画像は左画像と同じものにマークを入れたもの．

疾患・CT・MRI画像

ここからは，疾患の画像の見方(図7)，CT画像の見方(図8)，MRI画像の見方(図9)を紹介します．これらの画像の結果をケアに活かせるナースになりましょう．

図7　疾患の画像

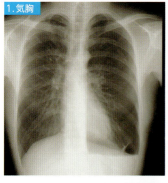
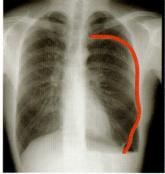

1. 気胸

※右画像は左画像と同じものにマークを入れたもの．

胸腔の肺の外側に空気が存在している状態．空気が抜けて肺がしぼんでいることが確認できる．この患者の自覚症状は，体動時の呼吸苦のみだった．SpO₂低下や左肺呼吸音の減弱もあったと考えられる．

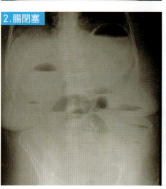
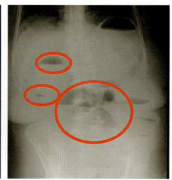

2. 腸閉塞

胃内や大腸ガスと違い，小腸にガスが多く確認される場合は，腸閉塞が考えられる．立位画像ではニボー(鏡面)像が確認される．臥位ではニボー像は確認されないが，小腸の特徴であるケルクリングを確認でき，拡大していることがわかる．

図8　CT画像

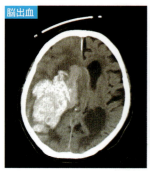
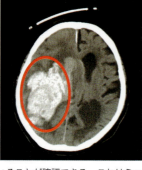

脳出血

頭部断面図

はっきりと出血し，正中が押されていることが確認できる．これはミッドラインシフト(正中偏位)といわれている．

知っておこう

CT検査は，X線を使って身体の断面を撮影する検査です．空気は黒く，水分は白く写ります．つまり，頭部CTでは出血は白っぽく写り，浮腫は黒っぽく写ります．

MRIは，CTのようにX線は使わず，強い磁石と電波を使い，体内の状態を断面像として撮影する検査です．

　MRI画像ではT_1強調画像，T_2強調画像，FLAIR（フレア）や拡散強調画像（ディフュージョン，DWI）などの撮影方法があり，CT画像と違いさまざまな画像を呈します．

　白は出血，黒は梗塞というように決まっていないのですが，頭部CTでは見つけられない急性期の脳梗塞を見つけることもできます．

　以下のa, b, cは同一事例で，aはCT画像，b, cはMRI画像です．

（今井竜太郎）

引用・参考文献
1) 久志本成樹編著：ケアに使える画像の見方．照林社，2015．
2) 長尾大志：レジデントのためのやさしイイ胸部画像教室．日本医事新報社，2014．
3) 松島敏春ほか編：明解　画像診断の手引き呼吸器領域編　パターン分類による画像診断．国際医学出版，2006．

図9　MRI画像（急性期脳梗塞）

a. CT画像

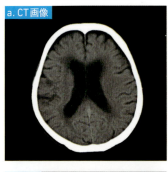 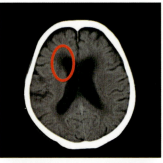

〇の部分の病変は，CT画像では何も確認できない．

b. DWI

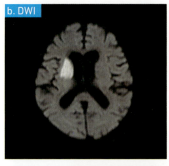 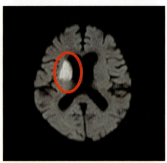

白く写っているのが確認できる．DWIでは，急性期の梗塞部分が白く写る．

c. T_2強調画像

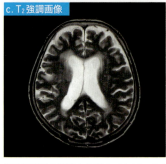 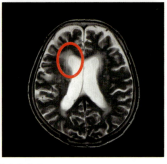

T_2強調画像は，病変がわかりやすいといわれている．脳梗塞や脳浮腫では水がたまっているので白く写る．

※右画像は左画像と同じものにマークを入れたもの．

CT：computed tomography，コンピュータ断層撮影法
MRI：magnetic resonance imaging，磁気共鳴画像　　DWI：diffusion weighted image，拡散強調画像

NO. 036 絶対におさえるべき不整脈とモニター心電図の使いこなし方を知っておく

心電図の読み方

CLEAR POINT

- ☑ 波形の特徴と心臓の動きがイメージできる
- ☑ 異常波形の循環動態への影響を理解し，根拠を持って対処できる
- ☑ 不整脈によって12誘導心電図の必要性を判断して準備できる

心電図に強くなる！

1) まずは致死性不整脈を

心電図に強くなりたければ，とにかく現場で波形を認識して，その危険度と，対応と伝達方法を学ぶことです．

ポイントは，まずは代表的な致死性不整脈を知ること．ただし，心室細動や心室頻拍に代表される不整脈は，波形も明らかに異常とわかりますし，アラームも一斉に鳴り出すので，見逃すことはあまりないはずです（紛らわしいものや，アーチファクトには注意）．

2) 慣れてきたら徐脈性不整脈も

ちょっと慣れてきたら，2度ブロックなどの徐脈性の不整脈を意識的にみましょう．P波もQRS波もあるこの不整脈は，見逃しやすいものです．2度ブロックのモビッツとウェンケバッハの違いくらいはソラで暗記しておくと，「なかなかやるな」と思わせられるかもしれません．

暗記できないようなら，カードやメモを忍ばせてもOK．とにかくできるだけ見逃さずに迅速に対処することが心電図理解のコツです．

正常な心電図波形と心臓の動きをイメージ

心電図は，心臓の刺激伝導系で発生する電位を記録したものです．そのため，心電図波形の変化は，心臓のどの部分でどのような異常が発生しているかを知ることができます（図2）．

心電図波形の異常を理解するには，まず正常な心電図波形を理解する必要があります．**正常な心電図波形とそのときの心臓の動きをイメージできると，波形の変化から心臓の動きの変化もイメージすることができ，循環動態への影響の理解にもつながります．**

図1は，正常な心電図波形と基準値，また，心臓のどの部分の電位が波形として記録されているかを表しています．P波は心房，QRS波は心室，その間のPQ時間は心房から心室への伝導を表しています．

それぞれ正常と異なる波形や幅になるとき，不整脈とよばれます．これは循環動態にも影響を及ぼします．

ポイント！
読みやすい倍率に！

- 3年目看護師では，心拍数だけでなく波形を正しく読み取ることが必要になってきます．そのためには，心電図波形を読み取りやすいように表示することが大切です．心電図波形は倍率を上げれば波形の詳細を観察しやすく，倍率を下げると前後の波形との間隔などが観察しやすくなります．通常時の表示用と詳しく判読するための倍率調整ができるようになりましょう（図1）．

図1 同じ波形の倍率違い

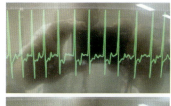
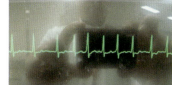

図2 正常な心電図波形

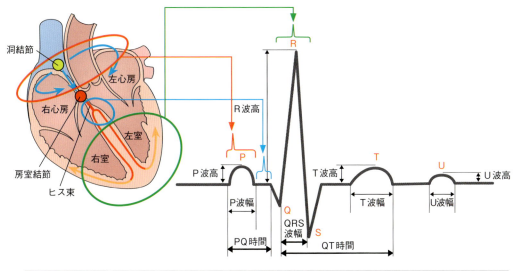

P波	幅	0.06～0.10秒	T波	幅	0.10～0.25秒
	波高	0.25mV		波高	0.5mV(四肢誘導), 1.0mV(胸部誘導)
QRS波	幅	0.06～0.10秒	U波	幅	0.16～0.25秒
	波高	誘導部位によって異なる		波高	0.05mV(四肢誘導), 0.1mV(胸部誘導)
PQ時間	幅	0.12～0.20秒	QT時間	幅	0.30～0.45秒

セントラルモニター画面設定

1）画面設定

新人看護師は，正しい位置に正しい電極を貼ることが第一目標です．
また，電極を貼ることと同じくらい重要なのが，セントラルモニターの画面設定です．モニターには複数の患者の心電図波形は出ています．**どの波形がどの患者なのかが一目でわかるようにしなくてはいけません**．

設定は，①入床設定[*1]，②アラーム設定，③不整脈アラーム設定，④ペースメーカー設定など特殊な設定を行います．

2）アラーム設定

心電図モニターは，医療者の代わりに心電図波形を24時間監視してくれています．そのため，どのような異常が発生したら知らせてほしいかを設定する必要があります．

波形の変化はデフォルトで設定されていますが，心拍数の上限・下限アラームは自分で設定する必要があります．通常の心拍数が80回/分の患者のアラームが，上限140回/分，下限40回/分の設定ではアラームは鳴りません．まずは上限下限を通常の2～3割程度の値で設定しましょう．可能なら病態や履歴（現在から過去数日の値を確認できる）から前日同時間の値を参考にして設定しましょう．

*1 通常，入床画面で患者名を入力しますが，その際に病室とベッド番号を入力しておくと，緊急時にその患者がどの部屋のどのベッドにいるかがすぐわかり，早急に対処できます（例：401号室1ベッド佐藤太郎さん→401-1佐藤太郎）．

ポイント！
アラーム設定は前日同時間の値も参考に

危険な不整脈の波形とその対処

1）心房細動（Af）

心房細動は，心房が無秩序に興奮している状態で，健康な人でも出現する不整脈です．P波は確認できず，不規則な大きさと間隔でf波が確認されるのが特徴です．QRS波は通常の波形ですが，R-R間隔は不規則です．

心房が不規則に収縮しており，心室の収縮と連動せず，血圧低下となる場合があります．また，心房で血栓が発生することがあり，その場合，脳梗塞を引き起こす可能性があるため，抗凝固療法を行います．

2）発作性上室頻拍（PSVT）

発作性上質頻拍は，心房や房室結合部で頻繁な興奮が異常に発生している不整脈です．P波は隠れて確認できないことが多く，QRS波は通常の波形であり，R-R間隔は規則的です．突然出現し突然消失することが多く，血圧が著しく変化することは少ないです．患者は動悸を訴えることが多く，重症例ではめまいを訴えることがあるため安静を促します．

3）心室性期外収縮（PVC）

心室性期外収縮は，洞結節からの刺激より早くに心室が興奮する状態です．P波は確認されず，幅の広いQRS波が出現します．

脈が抜ける感じやドキッとするような胸部不快を訴えることが多いです．頻度が増えたり連続するようであれば，致死性不整脈に発展することがあるため注意します．

> **ポイント！**
> **日頃の訓練が重要**
> ● VT，VFのような致死性不整脈は，毎日遭遇する不整脈ではありません．そのため，出現時には頭が真っ白になりすばやく対応できなくなることが多くあるでしょう．すばやく対応するためには，出現時の対応を日頃から訓練すること，致死性不整脈が出現するかもしれないと日頃から予測しておくことが大切です．

> **ポイント！**
> **PVCは，VT，VFへの移行を予測して観察**

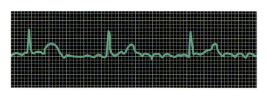
心房細動（Af）

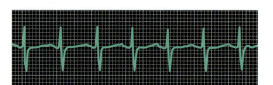
発作性上室頻拍（PSVT）

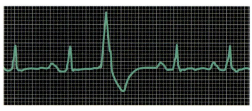
心室性期外収縮（PVC）

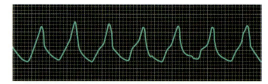
心室頻拍（VT）

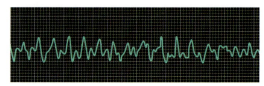
心室細動（VF）

Af：atrial fibrillation，心房細動　　PSVT：paroxysmal supraventricular tachycardia，発作性上室頻拍
PVC：premature ventricular contraction，心室性期外収縮　　VT：ventricular tachycardia，心室頻拍

致死性不整脈の波形とその対処

1）心室頻拍（VT）

心室頻拍は，心室のどこかで発生した異常な興奮や，心筋の一部が変性したことによる異常な興奮が旋回することによって発生する不整脈です．波形は，規則的な頻拍（140～180回/分）でR-R間隔はほぼ一定，P波はほぼ確認できない，QRS波の幅が正常より広いなどの特徴があります．

心室は全身に血液を送る場所であり，そこが頻拍で小刻みに動くということは，心室が十分に拡張する時間がなく，全身に送り出す血液の量が減少してしまうということです．そのため，患者の血圧は低下しやすく，持続することでショック状態に陥ってしまいます．

対応は，ただちに応援依頼をして患者の部屋に向かいます．多くの場合は意識が消失しており，循環の確認ができないため，ただちに胸骨圧迫を開始します．

2）心室細動（VF）

心室細動は，心室内のいろいろな場所で異常な興奮が無秩序に発生し，痙攣しているような状態です．波形は不規則で，P波を確認できません．

心室が無秩序に痙攣している状態で均一な収縮がないため，血液を全身に送り出せない状態です．そのため，患者の循環は停止した状態となり，意識は消失し，死に直結する最も危険な不整脈です．

対応は，ただちに応援を依頼し患者のもとへ向かい，その後の対応はVTと同じです．

*

VTやVFは，電解質異常，狭心症，心筋梗塞などが原因で，**心室性期外収縮（PVC）が出現・頻発している場合にはとくに注意が必要**です．心筋に影響を与える疾患や，PVCが出現している場合は，VTやVFに移行するかもしれないと予測しながら心電図モニターを観察します．不整脈出現を予測しつつ観察し，出現時にすばやく対応できるのができるナースです．

（雀地洋平）

> **知っておこう**
>
> 病棟でよく見かけるのは，心房細動，発作性上室頻拍，心室性期外収縮などです．これらは致死的な不整脈ではありませんが，循環動態に影響を及ぼす場合があります．
>
> 心電図モニターのメリットは，2～3日前（機種によって違う）の波形までデータが残っていることです．経時的な心電図波形の変化や不整脈出現の有無を繰り返し確認できます．自分の勤務前の波形や前日同時間の波形を確認することができるので，予測して行動するケアにつながります．

> **できるナースからのアドバイス**
>
> 心電図モニターは簡便に使用できますが，精密度は低くなります．心電図波形を詳しく分析する必要がある場合は，12誘導心電図を使用します．必要性を判断し，すばやく12誘導心電図の記録を行えるのができるナースです．

昔の心電図本はとてもむずかしい？

心電図の本は，とってもよく売れるそうです．だからたくさんの心電図本が出版されていますし，わかりやすく学べるものが増えてきました．なぜ売れるのかというと，ナースが苦手で，その知識の有無や対応が患者の命を左右し，モニター心電図が患者監視の中心でもあるためです．

当初，多くの先輩は，心電図本を買っても，なんだかよくわからないまま本棚に置きっぱなしだったこともあったそうです．そう，昔の心電図本は，とてもむずかしかったのです．

最初に「心電図とは」とそのメカニズムがどどっと書かれて，進む前に「もういいわ」だったとか．その後，どうしたらナースにとって心電図の本当に必要な知識が身につくかがリサーチされ，ナースにとって心電図は，「とにかく危険波形をいかに認識して動けるか」に尽きると結果が出たそうです．

AED：automated external defibrillator，自動体外式除細動器　　VF：ventricular fibrillation，心室細動
PVC：premature ventricular contraction，心室性期外収縮

NO. 037 アラームの音や種類に敏感になる

心電図アラームの対応

CLEAR POINT

- ☑ アラームが鳴ったら，すみやかにモニターに目を向けている
- ☑ アラームの種類を確認したら，アラーム解除できる
- ☑ 患者の状態と自分の業務状況に応じたアラーム設定ができる

アラームは心電図モニターの命綱

ICUのような，ベッドサイドで常にモニターを観察できる部署は，リアルタイムでモニターの異常を発見できるかもしれませんが，一般病棟のようにセントラルモニターにいくつもの波形を飛ばしている部署では，必ずしも異常の早期発見ができないと思います．そのため，アラームを感知することはとても重要で，アラームの音や種類に敏感にならなければなりません．

心電図は患者の異常の一部であり，波形の変化で患者自身にどのような変化が起こっているか観察するのは，われわれ看護師の役割です．モニターのアラームが鳴ったら，波形を確認し，すぐさまベッドサイドに駆けつける習慣が重要です．

アラームがオオカミ少年になってはいけない

ナースステーションにいると，よく心電図モニターのアラーム音が鳴っていませんか？そのほとんどは，患者の体動によるノイズでの不整脈感知（図1）であったり，モニター外れによるアラーム（図2）であったりします．そのような経験が蓄積されると，アラームが鳴っても「またノイズであろう」と思ったり，ノイズでのアラームが常に鳴り続けていることもあるかもしれません．そのような状況では，本当に危険な

図1 ノイズを心室細動と感知した心電図

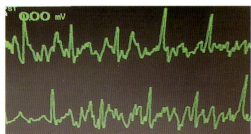

図2 パッチ外れを心停止と感知した心電図

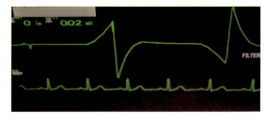

アラームの発見が遅れ，患者への対応が遅れ，時に命にかかわる異常をも見過ごすかもしれません．

日頃よりアラームに目を向ける習慣が重要なのは当然ですが，**加えて，アラームを確認したら，「アラーム解除」を行う習慣が重要と考え**ます．自らがアラームを確認したら，まずはアラーム解除を行い，アラームの対処を行う習慣がつくことで，常に新しいアラームが鳴り，危険なアラームを早期に発見し対処することが可能となるでしょう．

患者の状態に合わせたアラーム設定

モニターにはさまざまなアラーム音があり，状況に応じて，音や感知する範囲・種類が設定できます．ほとんどの施設では，すべてのモニターのアラームを，施設内で一定の基準で設定してあります．しかし，それらがすべての患者の状態に当てはまっているとはいえません．日常に鳴り響くアラーム設定の理想は，

①常に患者が危険と考える状態のアラームは変更できないようにすること．
②心拍数は，患者の平常値を考慮してアラーム設定を行う．
③期外収縮などの回数は，患者の病状と心拍数に応じて設定する．
④機器異常アラーム(モニター外れなど)は不整脈や心拍数変化のアラームとは分けて設定する．

です．

さらに重要なことは，**患者の状態に応じたアラーム設定の変更を行う場合，そのリスクを十分に把握しておかなければなりません**，通常の設定ではないので，ほかのスタッフも把握しておく必要があります．また，患者の状態を十分にアセスメントし設定変更する必要があります．それらが実現できれば，異常の早期発見・早期対処につながるはずです．

（伊藤貴公）

ポイント！
警告音とは
- 心停止や心室細動・心室頻拍など，生命に直結するアラームは警告音で設定されており，変更できません．そのアラームが鳴った際は，緊急事態であることを認識しておきましょう．

できるナースからのアドバイス

ノイズでのアラームに疲れてしまうこともあるかもしれません．しかし，患者さんのために，危険なアラームを見逃してはいけません．
毎回アラームを確認して解除を行う習慣をつけて，危険なアラームを早期に発見し対処するようにしましょう．

引用・参考文献
1) 友池仁暢：Nursing Selection③循環器疾患 第1版．p.140-141，学習研究社，2003．
2) 日本腎臓学会，日本医学放射線学会，日本循環器学会：腎障害患者におけるヨード造影剤使用に関するガイドライン2012．東京医学社，2012．

NO. 038 どこまでかかわって何に注意すべきか知っておく

ナースが扱うべきME機器

CLEAR POINT
- ☑ 日常的に使用するME機器の特性やモニタリングの意味を説明できる
- ☑ 使い慣れていないME機器もいざとなったときに使うことができる
- ☑ ME機器に頼りすぎず，患者を見て触れて状況確認ができる

パルスオキシメータ

パルスオキシメータは，私たち看護師が最も使用するME機器の1つです．小型で軽量で持ち運びが容易で，すぐに動脈血酸素飽和度（SaO_2）を測定して酸素化の評価をすることができます．

1) 酸素解離曲線によりSaO_2から動脈血酸素分圧（PaO_2）がわかる

酸素解離曲線とは，縦軸にヘモグロビンと結合している動脈血酸素飽和度と，横軸に動脈血酸素分圧をとった曲線です（図1）．これにより，酸素飽和度から動脈血酸素分圧が導き出されます．

ただし，酸素吸入をしていない患者に限るので注意しましょう．

2) 使用上の注意

プローブには，クリップ式とディスポーザブル式があります．長時間指先に装着し観察を行う場合，強く巻いたり，圧迫してしまうことで，装着部位で褥瘡や圧迫壊死などの原因となります．新生児では熱傷の事例も報告されています．**長時間装着する際は，定期的に装着部位を変更し，末梢循環不全や皮膚障害がないか観察しましょう．**

> **知っておこう**
> パルスオキシメータは，プローブを装着するだけで心拍数と動脈血酸素飽和度が測定できるため，患者に侵襲なく状態把握ができるのも特徴です．

> **ポイント！**
> **酸素解離曲線（図1）**
> - 動脈血酸素飽和度（SaO_2）は，ヘモグロビン全体に対する酸化ヘモグロビンの割合として表示されるため，％で表示されます．これを非侵襲的にパルスオキシメータで測定した値が，経皮的酸素飽和度（SpO_2）となります．
> - 慢性呼吸不全患者のSpO_2が90％前後でも，むやみに酸素投与量を増やしてはいけません．慢性呼吸不全患者では過剰な酸素投与により，二酸化炭素の貯留が起こり，意識レベルの低下や呼吸状態の悪化につながってしまう可能性があります．

図1 酸素解離曲線

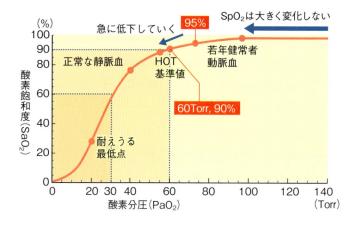

PaO_2	SaO_2
40	75
60	90
80	95
90	97
100	98

（酸素吸入をしていない場合）

SpO₂が80％程度の低値の場合，プローブが指から外れていることがあります．持続的に測定しているときには，モニターの波形を確認しましょう．観血的動脈圧測定と同じような波形が出ていれば，しっかりと感知している証です．

3）装着部位

プローブは，通常6〜18mm厚の部位に，組織を挟み込むように装着します．新生児などの小さな患者では，比較的動脈成分が多く取れる足親指がおすすめです．また，足の甲で測定する場合は，薬指の付け根付近を挟み込むように装着すると測定しやすくなります．

自動血圧計

自動血圧計は血圧が高い患者では，カフ圧が相応に高くなります．内出血を起こしやすい患者なども合わせ，**カフ装着部での発赤や内出血（点状出血，斑状出血）に注意が必要**です．また，カフの巻き方やサイズのミスマッチにより，測定値に誤差が生じます（図2）．

1）血圧測定だけで終わらない

自動血圧計はとても便利で，血圧と脈拍数も表示してくれます．しかし，表示された脈拍数を記録して終わっていませんか．

自分で脈拍測定をすることを怠ってはいけません．なぜ脈拍触知をするのか．それは，脈拍が触知できるということは，その部位まで血液が届いていることを意味するからです．そして，脈拍をみることで心拍数を，リズムをみることで刺激伝導系の異常を，触れ方の大小で一回拍出量や血圧の様子を推測できます．

さらに，同時に皮膚の状態も知ることができます．末梢冷汗の有無や湿潤・乾燥の有無がわかります．

2）血圧測定できなかったときは

血圧測定ができなかったときは，まず血圧低下しショック状態となっていることが考えられます．ショック状態が疑われたときでも，頸動脈触知できればおよそ60mmHg以上の血圧があることを覚えておきましょう．

図2　誤ったカフで測定した場合の血圧の変化

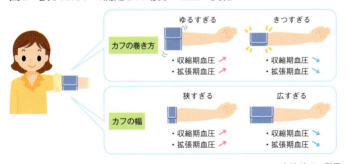

文献4）より引用

パルスオキシメータは小型で軽量であるため，ポケットなどに入れて持ち運ぶこともあるかもしれません．しかし，落下などにより故障することも考えられます．小さくても数万円する高価なME機器なので，十分注意して扱ってください．

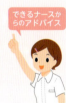

自動血圧計はとても便利ですが，血圧の変化だけをみるのではなく，皆さんの五感を使って感じることがとても重要です．

心電図モニター

心電図モニターは，電極を3～5極装着し，任意の胸部誘導をモニタリングします（図3）．電極は主にシールタイプで，長時間の装着により発赤や水疱などの皮膚障害を起こすことがあります．指示された通り，定期的な交換を行いましょう．

1）適切にアラームが鳴るように

心電図モニターのアラームは，心拍数の変化や不整脈を早期に発見するためのものです．しかし，性質上誤報も多くみられます．

アラームが鳴った際には，アラーム内容をまず確認します．誤報が頻繁だと，アラームをOFFにしてアクシデントにつながったり，オオカミ少年のようになるため，対応がおろそかになるケースがあります．

誤報を少なくするように，電極を交換したり，誘導を変更してモニタリングを行いましょう．

2）ベッドサイドに置くタイプと
セントラルモニターで確認するタイプ

心電図モニターは，ベッドサイドに置くタイプと，送信機を装着しセントラルモニターで確認するタイプがあります．送信機装着タイプでは，患者の移動が容易で，離床している患者に多く用いられます．欠点としては，その場で心電図を確認することができないことです．

患者の状態や安静度に合わせ，どちらのタイプを使用するか選択して使用することが必要です．

> **知っておこう**
>
> 歯磨きをしていて不整脈波形を示し，アラームが鳴ることがあります．致死性不整脈の場合にはすぐに患者の元へ訪室して意識レベルなどを確認しましょう．

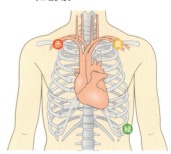

図3　心電図モニターの電極位置
（Ⅱ誘導）

シリンジポンプ・輸液ポンプ

輸液ポンプは，流量制御型と滴下制御型の2種類があります（図4，5）．流量制御型は，ポンプの速度のみで流量を調節する方法です．専用輸液セットを使用し，安定した流量を保つことができます．経静脈栄養や抗がん薬など薬剤濃度の高いものでは，さほど誤差を生じず，確実な流量での投与をすることができます．

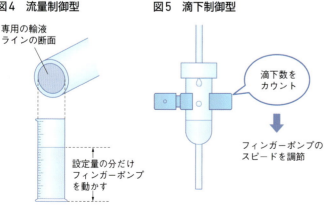

図4　流量制御型　　図5　滴下制御型

> **知っておこう**
>
> 輸液ポンプやシリンジポンプは，体動や体位で変化してしまう投与速度や投与量を変えず，安全で正確に，簡便に輸液管理を行うことができます．
> 輸液ポンプは1mL/hの設定，シリンジポンプでは，0.1mL/hとより厳密な輸液量の管理を行うことができます．
>
> シリンジポンプや輸液ポンプの電源は，バッテリーがあるためどのコンセントでもかまいません．集中治療室などでの使用では，停電後のバッテリー消耗で稼働しなくなると生命の危機になりかねない薬剤を使用している場合は，赤や緑の停電時自家発電コンセントに電源をさしましょう．

滴下制御型は，滴下センサーを取りつけ，滴下数を感知してポンプ流量を調節する方法です．滴下数を正確に感知していても，1滴の大きさや薬液の濃度などにより注入量に誤差が生じる可能性があります．輸液ポンプを使用するときは，どちらを選択したらよいか考えて使用する必要があります．

人工呼吸器

人工呼吸器を使用する目的は，酸素化の改善，換気の維持・増大，呼吸仕事量の軽減です．人間は生命維持のため，絶えず呼吸運動を続けています．人工呼吸器は，呼吸運動が正常に機能していない場合，それを代行・補助する目的で使用される機器です．そのため，トラブルがあれば患者の生命に直結する可能性がある機器になります．

ERや集中治療室では使用頻度が高いME機器ですが，一般病棟では使い慣れていなかったり，どこをどう見たらよいのかわからないかもしれません．どのようなところに注意したらよいでしょうか．

1）メンテナンス

メンテナンスや組み立ては，基本は臨床工学技士が行いますが，施設によっては組み立ては看護師が行うところもあるでしょう．ここで，始業点検が終わっているのかを確認することを忘れないようにしましょう．

2）酸素配管と電源

酸素配管と圧縮空気の配管が確実に接続されているかを確認します．機種によっては，圧縮空気を使用せず，酸素配管のみで使用できる人工呼吸器もあるので注意してください．中央配管が色分けされています（図6）．

電源コンセントがどこにつながっているのかも注意が必要です．基本的にパネルが白色のコンセントは停電時には電気がストップしてしまうため，人工呼吸器が停止してしまうおそれがあります．非常時でも自家発電等で停電しないとされている赤色もしくは緑色のパネルのコンセントに接続されているのか確認をしてください．

3）緊急時の物品準備

人工呼吸器を使用しているときは，緊急時に備え物品を準備しておきましょう．手動的換気器具（バッグバルブマスク，ジャクソンリース），酸素・酸素流量計・延長チューブ，気管挿管セット・気管チューブ・固定用テープが必要です．

（名取宏樹）

始業点検とは，患者に人工呼吸器を装着する前に，人工呼吸器の作動や呼吸回路が正しくセッティングされているのか，リークなどはないか確認することです．始業点検を行うことで，人工呼吸器の安全性を確認することになります．

人工呼吸器に異常が発生したとき，患者から人工呼吸器を外し，手動的換気器具を用いて人工呼吸を行う必要があります．そのため，急変時物品と挿管セットが必要になります．

できるナースからのアドバイス

図6　酸素配管

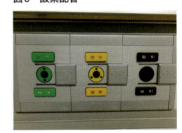

memo

引用・参考文献

1) 道又元裕監：ここまでやれば人工呼吸管理の合格点．月刊ナーシング，35(1)：6-120，2015．
2) 関口敦監：超図解新人ナースのためのすいすい循環モニタリング．HEART nursing，2014年春季増刊号，メディカ出版，2014．
3) 日本光電工業株式会社
http//www.nihonkohden.co.jp
4) 齋藤大輔：血圧測定って何ですか？．基礎と臨床がつながるバイタルサイン（藤野智子監），学研メディカル秀潤社，p.16，2015．

NO.039 いざというときの自分の役割をおさえておく

災害が発生したときの対応

CLEAR POINT

- ☑ 災害時の<mark>動き方</mark>を理解して実際に災害が生じたときに行動できる
- ☑ 災害が起きたら，まずは<mark>自分の安全</mark>を確保できる
- ☑ 患者にできるだけ早く声をかけ，<mark>安心感</mark>を与えることができる

あなたは間もなく3年目になる病棟ナースです．リーダーをしていた夜勤帯に大地震が発生しました．一緒に勤務をしているのはベテランナースと新人ナースの2名だけです．あなたはリーダーナースとしてどんな対応をしますか？

災害時にやるべきこと

災害対応の基本的な概念として「CSCATTT」（表1）という言葉があります．いずれも，災害の現場では必要な要素となります．被災直後にとくに重要なことは「C：指揮命令系統の確立」「S：安全確保」です．

ヒーローはいらない

先の熊本地震を体験したナースから，現場が混乱した原因を聞いたことがあります．それは，「自己判断での行動」「報告の欠如」でした．災害現場では，それぞれのナースが好き勝手に動くと必ず混乱します．**重要なことは，指揮官による指揮命令系統を確立（CSCATTTのC）する**ことです．

今回の症例で考えてみましょう．どうしていいかわからないとパニックになるナースや，責任感が強くがんばろうとするナース，それぞれいるかもしれません．ここでまずすべきことは，「誰が指揮をとり」「どう連携するか」をはっきりさせることです．今回の症例では，ベテランナースにリーダーを交代してもらい，自分はスタッフナースとして指示に従うことが現実的な選択かもしれません．スタッフナースは，リーダーナースの指示で動き，確実に報告することが求められます．状況によっては，自らがリーダーナースを継続する場合もあるかもしれません．そのときは，災害本部からの指示に従うこと，そして病棟の状況を把握して報告することが求められます．

このように，災害時に必要とされるのは，1人で活躍しようとする「ヒーロー」ではなく，全体を統率する「指揮官」と，指揮官の指示を確実に遂行する「脇役たち」なのです．

できるナースからのアドバイス

3年目のナースといえば，プリセプターや業務リーダーなどを任される頃です．一方で，まだ十分にその役割を果たせるか不安な時期でもあります．この時期に突然起こりうる大災害にどう対応するべきか考えてみましょう．

知っておこう

緊急時であれば，そんなことを言っている場合ではないと感じるかもしれません．しかし，災害時に患者がとる行動として，「看護師の指示を待つ」が8割近くを占めている[1]という結果が出ているように，患者はナースの対応を待っている傾向が強いようです．

memo

表1　災害時にやるべきことCSCATTT

Command & Control	指揮命令系統の確立
Safety	安全確保
Communication	連絡
Assessment	状況評価・判断
Triage	トリアージ
Treatment	治療
Transport	転送

自分を守れずして患者は守れない

　災害時には，自分自身の安全確保（CSCATTTのS）を最優先に行うことが大前提です．なぜなら，患者を救うために救助者が被災してしまっては，その後の救護ができなくなるからです．安全確認の順番としては，①自分，②周り，③患者となります．

　真っ先に患者のところへ駆け出したい気持ちをおさえて，まずは自分の安全を確保しましょう．それが患者の救護につながります．

患者は何を求めている？

　術後床上安静中の患者が被災直後にナースに求めるニーズについて研究がされています．その結果，「安全確保」，「情報」，「安心感をもつこと」のニーズが抽出されました．また，緊急時であっても「安静度を守らずに歩行してもいいのか不安である」と答えた患者が多くいる[1]とのことでした．

　患者の求めるニーズにある「安全確保」をすることは当然ですが，**できるだけ早く声かけを行い，わかる範囲の「情報」を伝えることで，患者に「安心感」を与えることができます**．こうした対応もナースには求められます．

　これらのことから，被災直後はCSCATTTの「C：指揮命令系統の確立」と「S：安全確保」がとくに重要であることがわかります．スタッフナースは，指揮官や病棟リーダーからの指示に従って役割を遂行し，報告を行うことが基本です．また，私たちナースは患者の安全を守り，正確な情報提供や温かい声かけを行うことで患者に安心感を与える存在でなければなりません．これは，ベテランナースに限らず，3年目ナースにも同じように求められる能力です．

＊

　災害は今日くるかもしれません．いざという時に自分の役割を遂行できるように，災害が起こったときのイメージトレーニングを日々行うことが大切です．

（大麻康之）

NO. 040　予期せぬ災害が起きたとき，自分は何ができるかを知っておく

災害時・地震・停電時の自分の役割

CLEAR POINT

- ☑ **自分自身の安全を確保**したうえで，**周囲の安全確認，患者・医療スタッフの安全確認**ができる
- ☑ **日頃から停電や断水に備えており**，停電や断水が起こったときに優先順位を考えて行動できる
- ☑ **災害時にどのようなシステムを活用できるのかを知っている**

何はともあれ自分の身は自分で守る

　皆さんが勤務中，地震や火災などの災害に遭遇してしまったとします．自分を犠牲にしてまで他のスタッフや患者を守りますか？「患者が何よりも大事」と災害時も言えるのでしょうか．

　災害に遭遇したとき，何よりもいちばん大切なのは「自分の身は自分で守る」つまり**自分自身の安全が第一**です．看護師自身が負傷しては患者の安全を守ることはできません．

　万が一，地震に遭遇し揺れを感じたり，緊急地震速報を受けたら，最初に考えることは自分の身を守ることです．当たり前のことですが，テーブルや机，カウンターの下に潜る，しっかりと固定されているものにつかまる，ヘルメットなどで頭部を守るなどを優先します．

　災害は突然訪れます．日頃から，自分を取り巻く職場環境で災害に遭遇したとき，どこに身を守れる場所があるのか確認しておきましょう．

現場の安全と患者の安全を

　自分自身の身を守ったら，次は周囲の安全確認をしましょう．病室やベッドサイドに行けるまでの通路は確保されているか，窓や天井，壁の損壊がないか確認したうえで行動します．また，火災の有無を確認しましょう．

　患者や医療スタッフの生存確認は，入院患者一覧表などを使用して病室やベッドサイドを回りチェックしましょう．リハビリや検査，外泊で患者が病棟内に不在である場合などもあります．その際は後ほど安否確認をするとして，まずは目の前にいる患者の安否を確認します．

　また，人工呼吸器やNPPVなど酸素の供給が止まると生命の危険にさらされるような患者は要注意です．基本的には自家発電による非常電源が作動し，機器が止まる可能性は低いと思います．しかし，被害によって医療機器が破損したり，人工呼吸器の回路が外れてしまうこ

知っておこう

　地震や台風など災害の多い日本において，災害時における看護師の役割期待はますます高まってきています．災害は，発生した被災地のみならず，支援部隊も要請や出動準備など混乱状況に陥ることが少なくないでしょう．

　また，自分の地域に災害が発生し，勤務する病院や職場が被災することもありえます．

　万が一，自分の病院や職場が地震などの災害に見舞われ，施設の損壊や倒壊のおそれや，人的被害の可能性があるとき，どうすればよいでしょうか．

　そのときに備えて，皆さんの病院や職場では，災害時の対応マニュアルが作成され，マニュアルに準じて災害訓練も行われていることでしょう．

memo

とがあるかもしれません．いかなる状況も想定して，バッグバルブマスクなどを携帯していくこともできるナースのスキルです．

司令塔に従う

災害時，「何か自分にできるのではないか」，「自分が何とかしなくては」と思うこともあるでしょう．気持ちはよいのですが，災害時は司令塔に従ってください．

災害時は，どこもかしこも情報が錯綜し，混乱します．皆さんはこれからリーダーを担っていくことでしょう．どのように情報を集約し，誰にどのような経路で情報を伝達するのか，皆さんの組織における報告伝達経路を確認しておきましょう．

とくに，夜間や休日など看護師長が不在のときは，リーダーが看護師長代行業務を担うので，リーダー業務を掌握しておく必要があります．いずれにせよ，報告伝達を遵守し，自分勝手な行動は慎みます．

日頃から停電に備える

万が一電気の供給が停止してしまうと，室内の照明，生命維持装置や注射ポンプなどの医療機器，電子カルテやオーダリングシステムなどの情報管理に支障をきたします．さらに，エレベーターや空調設備，医療検査設備など，移動や治療・看護に多大な影響を及ぼします．

自家発電や無停電装置の供給電力には限りがあります．**吸引は足踏みポンプ式に変更したり，手動に変更できない機器にのみ電気を使用したり，不必要な電源をオフにしたり**という視点を持ち合わせることが大切です．常日頃から，停電に備えて人工呼吸器などの生命維持装置は自家発電および無停電装置のコンセントにつなげる，充電式のものは常に充電しておく，足踏みの吸引などの非電力機器のトレーニングをしておくなど，**停電に備えた準備をしておく**ことも必要です．

一般的に自家発電装置への切り替えは，数秒から1分程度の時間を要するとされています．つまり，その切り替えの間は停電します．使用しているME機器にバッテリーがない場合は，停電と同時に電源がOFFになってしまいます．生命維持にかかわる機器類も，すべてがバッテリーを搭載しているとは限らないので，停電時は必ず機器類の作動状況を確認します．

水の使用は優先順位を！

水も電気同様に，多くの病院では非常用タンクや受水槽の水などでしばらく使用可能と思われます．ただ，水も限りがある資源です．まずは，**洗浄や透析，滅菌，手術の手洗いなど治療や看護にまつわるものが優先**されます．

また，水は人間のライフラインですから飲料水としても優先されま

> **ポイント！**
> **消火器の場所を知っておく！**
> - 職場で消火器や消火栓がどこにあるか知っていますか？ 火災は初期消火により防げるものも多々あります．出火している場合は周囲に知らせ，初期消火にあたります．ただし，手に負えないような状況であればもちろん，自分自身の身を第一に考えてください．
> - そのほかにも，ライフラインや医療ガス，水漏れ・漏電なども確認しましょう．

避難する場合は，各種カテーテルやチューブ類が引っかかって抜けてしまったり，転倒・転落の危険性もあります．移動時にはすばやく必要なライン類の整理ができることも必要なスキルになるでしょう．

できるナースからのアドバイス

> **知っておこう**
> 「病院は自家発電システムを持っているので大丈夫」と思っている方が多いかもしれません．一般的に，数時間〜3日間持つ程度の施設が多いようです．皆さんの病院はいかがでしょうか？

memo

す．排泄物の処理や手洗いなどはビニール袋を使用したり，速乾性手指消毒で代用するなど工夫してしのぐことが可能です．ほかに節水可能なことはないか日頃から考えてみましょう．

参集できないこともある水害や雪害

　皆さんの地域は，水害や雪害といった災害に見舞われる可能性はありますか？これらの災害は，停電や基地局の浸水などで電話が不通になったり，廃棄物や泥による衛生面の悪化，雪の重みによる家屋の倒壊などが生じます．とくに衛生面の悪化により感染症の発生が高まることを予測し，病院での受け入れ態勢を準備しておくことも知識として持ち合わせておきましょう．

　水害や雪害は，応援に来てくれる職員が病院に参集できないことが特徴として挙げられます．地域一帯が被災した場合は，行政の職員も参集できず，救助や支援活動も遅れる可能性があります．

　皆さんの病院ではどのように職員が参集されるシステムになっているでしょうか．それぞれの病院で非常時の参集方法が決められていることでしょう．日頃よりどのような**参集システム**となっているのか確認し，非常事態に備えておく必要があります．

ストレスフルな状況

　災害発生後は，プライバシーのない状況での生活や，家族の安否確認，2次災害への不安など多くのストレスに直面することが多いです．こんなときだからこそ，食べられているか，眠れているか，水分はとれているか，バイタルサインに変調をきたしていないかなど看護の基本的な観察が重要です．

＊

　災害といってもいろいろな種類があり，時間や場所も問わずやってきます．皆さんも，自宅にいるときかもしれないし，勤務中に遭遇するかもしれません．いずれにせよ，**災害の種類や特徴，災害時どのようなシステムがあり，災害はどのようなサイクルで経過をたどるのかを知ることが私たちの事前学習**です．

　日頃から，災害に遭遇した際，「自分自身ができること」，「自分がやらなければならないこと」を考えることが第一歩ではないでしょうか．また，災害シミュレーション，災害に関する学習会，災害看護マニュアルの整備など，自らが参画することでよりいっそう危機感は高まるとされています．

　日頃から災害に対し関心を持つことが，備災につながることでしょう．

（渕本雅昭）

> **知っておこう**
>
> 皆さんの病院では1日どのくらいの水の使用量があるでしょうか？病院は日頃から大量の水を使用しています．なんらかの災害により水道管や貯水タンクの破損，停電による供給エラーなどによって断水してしまう可能性があります．

私たち看護師も同じような状況にあるということを理解する必要があります．とくに勤務中に被災したのであれば，家族は大丈夫なのか，いつになったら応援が来るのだろうかなど，看護師も不安やストレスを抱えるはずです．私たちどうしも被災者であるということを前提に，互いに心身のケアをしていく必要があります．

できるナースからのアドバイス

引用・参考文献

1) MIMMS日本委員会(翻訳)：MIMMS大事故災害への医療対応―現場活動における実践的アプローチ　第3版．永井書店，2013．
2) Shimon Carley, Kevin Mackway-Jones：ホスピタルMIMMS 大事故災害への医療対応―病院における実践的アプローチ　第1版(MIMMS日本委員会監訳)．永井書店，2009．
3) 小原真理子，酒井明子監：災害看護―心得ておきたい基本的な知識―．南山堂，2012．
4) 日本看護協会HP看護実践情報より：https://www.nurse.or.jp/nursing/practice/saigai/
5) 日本集団災害医学会監：DMAT標準テキスト　改訂第2版．へるす出版，2015．
6) 山田チマほか：災害看護に関する認識調査―全看護職員に対する質問紙調査より―．日本災害看護学会誌，4(2)：64，2002．

PART 2

病棟別の知識・ケアでクリアしておきたいこと 30

| ✓ | 6 病棟別看護ケア | 130 |

NO. 041 循環器疾患の特徴

心不全を代表とするわが国死因2位の疾患と知っておく

CLEAR POINT

- ☑ 心不全患者が年々増加している原因を言える
- ☑ 在院日数短縮を考慮し，入院時から退院について早期介入することができる
- ☑ TAVIやICDなど，最新の治療法や医療機器を知っている

現代の循環器疾患患者はどうなっている？

1）循環器疾患の動向

医療の進歩から平均寿命が延長し，人口が高齢化しました．加えて，糖尿病や脂質異常症といった生活習慣病などの影響から，循環器疾患を抱えて生活する人々は増加しています．

高血圧に起因するものを除く心疾患の総患者数は，172万9,000人にも上ります．男女比では，男性94万7,000人，女性78万6,000人で，女性に比べて男性のほうが多いと報告されています[1]．このことは，日本の人口の約1.4％の人が，なんらかの心疾患を有して医療機関に通院していることを示しています．さらに，死因別の死亡数では，心疾患（高血圧性を除く）は19万6,926人で，死因別死亡数全体の15.5％を占め，悪性新生物（がん）に次ぐ死因2位です[2]．

2）心不全患者は年々増加する

今後は，心不全の患者が年々増加し，2030年には患者数が130万人になると予測されています[3]．現状でも，重症心不全患者や複数の疾患を合併した心不全の患者が増加し，心不全の増悪から入退院を繰り返す患者は少なくありません．皆さんも，病棟でよく目にするのではないでしょうか．

循環器疾患は，季節的に冬季に患者が増加し，夏季に患者が少ない印象があります．2006年の厚生労働省の報告では，心疾患の月別死亡者数は，9月から冬にかけて増加し，冬季に多く，春から徐々に減り夏に少なくなっています．

治療や機器が進歩している治療とケア

1）外科的治療は低侵襲化

医療の進歩により，循環器疾患に対する外科的治療は低侵襲化が進み，これまでは外科的治療をしていた疾患であってもカテーテル治療が行われる場合が多くなっています．大動脈瘤手術に対する胸部大

> **知っておこう**
>
> 治療や医療機器は発展しており，救命が可能なケースも増えていますが，患者の高齢化，複数の既往を有していることなど，患者の病態の複雑さは増しています．
>
> 国民の約1.4％が心疾患を患っており，年々増加しています．患者は冬に多くなる傾向があります．

memo

TEVAR：thoracic endovascular aortic repair，胸部大動脈ステントグラフト内挿術
EVAR：endovascular aortic repair，腹部大動脈ステントグラフト内挿術
TAVI：transcatheter aortic valve implantation，経カテーテル大動脈弁留置術

動脈ステントグラフト内挿術(TEVAR)や腹部大動脈ステントグラフト内挿術(EVAR)のほか,最近では,大動脈弁狭窄症に対する経カテーテル大動脈弁留置術(TAVI)などの治療があります.

　治療の低侵襲化が進んだことで,在院日数は短縮化し,患者の入院時から退院を見据えた早期介入の重要性が増しています.

　低侵襲化が進む一方で,治療を受ける患者の高齢化や,複数の既往を有しているなど,患者の病態の複雑さは増しています.いかに患者の回復過程を促進し,ADLの低下を最小限にして退院や次の医療機関への転院に結びつけるか,ということが重要となっています.

2) 医療機器の進歩により延命可能な場合も

　これまでは致命的と考えられていた重症な病態でも,植込み型除細動器(ICD)や心臓再同期療法(CRT),補助人工心臓(VAD)など医療機器の進歩,心臓移植といった治療から,救命が可能となる場合があります.

　これらの治療を受けながら生活する患者をはじめとする,循環器疾患を抱えて生活する患者・家族へのケアに加え,循環器疾患の末期や終末期の患者・家族へのケアや意思決定支援といったことが循環器診療に携わる看護師に求められます.

(木村 禎)

引用・参考文献

1) 厚生労働省:平成26年(2014)患者調査の概況.2014.
http://www.mhlw.go.jp/toukei/saikin/hw/kanja/14/(2017年1月閲覧)
2) 厚生労働省:平成26年(2014)人口動態統計(確定数)の概況.2014.
http://www.mhlw.go.jp/toukei/saikin/hw/jinkou/kakutei14/(2017年1月閲覧)
3) Okura Y, Ramadan MM, Ohno Y, Mitsuma W, Tanaka K, Ito M, Suzuki K, Tanabe N, Kodama M, Aizawa Y : Impending epidemic : future projection of heart failure in Japan to the year 2055. Circ J, 72 : 489-491, 2008.
4) 総務省統計局:人口推計(平成26年10月1日現在)―全国:年齢(各歳),男女別人口・都道府県:年齢(5歳階級),男女別人口―.2014.
http://www.mhlw.go.jp/toukei/saikin/hw/kanja/14/(2017年1月閲覧)
5) 日本循環器学会ほか編:循環器病の診断と治療に関するガイドライン(2008-2009年度合同研究班報告)循環器疾患における末期医療に関する提言.
6) 厚生労働省大臣官房統計情報部:心疾患―脳血管疾患死亡統計の概況 人口動態統計特殊報告.2006.
http://www.mhlw.go.jp/toukei/saikin/hw/jinkou/tokusyu/sinno05/index.html(2017年1月閲覧)

ICD:implantable cardioverter defibrillator,植込み型除細動器　　CRT:cardiac resynchronization therapy,心臓再同期療法
VAD:ventricular assist device,補助人工心臓

NO.042 循環器疾患の代表である病態を理解しておく

心不全を合併している患者への対応

CLEAR POINT

- ☑ 心不全患者では，==息切れ・呼吸困難感，浮腫，倦怠感==に注意できる
- ☑ ==過剰輸液は心不全を悪化させる==ことを知っている
- ☑ 心不全で使う==薬の作用をイメージ==することができる

心不全，この症状に要注意！

1) おさえておきたい
①息切れ・呼吸困難感，②浮腫，③倦怠感

心不全の病態は，大きく分けて「うっ血（肺うっ血・体静脈のうっ血）」と「心拍出量の低下」があります．うっ血と心拍出量低下の病態から3つの心不全症状をおさえましょう．

①息切れ・呼吸困難に要注意！
心不全患者の息切れや呼吸困難などの症状は，肺うっ血による症状の出現が考えられます．慢性心不全患者の場合は，徐々に肺うっ血が進行し，徐々に症状が出現します．

一方で，**急激に症状が出現する起坐呼吸や安静時呼吸困難は，急変や重症化の可能性**があります．ちょっとした症状が出現した際に早期対応することが，心不全増悪予防の鍵となります．

②浮腫をあなどらない！
心不全患者にとって浮腫の増加は，すなわち体液量の増加が考えられます．慢性心不全ガイドラインでは体重増加が2kg/日以上増加する場合には急性増悪を示唆するとされており，**心不全悪化のサインとして，体重測定は重要なポイント**です．

体重増加が2kg/日以上はもちろんのこと，連日徐々に浮腫が悪化し体重増加を認める場合も，心不全悪化がないか症状の有無を注意深く観察することが必要です．

③倦怠感は心拍出量低下のはじまり！
倦怠感は，心拍出量低下による血流不足によって生じる症状です．心拍出量低下が進行することで，臓器への血流低下や障害をきたし，尿量低下や末梢冷感，精神症状の出現（意識レベルの低下やせん妄），血圧低下などの症状を呈します．

2) 合併疾患（心房細動）
心房細動は，心房の細かな動きによって心房から心室に十分な血液を送れないことで，心房内圧が上昇してうっ血の悪化や，心房拡張による心房細動の悪化へとつながるおそれがあります．とくに心房細動

知っておこう

心不全は，さまざまな原因の心疾患をもとに，心臓のポンプ機能障害をきたしている状態です．一度発症すると，よくなったり悪くなったりを繰り返す疾患です．

再入院率も非常に高く，日常生活の不徹底（とくに塩分・水分制限）が再入院の原因として多く占めています．そのため，疾患管理だけではなく，生活管理・調整が必要です．

心不全を合併している患者の対応を行ううえで，現在患者がどのような心機能なのか，ふだんどのような療養生活を過ごしているか理解することが大切です．

ポイント！

心不全患者の倦怠感は

- 心不全患者にとって倦怠感の出現は，心拍出量低下・心不全増悪を示唆する重要な症状となります．心不全患者は，うっ血や体液貯留を予防するために利尿薬を服用していることが多いため，尿量増加による脱水や十分な食事・水分摂取ができない高齢心不全患者の倦怠感出現には注意が必要です．

表1 心不全でよく使う薬

種類	一般名	商品名	作用	副作用・観察項目
β遮断薬	ビソプロロール カルベジロール	ビソプロロール アーチスト®	・交感神経を抑制し，心臓の働きをゆっくりにする ・長期予後を目的	・徐脈，めまいやふらつき，血圧低下 ・喘息悪化 ・内服開始時・増量時は心不全増悪に注意
ACE	エナラプリル	エナラプリルマレイン酸塩錠 レニベース®	・心臓の負荷を減らす ・長期予後を見据えて使用	・空咳，血管浮腫・高K血症
ARB	カンデルサルタン シレキセチル	ブロプレス®	・心臓の負荷を減らす	・高K血症
利尿薬	フロセミド スピロノラクトン エプレレノン トルバプタン	フロセミド スピロノラクトン セララ® サムスカ®	・それぞれ作用する場所が違い，うっ血や体液貯留を軽減する	・低K血症 ・高Na血症 ・高K血症
経口強心薬	ピモベンダン	ピモベンダン	・心臓の収縮を強くする	・動悸，頻脈，血圧低下
抗不整脈薬	ジゴキシン	ジゴシン®	・不整脈を予防する	・ジギタリス中毒（腎機能障害や低K血症の場合注意が必要） ・食欲不振，めまい，徐脈

でレートコントロールができていない頻脈性の心房細動患者は，心房細動による心房収縮機能の低下と頻脈による心臓の拡張時間短縮によってより心不全症状の出現に注意が必要です．

やってはいけないケア・過剰輸液

心不全患者に過剰輸液を行うと，循環血液量が増大しても十分に拍出することができず，うっ血をきたし，心不全を起こしてしまう危険性があります．

近年では，さまざまな疾患がクリニカルパスとなり，標準的治療のために事前から輸液などのオーダーがなされていることが多いと思います．しかし心不全患者への輸液を行う場合は，心不全が既往にあることを念頭に置き，輸液の種類・投与量・投与速度・輸液ポンプ使用の確認・検討し，慎重に輸液投与をすることが過剰輸液による心不全を予防するポイントとなります．

よく使う薬

循環器疾患患者の薬剤は多種多様で，さまざまな薬を使用しており複雑だと思われがちです．しかし，作用を理解しイメージすると，患者の病態理解へとつながります（表1）．

心不全は決して治る病気ではなく，主に症状の緩和を図るためと，心機能の悪化を予防するために薬物療法を行っています．

（倉田 浩）

できるナースからのアドバイス

心房細動が既往にある患者の多くは入院していると思います．心房細動といえば，血栓形成のイメージがあり，血栓塞栓症状に注意している人も多いでしょう．しかし，心房細動は心不全にも大きく関係します．

引用・参考文献
1) 日本循環器学会ほか：循環器病の診断と治療に関するガイドライン（2009年度合同研究班報告）慢性心不全治療ガイドライン（2010年改訂版）．
http://www.j-circ.or.jp/guideline/pdf/JCS2010_matsuzaki_h.pdf
（2017年1月閲覧）

レートコントロール：心房細動はそのまま，洞調律化せずに脈拍数のみ制御すること．心房細動を停止し脈拍を整えることはリズムコントロールとよぶ．

NO. 043 急変につながることもあることを知っておく

高血圧症状のある患者への対応

CLEAR POINT

- ☑ 高血圧患者では，急激な血圧上昇や中枢神経系の症状に注意している
- ☑ 塩分の過剰摂取は高血圧を悪化させることを知っている
- ☑ 降圧薬は他の薬剤や食品との相互作用に気をつけることができる

循環器疾患と高血圧

1）循環器疾患で高血圧になる病態

循環器疾患患者は，心臓のポンプ機能が低下しています．そのため，心拍出量を維持する代償として，交感神経やレニン・アンジオテンシン・アルドステロン系（RAA系）などの自律神経・内分泌系を調整・活性化します（図1）．

その結果，心拍出量増加・末梢血管抵抗が増大し，血圧を上昇させ高血圧の病態となることがあります．

2）随伴症状

高血圧による症状出現は，臓器障害があることで生じるといわれています．循環器疾患患者では，高血圧による臓器障害として，冠動脈の狭窄や閉塞，心肥大が生じ，心筋梗塞による胸痛や心不全による呼吸困難感，体重増加，動悸，浮腫といった随伴症状が出現します．

3）一般的な治療法

高血圧の治療は，生活習慣の是正と薬物療法を行います．

治療の目的は，短期的に高血圧を改善することではなく，長期的な視点で高血圧を改善し，心血管病発症リスク低下や，さらなる原疾患の悪化を予防することです．そのため，患者が継続して生活習慣の改善や服薬行動に取り組めるよう支援することが重要です．

高血圧，この症状に要注意！

1）後負荷不整合（アフターロードミスマッチ）

循環器病棟で勤務していると，心不全患者が急激な血圧上昇を認め，呼吸困難感が生じていたり，起坐呼吸で過ごしている場面に遭遇することがあるでしょう．

心臓ががんばって拍出しようとしているのに，高血圧で血管の抵抗が高いために，心臓から拍出できない状態を後負荷不整合（アフターロードミスマッチ）といいます．症状として急激な血圧上昇を認め，息切れや呼吸困難感，起坐呼吸などの症状がみられます．このような

> **ポイント！**
> 血圧上昇の理由をアセスメント
> ● 血圧上昇は，心拍出量を維持する代償だけではなく，痛みや不安，ストレスなどの要因によっても認めます．そのため，なぜ血圧上昇するのか，その要因をアセスメントすることが重要です．

memo

アフターロードミスマッチ：後負荷不整合．血管抵抗が高く後負荷が大きいことで心臓から拍出できない状態．

図1　RAA系の代謝と作用

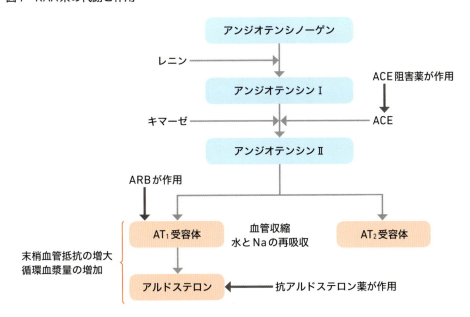

症状が出現した場合，急変につながるおそれがあり，注意が必要です．

2）臓器障害（脳血管障害）

高血圧性臓器障害の中では，脳血管障害が多く，とくに脳梗塞患者が増加しています．

著しい血圧上昇（180/120mmHg）によって，急性の臓器障害が進行する病態を高血圧緊急症といい，ただちに降圧治療が必要となります．そのため，未然に高血圧にならないよう管理することが必要です．

また，脳血管障害に伴う中枢神経系の症状として，意識障害，痙攣，麻痺の症状や筋力低下，めまい，頭痛，視野障害などの症状出現に注意しましょう．

食事管理に注意

塩分1g摂取することで，体内に約200mLの水分が貯留するといわれています．**循環器疾患患者の過剰な塩分摂取は，水分貯留や血圧を上昇させ，さらなる高血圧の悪化へとつながります．**

塩分制限は7g/日以下が推奨されています．循環器疾患が主科でない場合，食事における塩分制限がされていないこともあります．そのようなときは，担当医師へ確認・提案し，塩分制限してもらいましょう．

RAA：renin-angiotensin-aldosterone，レニン・アンジオテンシン・アルドステロン
ACE：angiotensin converting enzyme，アンジオテンシン変換酵素

表1　主要降圧薬

	代表的な薬剤名	効果	禁忌	慎重投与
Ca拮抗薬	アムロジピン ニフェジピン ジルチアゼム	・平滑筋の血管収縮を抑制し，末梢血管抵抗を減弱させる	・徐脈	・心不全
ARB	カンデルサルタン ロサルタン テルミサルタン アジルサルタン	・AT_1受容体を阻害して昇圧系を抑制する	・妊娠 ・高K血症	・腎動脈狭窄症
ACE阻害薬	エナラプリル カプトプリル	・アンジオテンシンⅡへの変換を阻害し，昇圧作用の抑制と降圧系を促進する	・妊娠 ・血管神経性浮腫 ・高K血症 ・特定の膜を用いるアフェレーシス/血液透析	・腎動脈狭窄症
利尿薬 （サイアザイド系）	トリクロルメチアジド ヒドロクロロチアジド	・ナトリウムの再吸収を抑制し，降圧効果を有する	・低K血症	・痛風 ・妊娠 ・耐糖能異常
β遮断薬	カルベジロール ビソプロロール	・交感神経を抑制して降圧する	・喘息 ・高度徐脈	・耐糖能異常 ・閉塞性肺疾患 ・末梢動脈疾患

文献1）より引用，一部改変

表2　薬剤の相互作用

組み合わせ	効果
NSAIDs（ロキソニン®）－利尿薬，β遮断薬，ACE阻害薬，ARB	・降圧効果減弱作用
ヒスタミンH_2受容体拮抗薬（ファモチジン）－Ca拮抗薬，β遮断薬	・降圧増強作用
グレープフルーツ－Ca拮抗薬	・血中濃度上昇による降圧効果増強
ACE阻害薬・ARB－NSAIDs（ロキソニン®）や利尿薬	・高齢者の場合，脱水や塩分制限があると急性腎不全や過度の降圧をきたす

文献1）より引用

よく使う薬

血圧が高ければ高いほど，生活習慣の是正のみでは目標の血圧まで改善することはむずかしくなるため，薬物治療が必要となります．高血圧患者の降圧薬を選択する場合は，降圧効果が高く，合併症の病態に適した降圧薬を選択することが重要です（表1，2）．

また，**降圧薬やほかの治療薬，食品との相互作用に注意しなくては**ならないことを覚えておきましょう．

（倉田　浩）

引用・参考文献
1）日本高血圧学会高血圧治療ガイドライン作成委員会編：高血圧治療ガイドライン2014．ライフサイエンス出版，2014．
2）日本循環器学会ほか編：循環器病の診断と治療に関するガイドライン（2009年度合同研究班報告）慢性心不全治療ガイドライン（2010年改訂版）．
3）眞茅みゆき，池亀俊美，加藤尚子編著：心不全ケア教本．メディカル・サイエンス・インターナショナル，2012．

ARB：angiotensin Ⅱ receptor blocker，アンジオテンシンⅡ受容体拮抗薬
アフェレーシス：血液浄化療法の1つ．血液と血症を分離し，血漿中から病原物質を除去する治療法．血漿交換，二重濾過法，血漿吸着療法，直接血液灌流法などがある．

NO. 044　急性期から回復期までの流れを知っておく

循環器疾患患者のリハビリテーション

CLEAR POINT

- ☑ 離床～活動範囲拡大～退院準備期それぞれの**心臓リハビリテーションの流れ**を知っている
- ☑ 入院中に一般的なADLの**運動負荷に耐えうるか確認**している
- ☑ 再発予防のため**退院後をふまえた介入**を行っている

　循環器のリハビリテーションは，一般的に心臓リハビリテーション（以下，心リハ）とよばれます．急性期は，ADLの獲得と早期自宅復帰を目指し，リスクを配慮した安静度の拡大を目標にICU・CCU内で早期から可及的に離床を進めます．回復期・維持期では，社会生活への復帰を目標に，運動療法や生活指導などを実施し，再発予防や生命予後の改善を目的に，生涯を通じて継続していく必要があります[1]．

入院期心リハの概要（表1）

1）離床期

　心疾患の内容（虚血・心不全・不整脈など）によってモニタリングをする項目は異なりますが，バイタルサイン（血圧・心拍数・SpO_2など）や心電図モニター，そのほか周辺機器を確認しながら離床を進めます．実際には，坐位や立位などの姿勢変化によって生じる血圧や心電図の異常反応，患者の自覚症状を確認しながら，安静度の拡大を目指します．

2）活動範囲拡大期

　モニタリングは継続しながら，運動強度を維持して活動範囲を拡大します．活動範囲の拡大には，室内歩行→病棟歩行→院内歩行といった移動に関する安静度のみではなく，入浴や更衣などの身の回りの動作も含まれます．

3）退院準備期

　退院後の日常生活に必要な運動強度における安全性を確認し，ADLについて指導します．さらに，心肺運動負荷試験などを実施し，退院後も継続可能な骨格筋トレーニングや有酸素運動を処方します．
　心リハは入院期のみではなく，**再発予防や生命予後の改善を目的とする運動継続が重要となるため，退院後をふまえた介入が必要**です．

表1　入院期心リハの概要

レベル	目的	リハビリの場所	安静度
離床期	不必要な安静は廃用症候群を助長するため，坐位・立位などの重力負荷に対する心血管反応を確認し，安静度を拡大	ICU・CCU内	ベッド上，車椅子
活動範囲拡大期	院内での活動範囲・身の回りの動作の拡大 廃用症候群の予防	一般病棟	室内～病棟（院内）
退院準備期	退院後に必要な最低限の活動量とその運動強度における安全性の確認 ADLおよび2次予防における指導	リハビリテーション室	院内

一歩差がつく心リハポイント

1) リハビリテーション室ではどんな心リハをやっている？

ウォーミングアップ（ストレッチ）→骨格筋トレーニング（チューブトレーニングやスクワットなど）→有酸素運動（歩行練習～ジョギング，自転車エルゴメーターなど）→クールダウンといった一連の流れで実施します[1]．バイタルサインや心電図モニター，自覚症状を確認しながら，運動負荷を調節します．

2) 自宅退院後の活動範囲に関する具体的な指導方法は？

自宅退院後の活動範囲の指導には，METs（代謝当量）を用いることが一般的です．これは，座っているときの活動量を1としたときに，ある活動がその何倍の強度になるかを表す指標です．

心肺運動負荷試験で個々の患者が今何METsの強度の活動量に耐えうるかを検査し，歩行や階段昇降やスポーツに必要なMETsと照らし合わせることで，具体的に限界レベルと適切なレベルの活動・運動を指導することができます．

日常生活を送るためには，最低4METsが必要である[2]ため，入院中にその運動負荷に耐えられるかどうかを確認することが重要なポイントとなります（3～4METs：ふつうの歩行[4km/h]）．

3) 高齢患者や並存疾患を持つ患者の心リハ実施のポイントは？

患者の高齢化が進み，運動機能低下に加え，中枢神経障害などの並存疾患の存在によって活動範囲拡大に難渋する患者が増加しています．このような患者では，離床を中心とした活動範囲拡大を試みることに加え，可能な限り早期から自重やセラバンドを使用した骨格筋トレーニングを導入する必要があります．

また，活動範囲拡大の制限因子が心機能なのか運動機能や精神機能であるのか多職種で共通理解し，心リハの時間以外の離床時間を確保することも重要です．

（中田秀一，渡邉陽介）

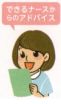

できるナースからのアドバイス

骨格筋トレーニングでは，血圧の急激な上昇を防ぐため，息を止めず吐きながら実施するように指導が必要です．また，退院後の実施頻度や注意点，運動を継続させるコツなどについても指導を行います．

活動範囲拡大期では，廃用症候群の予防や2次予防の観点から，低負荷からの骨格筋トレーニングも開始します．

引用・参考文献

1) 日本循環器学会ほか編：循環器病の診断と治療に関するガイドライン（2011年度合同研究班報告）心血管疾患におけるリハビリテーションに関するガイドライン（2012年改訂版）．
2) Shephard RJ: Exercise and aging: Extending independence in older adults. Geriatrics, 48(5): 61-64, 1993.

METs：metabolic equivalents，代謝当量
セラバンド：ゴム製の平たく長い形状のバンド．ゴムバンド．

NO. 045 何が起こりうるか知っておく

呼吸器疾患の特徴

CLEAR POINT

- ☑ 当たり前だが，正常な呼吸状態で入院してくる患者は少ないことを知っておく
- ☑ 受け持った時点を基準に，そこからの変化を見逃さない
- ☑ おかしいと思ったことは，いつからなのか情報をとることができる

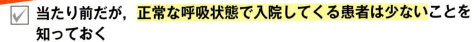

呼吸器疾患の病棟でよくみる疾患として，慢性呼吸器疾患である喘息やCOPD，そしてそれらの急性増悪のほかに，気管支炎，肺炎，気胸，肺がん，肺水腫，結核などさまざまなものがあります．病院の特徴によって，がんをメインに治療を行っている場合は，呼吸器疾患の病棟では肺がん患者がほとんどを占めるのはいうまでもないでしょう．がんを専門に治療している病院であったとしても，がんだけを単独で患っている患者だけではなく，ほかの呼吸器疾患を既往として持っている患者もいるでしょう．

ここでは，それぞれの疾患に特徴的なことをお話するのではなく，呼吸器疾患を持つ患者にはどのようなことが起こりうるのかという視点で解説します．

呼吸機能のどこに異常があるか

呼吸器疾患というくらいなので，呼吸を行うために必要な機能や器官・臓器がなんらかの不調を起こしています．では，呼吸とはどのようにして行われているのでしょうか？呼吸中枢，神経伝達系，筋骨格系，気道，肺の機能，そして代謝や内分泌系の身体のさまざまな部分が通常通り機能することによって，正常な呼吸回数，呼吸パターンを作り出しています．逆に考えると，これらのいずれかに問題が生じると，呼吸器系にも影響が生じます．

疾患名が決まっている患者であれば，それに沿った症状をチェックすればよいです．疾患名のわかっていない，もしくは原因検索中の患者をみる場合には，それらの機能のどこかに異常があるかもしれないという視点で患者を観察する必要があります．

どの時点からどのくらい変化しているのか

1）受け持った時点からのように変化しているか

呼吸器疾患と診断された患者は，入院時にはすでに正常範囲の呼

COPD：chronic obstructive pulmonary disease，慢性閉塞性肺疾患

吸回数や呼吸パターンから逸脱していることが考えられ，なんらかの呼吸器系症状を呈しています．そのため，正常と比較するのでは，「異常である」ということ以外の表現ができなくなります．**受け持った時点の呼吸状態と症状を基準にして，患者の経時的な状態を比較していくように「どの時点から，どのくらい変化しているのか？」を報告できるように観察**しましょう．

たとえば，受け持った時点の呼吸回数が20回/分で，呼吸補助筋の使用はなく，SpO_2は96％とします（ほかにも聴診や触診など行い情報を得る）．これを基準として考えます．2時間後，呼吸回数は28回/分で，呼吸補助筋の使用があり，SpO_2は95％だったとします．ここで考えることは，呼吸補助筋を使用してかつ呼吸回数を28回/分まで上昇させることでSpO_2を維持していること，どうしてこの呼吸に変化してしまったのか？ということです．

この変化の原因がどこにあるのかを考えられなければ，悪化していく変化に対応できないことになります．

2) さらに悪化するのはどのような状況か

もう1つ，たとえの症例で，受け持った時点の患者が呼吸回数30回/分で，呼吸補助筋を使用し，呼吸困難が軽度あるという訴え，SpO_2が92％ですでに酸素2L鼻カニューラで投与されている状態（ほかにも聴診や触診なども行う）だったとします．

この状態は，すでに正常の範囲からは逸脱しています．そのため，自分が受け持った時点の状態をベースと考えることで，**ここからさらに悪化するのはどのような状況か，改善したときにはどのようになるのかを考えなくてはなりません**．そして，受け持った時点の状態は，いったいどのようなことが原因で起こっているのかを情報として知っておく必要があります．

原因が明確になっていない場合は，原因がどこにあるのかを考えながら患者の観察をしなくてはなりません．

（戎 初代）

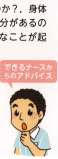

痛みがあるのか？，体温上昇（なんらかの炎症反応や酸素消費量増加など）によるものか？，身体のどこかに不快な部分があるのか？，元々このようなことが起こりうる状態を持っているのか？，など，なぜそうなったのか，きっかけは何かを考えて，考えられる原因も検討しましょう．

NO. 046 呼吸リハの方法と流れをおさえておく

呼吸リハビリテーション

CLEAR POINT

- ☑ 呼吸リハの**概要**を説明できる
- ☑ 各疾患における**呼吸リハの流れ**をわかっている
- ☑ 呼吸リハには**肺以外に対するアプローチ**も重要であると知っている

呼吸リハビリテーション（以下，呼吸リハ）の対象は，COPDや肺結核後遺症などの慢性呼吸不全患者に加え，周術期患者，人工呼吸器患者など急性期から慢性安定期までその対象疾患は多岐にわたります．

呼吸リハは，スクイージングや体位ドレナージなどの気道クリアランス法，口すぼめ呼吸などの呼吸法といった肺に対するアプローチが中心と思われることが多いですが，呼吸筋トレーニングや骨格筋トレーニング，有酸素トレーニングといった肺以外に対するアプローチも重要となります．

ポイント！

疼痛管理もしっかりと

- 術後患者は体動時の疼痛が制限因子となり，呼吸リハの実施に難渋する場合があります．そのため，呼吸リハの介入時間に合わせて適宜鎮痛薬を使用し，疼痛管理を進めることが重要です．

代表的な疾患における呼吸リハ

1）呼吸器疾患

①急性増悪期

急性増悪患者は，気道分泌物の増加，呼吸困難感の増悪，不安定な酸素化などの特徴を有します．そのため，この時期は，気道クリアランス法や呼吸法といった介入が中心となります．

体位ドレナージやスクイージング，咳嗽介助を中心とした気道クリアランス法に加え，口すぼめ呼吸や胸郭柔軟性トレーニングにて呼吸パターンや呼吸困難感の改善を図りましょう．

なお，この時期は酸素化や循環動態が不安定であることが多く，SpO_2や血圧，心拍数などのバイタルサインをモニタリングしながら呼吸リハを実施するようにしましょう．

②安定期

呼吸状態が落ち着いたら，適宜酸素療法を併用し離床やADLトレーニング，低負荷からの骨格筋トレーニング（軽いスクワットや背伸びの運動など）などを中心に実施します．

加えて，再増悪予防のために日常生活での注意点について医師や看護師，理学療法士，薬剤師，栄養士など多職種でのかかわりが重要となります．また，退院に向けて身体活動量が増加する時期であるため，**病棟でも安静時のみではなく労作時の酸素化評価を行い，低酸素血**

できるナースからのアドバイス

スクイージングは単独での排痰効果は不十分であることが多いため，気道分泌物の貯留部位を評価し，患側肺・病変部が上となる体位ドレナージや咳嗽介助などの気道クリアランス法を組み合わせて実践することで排痰効果の向上が期待できます．

表1　代表的な術後肺合併症の危険因子

患者因子	・高齢　・肥満　・パフォーマンスステータス不良 ・慢性呼吸器疾患の合併　・うっ血性心不全の合併 ・睡眠時無呼吸症候群の合併 ・低肺機能　・喫煙歴　・低栄養　・上気道感染 ・ASA-PS分類高値
手術因子	・手術部位　・手術時間　・緊急手術 ・長時間作用型の筋弛緩薬使用

パフォーマンスステータス：全身状態の指標の1つで，患者の日常生活制限の程度を示す．

PS.	
0	まったく問題なく活動できる．発症前と同じ日常生活が制限なく行える．
1	肉体的に激しい活動は制限されるが，歩行可能で，軽作業や座っての作業は行うことができる．
2	歩行可能で，自分の身のまわりのことはすべて可能だが，作業はできない．日中の50％以上はベッド外で過ごす．
3	限られた自分の身のまわりのことしかできない．日中の50％以上をベッドか椅子で過ごす．
4	まったく動けない．自分の身のまわりのことはまったくできない．完全にベッドか椅子で過ごす．

症が生じていないかを確認するように注意しましょう．

2）周術期患者

周術期患者では，無気肺や肺炎など術後肺合併症の予防や術後の身体機能・ADLの早期回復を目的にリハビリテーションが実践されます．

①術前

インセンティブスパイロメトリーなどを用いた呼吸予備能の向上に加え，術後の排痰指導を行います．加えて，疼痛が残存する術後早期から離床が行えるよう，十分なオリエンテーションの実施も重要です．

また，**術後肺合併症を併発するリスクを把握することは患者指導をするうえで重要**なため，それらの情報を収集・整理するようにしましょう（表1）[1]．

②術後

術後早期から可能な範囲で離床や咳嗽介助，深呼吸練習を実施します．自己排痰が困難な場合には，ドレーン・ルート挿入部に注意しながら積極的に体位ドレナージを取り入れましょう．

また，咳嗽時は疼痛が増強しやすいため，**術創部などの疼痛部位を，枕などを用いて保護しながら咳嗽を行うよう指導することが効果的**です．

（中田秀一，渡邉陽介）

引用・参考文献
1) 下薗崇宏：術後呼吸不全の予防と治療．Intensivist，4(2)：275-287，2012．

COPD：chronic obstructive pulmonary disease，慢性閉塞性肺疾患
ASA-PS：ASA physical status，アメリカ麻酔科学会における全身状態分類
気道クリアランス法：気道内に貯留する痰の移動・排出除去を目的とした気道管理の方法．排痰法．

NO. 047　がんのうち約半数が消化器系であることをおさえておく

消化器疾患の特徴

CLEAR POINT

- ☑ それぞれの<mark>臓器の働きやがんの症状</mark>について把握している
- ☑ 現在の患者の状態を<mark>ショックの5徴</mark>と照らしてアセスメントできる
- ☑ 急な状態変化に対応できるよう，<mark>敗血症と出血性ショックの治療プロトコル</mark>はおさえておく

がんは消化器系が多い

　消化器疾患で，とくに多い疾患として，がんがあります．最新の統計では，がんのうち約半数が消化器系のがんという結果が出ています．

　消化器は口から肛門まで続く器官で，ほかにも肝臓，膵臓など消化器系の臓器は多くあります．それぞれの臓器の働きやがんの症状について，おさらいしておきましょう．

　また，最近は国の方針として在宅医療を推進しています．病院の機能分化も進められており，今後は今まで以上に早いタイミングでの在宅への移行が求められると考えられます．皆さんの病院では，在宅へ移行となった場合はどのようなことが必要でしょうか．訪問看護やMSW，病状によっては緩和ケアチーム，急変時の対応など，他部門への連絡や調整，指導が必要になります．3年目頃には病棟リーダー業務も行っているでしょうから，在宅医療ではどのようなことが必要か，どこへ連絡すればよいのか，再確認しましょう．

気をつけたい疾患

　3年目頃には，よく病棟で遭遇する疾患や治療，看護についての知識は定着していると思います．そのような中で，皆さんが不安を感じるのはどのようなことでしょうか．おそらく「急変」ではないでしょうか．消化器疾患の中で，とくに急変に注意が必要な疾患について挙げます．

1) 消化管出血

　上部，下部消化管出血ともに，出血性ショックのリスクがあります．とくに食道静脈瘤破裂では大量出血をきたし，生命の危機的状況に陥る可能性があります．

　消化管出血では，出血しても体内に血液がある場合にはそれほど血圧が下がりません．吐下血で体外に血液が出た後には，急激に血圧が下がるので注意が必要です．血圧低下に対しては，下半身にある

ポイント！

出血にも注意

- 既往に心筋梗塞や脳梗塞があり抗血小板薬などを内服している場合，出血が止まりにくいのでさらに注意が必要です．そのため，現病歴のほかに既往歴，服薬情報も把握することが大切です．
- 出血早期には脈拍は増加しますが，通常血圧は下がりません．生体の反応として，脈拍を増やしてなんとか血圧を保とうとします（βブロッカーを内服している場合や高齢者など脈拍が増加しない場合もある）．

memo

MSW：medical social worker，医療ソーシャルワーカー

表1　ショックの5徴（ショックの5P）

Pallor	蒼白
Pulmonary insufficiency	呼吸不全
Perspiration	冷汗
Prostration	虚脱（意識朦朧）
Pulselessness	脈拍触知不能

血液を心臓に戻して一時的に血圧を上げる目的で，下肢を挙上させます．そして，すみやかに医師へ報告し，輸液や輸血の準備を行います．
　そのほか，ショックの際にみられる症状として有名なものに，ショックの5徴があります（表1）．脈が速くなってきた，なんだか冷や汗をかいている，患者がそのような状況になったときに「もしかして，ショックかも」と考えて早めに対応できたら，「できるナース」ではないでしょうか．

2）急性閉塞性化膿性胆管炎

　総胆管結石や腫瘍などが原因で胆道が閉塞し，胆汁の中で細菌が増殖する疾患です．胆道内の圧が上昇して血液へ逆流することで，細菌感染が全身に及び，敗血症性ショックに陥ることがあります．
　ショックというと，表1のショックの5徴にあるように「末梢冷感」を想像しますが，敗血症性ショックの早期では，ウォームショックとよばれる「末梢血管が拡張して温かくなり，血圧が低い」状態になります．**血圧が低いけど末梢が温かい，そんなときは「ウォームショックかも」と考えて対応することが必要です．**
　敗血症性ショックの場合，血管内の血液量が不足している状態のため，大量の輸液を行います．また，末梢血管が拡張しているため，血管を収縮させる目的で末梢血管収縮薬を使用します．
　どのような治療が行われるか予測して準備できる，それも「できるナース」の1つの要素ではないでしょうか．

（笠谷亜沙子）

引用・参考文献
1) 国立がん研究センターがん登録・統計．(2017年1月閲覧)
http://ganjoho.jp/reg_stat/statistics/stat/summary.html
2) 日高志州：ショック．救命救急ディジーズ（山勢博彰ほか編），p.119-126，学研メディカル秀潤社，2015．

NO. 048 緊急性があるかどうかをおさえておく

消化器病棟で使う フィジカルアセスメント

CLEAR POINT

- ☑ 消化器系の腹部症状の<mark>緊急度をアセスメント</mark>できる
- ☑ 腹部症状のある患者は，<mark>問診→聴診→打診→触診</mark>の順にフィジカルイグザミネーションを行う
- ☑ <mark>絞扼性腸閉塞</mark>は緊急度・重症度が高いため注意する

消化器病棟では，腹痛，悪心，嘔吐，下血，吐血などの腹部症状に遭遇する頻度が高いです．看護師は，腹部症状が緊急性を要するか否かの判断を的確に観察・アセスメントし，緊急性を見極める必要があります．

どの部位のフィジカルアセスメントを行う際も共通していますが，患者にどのような問題が存在しているのかを知るために，まずは本人から自覚症状やそのほかの情報を得ることが最も大切です．

消化器症状でみるべきポイント

消化器症状でみるべきポイントは，①病歴(OPQRSTA)，②バイタルサイン，③腹部所見の3つです．

1) 病歴聴取

病歴聴取では，消化・吸収にかかわること，排泄に関することが主な聴取内容になります．女性では，生殖器(子宮・卵管・卵巣)もアセスメントの対象になるため，妊娠・分娩・月経周期も聴取しましょう．

腹痛患者ではOPQRSTA (表1)といった枠組みを用いて網羅的に情報収集を行うことで，重要な情報の聞き逃しがなく，緊急性の高い疾患を見逃す可能性が低くなります．

2) 触診から得られる危険なサイン

腹部のフィジカルイグザミネーションは，他の部位と異なり，触診の前に打診を行います．これは，腹部は直接臓器に接触する部位であり，可能な限り直接的な刺激を抑えるためです．

板状硬：上部消化管穿孔における典型的な所見です．「カチカチ」といった感じで，腹筋に力を入れているかのような所見です．それに対して，下部消化管穿孔の場合は押すと痛みを訴えることが多いです．

反跳痛：反跳痛は，壁側腹膜の刺激症状を示唆するため，憩室炎や胆嚢炎でも認めることがあります．腹膜炎か否かは反跳痛を認める

表1　OPQRSTAから疾患を考える

Onset：発症	・突然の発症の腹痛をみたらまず考えることは， 「詰まった」：心筋梗塞，腸間膜動脈閉塞，尿管結石，胆石 「破れた」：腹部大動脈瘤破裂，消化管穿孔 「裂けた」：大動脈解離 「ねじれた」：Ｓ状結腸茎捻転，卵巣茎捻転，精巣茎捻転
Position：痛みの部位	・代表的な腹痛の一般的な疼痛部位を把握しておくことは重要．痛みが移動する場合は，①急性大動脈解離，②虫垂炎を考える．①急性大動脈解離は何でもあり，②虫垂炎では心窩部から右下腹部へ移動する． ・そのほかに，尿管結石も痛みが下へ移動することもある．急性腸炎などの腸蠕動痛は，腹部のあちらこちらに痛みが移動して圧痛部位が局在せず，再現性に乏しいことが特徴．
Quality：症状の性質・程度	・裂けるような痛みは大動脈解離を考える．
Region and radiation：位置と放散	・肩への放散痛は，第一に急性冠症候群（ACS）を考える．肩甲骨の内側が痛む場合は，大動脈解離も忘れてはいけない． ・左肩から肩甲骨にかけての痛みは，脾破裂や脾膿瘍などの脾臓の関連痛（Kehr's sign）も考える．
Severity：症状の強さ	・痛みの程度が強い腹痛，増強する腹痛は危険なサイン．穿孔による腹膜炎は発症時から痛みが強く，膵炎や胆嚢炎などの痛みは1時間以上かけ徐々に増強するのが特徴． ・大動脈解離は，裂けているときが最も痛みが強い．
Time：時間経過	・腸閉塞など腸管の痛みは，間欠的な痛みでも痛みがほぼゼロになる時間帯がある．しかし，尿管結石や胆石の場合は，痛みはゼロにならない．
Aggravation factor/Alleviating factor：痛みの増悪／寛解	・膵臓などの病変が後腹膜に及べば，仰臥位で痛みは強まり，前屈すると和らぐ．食事やアルコールが増悪因子となることが多く，その場合は消化管病変が考えられる． ・消化管潰瘍は胃潰瘍は食後，十二指腸潰瘍では食前，胆石発作や膵炎は食事やアルコールが引き金となる．食事によって痛みが増強し，嘔吐により軽減すれば腸閉塞を疑う．
Associated symptoms：関連症状	・腹痛以外に悪心・嘔吐や下痢を認める場合，胃腸炎の可能性を考える．通常，胃腸炎の場合，上から順，すなわち悪心・嘔吐→腹痛→下痢の順番に症状が出現する．そのため，腹痛を認めその後嘔吐している場合は，まず胃腸炎以外を考える．たとえば虫垂炎，腸閉塞，胆嚢炎，尿管結石など．

表1次ページへ続く

範囲も含め判断しましょう．限局せず腹部全体に認める場合には汎発性腹膜炎が考えられます．

＊

おなかが硬く（板状硬），かつ反跳痛がある場合には消化管穿孔を考えます．

おなかは硬くない（むしろ柔らかい）のに反跳痛を認める場合は，婦人科疾患や腹部大動脈瘤破裂などの血管系を考えましょう．

3）絞扼性か否かを見極める

絞扼性腸閉塞か否か判断がつかない場合，みるべきポイントはバイタルサインです．腸閉塞に対し細胞外液を投与しても安定しない場合は，絞扼性腸閉塞を考えましょう．ただし，痛みもバイタルサインに影響するため，血液ガスを経時的に確認し，代謝性アシドーシス，乳酸値の推移を確認し，循環不全が進行しているか否かを観察しましょう．

（栗木公孝）

ACS：acute coronary syndrome，急性冠症候群

> **知っておこう**
>
> 消化管穿孔によって消化液がばらまかれる場合は，刺激が強く腹部が硬くなります．

引用・参考文献
1）石丸裕康ほか：入院患者管理パーフェクト：レジデントノート，16(5)，2014．
2）横山美樹：はじめてのフィジカルアセスメント．メヂカルフレンド社，2015．
3）坂本壮：救急外来　ただいま診断中！．中外医学社，2016．

表1 OPQRSTAから疾患を考える（続き）

	問診	視診	聴診	触診
急性虫垂炎	心窩部痛，臍部痛（内臓痛），食欲不振，悪心，嘔吐から始まりその後数時間で，右下腹部に痛みが移動（体性痛）		腸蠕動音の低下	右下腹部を中心（McBurney点，Lanz点）に圧痛，反跳痛（Blumberg徴候），筋性防御
単純性腸閉塞	腹部手術の既往，腹痛（緩徐で間欠的），嘔吐，排ガス・排便の停止	腹部膨満，蠕動不穏	高調腸蠕動音，金属音（metallic sound）	圧痛（弱い）
絞扼性腸閉塞	腹痛（急激で持続的），嘔吐	腹部膨満	徐々に低下・消失	強度の圧痛，筋性防御，反跳痛（Blumberg徴候）
急性胆嚢炎	胆嚢結石の既往，右季肋部痛，発熱，悪心，嘔吐			圧痛，筋性防御，Murphy徴候
胃・十二指腸穿孔	胃・十二指腸潰瘍の既往，数日前からの心窩部痛，腹部膨満感，NSAIDs内服，突然の上腹部の激痛		腸蠕動音の低下	筋性防御，反跳痛
急性膵炎	持続的な上腹部痛（腹痛は胸膝位で軽減する），背部・左肩放散痛，発熱，悪心，嘔吐，食欲不振，嗜好：飲酒の有無と量	Grey-Turner徴候（左側腹部に皮下出血斑がみられる） Cullen徴候（臍周囲に皮下出血斑がみられる）	腸蠕動音の低下	上腹部圧痛，筋性防御

反跳痛：Blumberg徴候．腹壁を手指でゆっくり圧迫し，急にその手を離して圧力を除くと，圧迫していたときよりもかえって強い痛みを感じる．
筋性防御：触診の際，肋間神経・腰神経を介して腹壁筋肉の反射性緊張亢進が起こり，腹壁が硬く触れる．
McBurney点：右上前腸骨棘と臍を結ぶ線の外側1/3の点．
Lanz点：左右上前腸骨棘を結ぶ線の右外側1/3の点．
Murphy徴候：右季肋部を圧迫しながら患者に深呼吸をさせると，痛みのために途中で呼吸ができなくなる．

memo

NO.049 緊急性の高い疾患の発症様式をおさえておく

消化器病棟でこんなときどうする？

CLEAR POINT
- ☑ 腹痛を主訴とした消化器疾患以外の疾患を鑑別できる
- ☑ 緊急度・重症度の高い症状を理解し対応できる
- ☑ 消化管出血による出血性ショックの病態を説明できる

緊急性を見極める

消化器病棟では，腹痛を主訴とする患者の疾患は多岐にわたり，主な疾患として，消化器系，心血管系，婦人科系，泌尿器系などがあります．看護師の観察として重要なことは「見逃すと生命を脅かす疾患・緊急の処置が必要な疾患」の急変徴候を理解し，現場での臨床推論につなげ，緊急性を見極めることです．

緊急性を判断するうえで，患者の基礎情報と主訴に加え，発症様式を確認することは，きわめて重要です（表1）．

とくに緊急を要し見逃してはならない疾患は，腸管穿孔，絞扼性腸閉塞，胆管炎，腹腔内出血，急性心筋梗塞，大動脈解離，子宮外妊娠などがあります．

緊急性の高い症状

1)「詰まる！」

急性腸間膜虚血：突然の強い腹痛（初期には腹膜刺激症状を認めない）が特徴で，鎮痛薬ではコントロール困難です．進行すると，腹膜刺激症状，麻痺性イレウス，ショックなどがみられます．

急性閉塞性化膿性胆管炎：レイノルズ5徴（右季肋部痛，悪寒を伴

表1　発症様式により予測できる緊急性

	突然発症　秒〜分単位	急性発症　時間〜日単位	緩徐な発症　月・年単位
発症様式	あるときを境に疼痛が最強となる 「〜している時」	数十分から数時間かけて疼痛が最強となる 「昨夜から」	数時間から数日かけて疼痛が最強となる 「○月頃から」
緊急性	高	高〜中	中〜低
腹痛だと	消化管穿孔 腹部大動脈瘤破裂	胆嚢炎，急性膵炎	虫垂炎，憩室炎

う発熱，黄疸，ショック，意識障害)や発熱を呈することが多く，腹痛出現率は70％程度です．心窩部違和感や胸部不快感しかないこともあります．

2)「裂ける！」

大動脈解離：突然の胸背部の激痛を呈します．疼痛は発症時が最強で，進行に伴って下方に移動します．

3)「破れる！」

破裂大動脈瘤：破裂すれば強い自発痛を認め，腹膜刺激症状はありません．「突然発症の腰背部痛」，「ショック」，「拍動性腫瘤」が代表的3徴候です．

上部穿孔：突然発症の持続する強い心窩部，右季肋部痛を呈し，筋性防御や反跳痛を伴います．上腹部から腹部全体へ広がり，板状硬をきたします．

下部穿孔：突然発症の強い痛みを呈し，痛みが持続します．筋性防御も認めることが多いですが，腹部全体の反跳痛をきたします．

破裂性子宮外妊娠：突然発症の強い痛みを呈し，痛みが持続します．消化器症状を伴いません．左右差のある圧痛と広い範囲の反跳痛を認めます．

4)「捻れる！」

絞扼性腸閉塞：疼痛が持続し，腸管虚血によって腹膜刺激症状を伴います．圧痛や反跳痛が著明(Blumberg徴候陽性)で，筋性防御，腸蠕動音は減弱ないし消失します．鎮痛薬は無効で，突然の激しい嘔吐を繰り返しますが，嘔吐によっても疼痛が軽減しません．

消化管出血に要注意

大量出血では，循環血液量の低下からショックとなり死に至る危険性があります(表2，3)．循環血液量減少性ショックでは，血圧が低下する前に脈拍が増加，冷汗，四肢冷感などの交感神経刺激症状がみられるため，血圧，脈拍，呼吸，体温，意識状態を含めた全身状態を注意深く観察し，ただちに人員を集め初期対応が必要です．

「心拍数/収縮期血圧」から体液喪失量が推定できます(表4)．正常は0.5前後で，1.0ならば推定体液喪失量は1L，1.5ならば1.5Lと考えられます．

そのほかの症状

1) 悪心・嘔吐

嘔吐は延髄にある嘔吐中枢が刺激されて起こる症状であり，引き起こす疾患の多くは消化器疾患です．しかしほかにも，精神的なもの，妊娠，頭蓋内圧亢進，心臓血管疾患，アレルギー症状，電解質異常などさまざまあります(表5)．

ポイント！

出血性ショック時の対応

- 出血性ショックでは，初期対応として，①気道確保，②酸素投与，③静脈路確保，④輸液投与の準備，⑤輸血の準備，⑥呼吸状態悪化に備え気管挿管の準備を行う必要があります．

ポイント！

嘔吐の場合はその後の対応も念頭に

- 腹膜刺激症状や激烈な疼痛を伴う場合は緊急手術
- 出血を伴う嘔吐では止血処置
- 持続する嘔吐では電解質や水分バランスに注意
- 腸閉塞に起因する嘔吐では減圧のため胃管・イレウス管挿入を検討

表2　上部消化管出血をきたす主な疾患

部位	疾患(その疾患に関連する症候)
食道	食道静脈瘤(肝硬変)，マロリー・ワイス症候群(嘔吐後吐血) 食道腫瘍，食道炎(胸やけ，心窩部痛，胸痛)
胃	胃潰瘍(心窩部痛，潰瘍既往，NSAIDs内服など) 急性胃粘膜病変(アルコール多飲など) 胃腫瘍，胃静脈瘤(肝硬変) 門脈圧亢進症性胃腸症(肝硬変)
十二指腸	十二指腸潰瘍(心窩部痛，潰瘍既往，NSAIDs内服など) 乳頭部腫瘍，胆道出血

> **知っておこう**
>
> 下血と血便の違いは，下血は肛門から遠い部位(上部消化管，上部小腸)からの出血で，血便は肛門から近い部位からの出血となります。

表3　下部消化管出血をきたす主な疾患(その疾患に関連する症候)

部位	疾患(その疾患に関連する症候)
小腸	小腸腫瘍，meckel憩室
大腸	痔・肛門疾患(排便後の新鮮血) 大腸腫瘍(便に付着する血液) 大腸憩室，潰瘍性大腸炎(持続する下痢，腹痛に伴う粘血便) 虚血性腸炎(特発性腹痛，血性下痢) 感染性腸炎(膿粘血便) 直腸潰瘍(長期臥床，便秘)

表4　ショック指数と出血量

ショック指数	予測出血量
0.5	出血なし
1.0	1,000mL未満
1.5	1,500mL未満
2.0	2,000mL未満

ショック指数＝心拍数/収縮期血圧

表5　嘔吐の分類

中枢性嘔吐	脳圧亢進や脳卒中，薬剤により嘔吐中枢が直接刺激されて起こる
反射性嘔吐	消化管通過障害や異物混入，その他の消化器疾患，心筋梗塞などに伴い，迷走神経や交感神経系を経て，間接的に嘔吐中枢が刺激されて起こる
精神性嘔吐	精神的ストレス，悪臭などにより大脳皮質が興奮し，嘔吐中枢が刺激されて起こる

2) 下痢

　下痢の原因の多くは，細菌やウイルスなどの病原微生物であり，消化管の感染症により発症します。下痢の発生機序は4つに分類されます。ふだんの排便パターンと比較し，いつから，排便状態が変化したのか下痢の原因検索が必要です。また，感染症に基づく下痢では，感染の拡大を防止するために，迅速な対応が必要となります。

(栗木公孝)

引用・参考文献
1) 山上裕機ほか：臓器別の術後の必須アセスメント：消化器外科NURSING，17(1)，2012．
2) 藤井秀子，平尾素宏ほか：新人ナースのための消化器外科病棟の術後フィジカルアセスメント．消化器外科NURSING，21(5)，2016．
3) 道又元裕ほか：重症消化器系疾患のケア．重症集中ケア，8，9，2011．

NO. 050 後遺症によりその人らしさも脅かされることを知っておく

脳神経疾患の特徴

CLEAR POINT

- ☑ 患者数が多い脳血管疾患の特徴をおさえている
- ☑ 生命の危機だけでなく，急性期を脱しても後遺症があることがわかっている
- ☑ rt-PA療法や低侵襲な血管内治療について知っている

　脳神経疾患というと，皆さんはどんな疾患を思い浮かべるでしょうか．代表的な疾患では，脳梗塞や脳出血など脳血管の障害に由来する疾患があります．認知症やパーキンソン病といった疾患を思い浮かべる人も多いでしょう．また最近では，さまざまなニュースやテレビ番組で，筋萎縮性側索硬化症や筋ジストロフィーなどの疾患が特集として取り上げられることもあり，一度は耳にしたことがあるのではないでしょうか．

　このように，脳神経疾患は脳血管疾患から筋や神経の異常，脳腫瘍など非常にさまざまな病態，疾患があります．

患者数が多い脳血管疾患

　脳神経系の疾患はたくさんありますが，ここではとくに患者数が多い脳血管疾患の特徴についてお話したいと思います．

　脳血管疾患は，脳の血管が詰まってしまう「脳梗塞」と，脳の血管が破れることで起こる「脳出血」「くも膜下出血」を合わせたものです．このうち突然に発症したものは，「脳卒中」とよばれています．

　脳血管疾患の最近の動向を見てみましょう．脳血管疾患は，日本の平成27年の死因順位で，悪性新生物，心不全，肺炎に次いで第4位となりました．脳血管疾患は肥満や高血圧，糖尿病や脂質代謝異常症など，いわゆる生活習慣病との関係が非常に強いといわれており，こういった生活習慣を見直し，改善していくことが重要な課題となっています．

脳の障害によって生じる危機

　脳はとても特殊な臓器です．人間が生きるうえで必要不可欠な循環，呼吸，代謝，体温等の調整を行い，目や耳や鼻，皮膚から得られるさまざまな情報を処理し，手や足を動かす，ものを飲み込む，言葉を話すといったような日常生活を送るうえで大切な動作をコントロールし

ます．また，記憶や感情を司り，人格や「その人らしさ」を形成するというほかの臓器にはない重要な役割を持っています．

このようにさまざまな役割を持っている脳が障害されると，さまざまな危機が訪れます．

1) 急性期で訪れる「生命の危機」

急性期で訪れる危機は「生命の危機」です．急性期では，脳虚血によって大脳皮質や脳幹網様体が障害されたり，出血や脳浮腫による頭蓋内圧亢進によって脳が圧迫されたりすることによって，**意識レベルの低下，呼吸障害，循環障害が引き起こされ，重症になると生命の維持が困難**になります．

2) 脱急性期で訪れる「その人らしい生活」の危機

無事に急性期の生命の危機を脱したとしても，脳への障害はさまざまな後遺症として表れます．たとえば片麻痺による運動機能障害，失語症や嚥下障害，目の前のものを認識できなくなる，目的に沿った行動ができなくなるなどの高次脳機能障害などがあります．このような**後遺症により，今までのような「その人らしい生活」が一変してしまう**ことも，脳神経疾患の特徴でしょう．

脳神経疾患の最近の治療

脳神経系の治療や検査は，日々進歩しています．大きく変化した治療の1つに，平成17年に保険適用を受けたrt-PA療法の導入があります．これは脳梗塞に対して行われる治療で，rt-PAという血管の中にできた血栓を強力に溶かす薬を，脳梗塞の発症から4.5時間以内に静脈内投与します．これにより脳血管が再開通し，片麻痺などの症状が改善することが認められており，現在も注目されて実施されている治療法の1つです．

最近では，カテーテルなどの機材の発展により，低侵襲な血管内治療も多く行われるようになりました．脳梗塞で行われる機械的血栓回収療法もその1つです．これは，ステントという小さな金網のようなものを血栓に押し付け，絡めるようにして血栓を回収する治療法です．そのほかにも，脳動脈瘤に対して行われるコイル塞栓術や頸動脈へのステント留置術（CAS）などがあります．

＊

このように脳神経疾患は，生命の危機だけでなく，後遺症によりその人らしい生活が脅かされます．体が動かない，言葉が話せないという患者が抱える恐怖や絶望は計り知れません．看護師は，すこしでもその心情を理解し，寄り添いながら，急性期から慢性期，在宅へと長期的にかかわっていく必要があります．

（五十嵐 真）

知っておこう

脳血管疾患と脳卒中は厳密には違いますが，臨床ではほぼ同じ意味の言葉として用いられることが多いです．

脳血管疾患での死亡率は年々減少傾向にありますが，死亡数は横ばいの状態で，平成27年では年間約11万人の方が亡くなっています．

脳神経疾患領域においても，今後は再生医療なども行われていくことが考えられます．

ポイント！

臥床による合併症

- 意識レベルの低下や麻痺による運動障害により，臥床状態が長期化します．臥床期間の長期化によって，肺炎，無気肺などの呼吸器合併症や廃用性変化が起こり，合併症によって死に至ることもあります．

---

rt-PA：recombinant tissue-plasminogen activator，遺伝子組み換え型組織プラスミノーゲン・アクチベーター
CAS：carotid artery stenting，頸動脈ステント留置術

NO. 051 やる気スイッチを押してついでにリハビリを！

麻痺患者への対応

CLEAR POINT

- ☑ **ついでにリハビリ**をすることができる
- ☑ 患者の状態に合わせて**やる気スイッチ**を刺激できる
- ☑ 体位変換など自分も経験し，**患者の気持ちを知る**ことができる

　麻痺がある患者の対応では，残存機能の維持（改善）に目が行くと思います．入院などで活動が低下すると，日単位で筋力が低下することは参考書などでも述べられていますね．

　そこで「○○さんのリハビリをしよう！」とベッドサイドで声をかけてみると「今はしたくない」，「後にして」と言われることもあるのではないでしょうか．しかし，記録などの業務に追われ，今しか時間がないと，強引に患者を説得してベッドサイドリハビリをしてしまうこともあるかもしれません．患者目線でみると，すこしだけ迷惑かもしれませんね．そのときの声かけ1つでも，患者の意欲が低下してしまうかもしれません．

ついでにリハビリ

　そこで，できるナースが考えるリハビリは「改めてリハビリ」ではなく，「ついでにリハビリ」です．こちらが，「リハビリの時間だ！」と気を引き締めていくと，逆に患者も構えてしまうかもしれません．

　そもそも，リハビリの目的を考えると，患者が日常生活を過ごすために必要な機能の維持やそのための動作を獲得することです．そう考えると，生活動作に合わせたリハビリのほうが都合よいかもしれません．

　たとえば，ある程度動ける方は，清拭や足浴，更衣，食事などを寝たままでは行わないでしょう．それならば，清拭の**ついでに端坐位になってもらう**，更衣の**ついでに端坐位や立位，足踏みをしてもらう**，などの「ついでにリハビリ」を取り入れることができます（表1）．

やる気スイッチって？

　麻痺が出現した患者にとって，今後の日常生活は未知の世界で，これからどうなるか理解できない状況です．その状況で，できないことを課題（リハビリやセルフケア）とすると，失敗するたびに「私はダメだ」とますます気分が落ち込む可能性があります．その結果，「やりたくない」と意欲を低下させる原因にもなります．

> **知っておこう**
>
> 脳卒中の患者はうつ状態になりやすく，発症後1年経ってもその状態が続いていることもあります．この状態では，やる気スイッチは逆効果になります．
> うつ状態が疑われたら，脳卒中治療ガイドライン2009の「脳卒中うつスケール」「脳卒中感情障害（うつ・情動障害）スケール同時評価表」などを活用し，診断・治療へとつなげてください．

表1　ついでにリハビリ

リハビリ内容	関連できる日常生活動作および看護ケア
床上リハ／自動・他動運動（四肢）	清潔ケア（清拭，足浴，手浴），体位変換，検温，オムツ交換
端坐位訓練	清潔ケア（清拭，足浴，手浴，歯磨きなど），食事摂取，家族との会話，テレビ鑑賞
立位訓練	清潔ケア（清拭など），更衣，移乗（車椅子，ポータブルトイレ，トイレ）
歩行訓練	移動（トイレ，浴室移動，検査移動など）

表2　やる気スイッチの4つの要因

要因	具体的な内容
達成体験	成功体験，また段階を踏んだ無理のない目標設定：「やればできる」 ▶努力は必要であるが，達成できそうな課題の立案 　例：食事のときは端坐位，車椅子に1人で移乗する，など身近で達成できることから行う
代理経験	他人の成功体験から学習：「私にもできる」「私も頑張る」 ▶自分と同じ状況（疾患や麻痺）にある患者のやり方や成功体験を学習できる場の提供 　例：同じ状況にある患者との情報交換やリハビリなどを観察できる場の提供，医療者からの情報提供を行う
言語的説得	専門家や同じ状況にある他者からの激励，賞賛などの評価：「こんなことができている／できた」 ▶医師，看護師，理学療法士からの声かけ（ポジティブフィードバック） 　例：昨日より歩く距離が増えていますよ，など具体的な声かけ 　※意欲低下する声かけ：「今日はダメでしたね」，「これができないと家で困りますよ」などのネガティブな声かけ
情動的高揚	ネガティブな感情からの解放：「私が悪いのではなく，私のやり方が悪い」 ▶できないという思い込みを変える（思い込みの論破）／自己の気づきを高めるかかわり 　例：記録などを提示し，行動パターンの拡大などを気づかせる

しかし，できるナースは，患者に「できそうだと思わせることができます．この「自分もできそうだ」と思わせることを自己効力感（self-efficacy）といいます．いわゆるやる気スイッチです．このスイッチには，4つの要因があるといわれています（表2）．患者の状態に合わせてやる気スイッチを変えてみるのもいいかもしれません．

自分も経験してみよう

ポジショニングについては，この項では述べません．参考書にも記載されていますが，できるナースとして，ぜひ一度自分でも経験してみてください．意外と発見があります．患者の気持ちを理解するうえでとても大切なことだと思います．

自分が経験して苦痛な体位は患者も苦痛なので，手技を確認する意味でも同僚などとやってみるのがよいでしょう．

（杉島　寛）

> **できるナースからのアドバイス**
> 端坐位訓練するにも，30分間何もせずにひたすら座ることは，逆に苦痛かもしれません．好きなテレビを見るついでに，面会のついでに端坐位をとる「ついでにリハビリ」はいかがでしょうか．

引用・参考文献
1) Bandura A：Self-efficacy: toward a unifying theory of behavioral change. Psychological Review, 84(2)：191-215, 1977.

NO. 052 まずは覚醒しているかをおさえておく

意識障害の見方

CLEAR POINT

- ☑ 意識障害の==程度を伝える==ことができる
- ☑ 頭蓋内圧亢進症状など==危険な意識障害==をおさえている
- ☑ 意識障害がある患者に最低限の==対応==ができる

成人の意識レベルを評価するスケールでは，JCSかGCSを使用していると思います．内容までは覚えていないにしても，JCSは皆さんも耳にしたことがあるのではないでしょうか．

病棟で勤務していると，大多数の患者が意識清明なので，スケールを使う機会も少ないと思います．そのような状況で，たまたま意識障害が出現した患者に遭遇したら，どのように観察しますか？

> **知っておこう**
> スケールを使用する意味の1つに，他者と患者の状態や情報を共有することがあります．

意識障害の観察でおさえるポイント

意識障害がある患者に遭遇したとき，できるナースが最初に確認することは，患者の「覚醒」状態です．**患者が覚醒できない場合，緊急性が高いことが多い**からです．

意識を構成する要因は「覚醒」と「認識」です．「覚醒」とは，周囲（環境）に対して反応できているかであり，自発的に反応できている（自分の判断で起きていられる）状態であるか，刺激（よびかけ，痛み）がないと反応できない状態，もしくは刺激をしても反応できない（起きることができない）状態に分けることができます．一方で「認識」とは，自己が置かれている状況を理解できているかであり，見当識（場所，日時，人：自己と他者），指示・刺激に対する反応（たとえば指示反応や疼痛刺激で払いのける，顔をゆがめること）をさします．

自分の判断で「覚醒」できていて，自分の置かれている状況を正確に「認識」し正しく反応できる状態が意識清明となります．そのため，「覚醒」していないけど「認識」できる状態はまずありえません．それが，覚醒状態を観察する理由です．

> **ポイント！**
> **覚醒かどうかで緊急性が判断できる**
> ● 「覚醒」には脳幹部が関与し，脳幹部の障害は緊急性が高い可能性があります．報告を受ける側も，覚醒状態を伝えてもらえると，緊急性の判断とその対応を準備することができます．

もう一歩踏み込むと

さらに，JCSのⅠ桁・Ⅱ桁・Ⅲ桁という部分だけはおさえたいポイントです．Ⅰ桁は覚醒している状態，Ⅱ桁はなんらかの刺激（声かけ・痛み刺激）を与えると覚醒する状態，Ⅲ桁は刺激しても覚醒しない状態です（表1）．これだけでも，Ⅱ桁よりもⅢ桁のほうが危険だなと思っ

> 意識障害は，どの病棟の患者でも起きる可能性があります．JCSなどのスケールは，ふだんから使用していないと，とっさにはわからないかもしれません．たまたまポケットにメモがあればいいのですが，どのような観察をすればいいのでしょうか？
>
>
> **できるナースからのアドバイス**

JCS：Japan Coma Scale　　GCS：Glasgow Coma Scale

表1 JCSで覚えておきたいポイント

意識障害の分類		刺激に対する反応様式
Ⅲ桁：刺激しても覚醒しない	300	全く動かない
	200	少し手足を動かしたり顔をしかめる（除脳硬直を含む）
	100	はらいのける動作をする
Ⅱ桁：刺激すると覚醒する	30	痛み刺激にてかろうじて開眼する
	20	大きな声または体を揺さぶることにより開眼する
	10	呼びかけで開眼する
Ⅰ桁：覚醒している	3	名前，生年月日が言えない
	2	見当識障害あり（時・人・場所がわからない）
	1	いまひとつはっきりしない

覚醒障害の分類だけは，覚えておきたいポイント

表2 見逃したくない症状

- 頭蓋内圧亢進症状

  意識障害 ＋ ・血圧上昇 ・徐脈 ・嘔吐／嘔気 ・瞳孔不同 ・頭痛

- 脳卒中が疑われる症状

  シンシナティ病院前脳卒中スケール（CPSS）

徴候	異常
1：顔のゆがみ（片側の顔面麻痺）	「イーの口をしてもらう」あるいは笑ってもらう ▶左右対称にならない（麻痺がある）
2：上肢挙上	閉眼させ10秒間上肢を挙上してもらう ▶片方挙がらない，挙がり方に差がある
3：構音障害	患者に話をしてもらう ▶不明瞭な言葉，間違った言葉，もしくは話せない

3つの徴候のうち1つでもあれば，脳卒中の可能性は72％となる

文献1）より引用

てもらえるはずです．逆にこの状況を聞いたら慌てるでしょう．

意識障害で外せないポイント

意識障害の中には，すぐ対応しないと生命の危険にかかわるようなものがあります．それはズバリ，頭蓋内圧亢進症状です（表2）．

また，脳卒中では時間的制約がある治療（脳梗塞に対するrt-PA）もあります．できるナースとして，それらの症状はおさえておきたいポイントです．

意識障害があるときに観察すること

「意識がない！ おかしい！！」このような患者に遭遇したときに観察すべきことは，意識レベルだけでしょうか？

「意識がない，次にやることは……」，1次救命処置（BLS）を思い出してください．意識障害だけだと思って対応していたら，心肺停止状態だったということだけは避けたいです．実際に意識障害だと思って蘇生処置が遅れたということも聞いたことがあります．BLSは医療従事者は習得しておくべき技術です．

意識がない（覚醒しない）場合は，呼吸はしているのか，脈拍触知はできているのかという観察は，意識障害の見方とともに覚えておきましょう．

（杉島 寛）

引用・参考文献
1) 日本救急医学会，日本神経救急学会，日本臨床救急医学会監，「ISLSガイドブック2013」編集委員会編：脳卒中初期診療のために．ISLSガイドブック2013．へるす出版，2013．

GCS

GCSは，刺激に対する言語反応や動きの組み合わせで評価するため，多岐にわたる状態をみるのに役立ちます．神経学的評価をする場合に使用しますが，合計点数が同じでも状態が異なることがあるので注意が必要です．アドバンスの知識としておさえましょう．

	開眼(E) eye opening	点数	言語機能(V) verbal response	点数	運動機能(M) motor response	点数
GCS	自発的に開眼	4	正確な応答	5	命令に従う	6
	呼びかけにより開眼	3	混乱した会話	4	疼痛刺激を払いのける	5
	疼痛刺激により開眼	2	不適当な言語	3	疼痛刺激に対して四肢屈曲・逃避	4
	開眼しない	1	理解不明の声	2	疼痛刺激に対する四肢異常屈曲（除皮質硬直）	3
			発語なし	1	疼痛刺激に対する四肢異常伸展（除脳硬直）	2
			気管挿管，気管切開	T	まったく動かない	1

- 「言語機能(V)」の評価において，失語があれば「A」，気管挿管時は「T」と記載し，1点として評価する．
- GCSの合計14～15点は軽症，合計8点以下は重症と評価する．

BLS：basic life support，1次救命処置　　CPSS：Cincinnati prehospital stroke scale，シンシナティ病院前脳卒中スケール

NO. 053 脳神経疾患でも呼吸は大事であることをおさえておく

脳外科病棟でこんなときどうする？

CLEAR POINT
- ☑ くも膜下出血患者では，**声かけへの反応**が鈍くなったら，脳血管攣縮を疑うことができる
- ☑ **いびき様の呼吸**の急な出現には注意している
- ☑ **異常呼吸**が出現したら対応することができる

　脳神経系患者の特徴として，脳腫瘍の術後など時間をかけて回復の経過をたどる方もいれば，脳出血などで緊急の治療，処置をしなければ生命維持ができない方もいます．急に意識レベルが低下したり，痙攣を起こしたり，話しにくくなる，麻痺が出るなど，症状はさまざまです．

術後，声かけへの反応が鈍くなったら

　左中大脳動脈くも膜下出血で開頭クリッピング術後7日目，患者は頭痛を訴えますが，前日までと比較して反応が鈍く，名前が言えません．また右片麻痺が出現しているようです．このような患者を受け持ったことはありませんか？

　これは脳血管攣縮といい，脳血管が縮こまるように細くなった状態で，脳梗塞のような症状が出現します（**表1**）．一般的に症状が出るのは発症から2週間までといわれていますが，遅発性として3週間くらいまで症状が出現しないか注意して観察しています．ここでも経過を比較してみるので，患者の行動や反応をしっかり把握していることが重要です．

表1　Fisher分類：出血後の脳血管攣縮の発生を予測するための分類（発生率）

Ⅰ度	CTでは出血なし	30%
Ⅱ度	くも膜下腔にびまん性に1mm以内の薄い出血あり	40%
Ⅲ度	くも膜下腔にびまん性に1mm以上の厚い出血あり	100%
Ⅳ度	くも膜下出血は軽度で脳内あるいは脳室内の血腫を伴うもの	40%

文献4）より引用，一部改変

眠れないと訴えていた患者が寝始めていたら

　脳出血で入院していた患者が，寝つきが悪く，不眠を訴えていました．しかし，ラウンド中に見ると，よく寝ているようです．しかも大きないびきもかいていました．息がしづらそうに思い，向きを変えようと声をかけても反応がありません．

　実はこんなとき，頭蓋内圧亢進によるクッシング現象が起きているかもしれません．バイタルサインを測定し，徐脈や血圧上昇，呼吸障害，瞳孔異常などが起きていないか確認しましょう．脳ヘルニアとなる前に早期の対応が必要となります．

　いびき様の呼吸が急に出現するのは，注意が必要です．脳出血の血腫などによって神経が圧迫されると，身体への指令がうまく出せなくなり，喉周りの筋肉が弛緩して舌が落ち込むことで，気道が圧迫されいびき様呼吸が出現します．意識レベルとともに呼吸様式に注目することも大切です．

呼吸が大きくなったり小さくなったりしていたら

　心原性脳梗塞で入院していた患者で，失語を認めますが，声かけには反応していました．あるとき，患者は寝ていましたが，「はあ，はあ，はあ」と同室者に聞こえるほど大きく早い呼吸をしていたので，心配になってベッドサイドに行きました．徐々に呼吸は落ち着きを取り戻しましたが，今度はいったん無呼吸になってしまいました．しばらくしたらまた大きくて早い呼吸をするようになり，声をかけても開眼しません．

　こんなときも，頭蓋内圧亢進が起きている可能性が高いといえます．いわゆるチェーン-ストークス呼吸といわれる呼吸パターンですね．このような状態を発見したときも，意識レベルとバイタルサイン，瞳孔や麻痺の有無を観察しましょう．

（飯野好之）

ポイント！
まず呼吸を確認！

- 呼吸は，バイタルサインを測定する際に非常に忘れられがちです．モニター画面に数値が表示されないと急に影が薄くなってしまいます．

  しかし，急変に結びつく危険な徴候（キラーシンプトム）にはまず呼吸が含まれており，呼吸状態観察の重要性がわかります．

とくに呼吸回数，呼吸パターンは何の道具を使わなくても，患者に触れなくても観察できるとても身近なサインの1つです．
呼吸状態の変化に反応できるナースになりましょう．

引用・参考文献
1) 松谷雅生，藤巻高光編：脳・神経・脊髄イラストレイテッド．学研メディカル秀潤社，2009．
2) 清水敬樹，村木京子編：ICU看護パーフェクト．羊土社，2013．
3) 奥村弥一，詫間大吾編：ブレインナーシング，32(3)，2016．
4) 市川幾恵監，松木恵里編：「意味づけ」「経験知」でわかる病態生理看護過程 ICU版．日総研，2014．

クッシング現象：頭蓋内圧亢進時の徐脈と血圧上昇，脈圧上昇の状態．
チェーン-ストークス呼吸：無呼吸期と過呼吸期を繰り返す異常呼吸．

NO. 054 基本的には傾聴の姿勢は変わらないことをおさえておく

身体疾患を持った精神疾患患者への対応

CLEAR POINT

- ☑ 他患者と同様に，患者の==精神疾患を把握==している
- ☑ 病棟で==統一した接し方==を心がけている
- ☑ 患者とともに==家族==にも接するようにしている

精神病棟看護師から言えること

　平成20年患者調査の結果では，精神科入院患者，退院患者の高齢化は進んでいるという結果があります．必然的に，高齢に伴う身体機能の低下や，身体疾患を併発し治療を必要とする精神疾患患者も増加すると考えられます．身体疾患を合併した精神疾患患者の場合，精神症状に対応しながら，身体治療・ケアを行わなくてはなりません．

　一般病棟に精神疾患患者が入院することは，今後ますます増加するでしょう．精神疾患の症状はさまざまな本に記載されているため割愛しますが，精神疾患の特徴や症状を知っておくことも必要です．

　精神疾患の症状は，幻覚や妄想などがよく知られていますが，身体症状が出る場合もあります．**さまざまな身体的な症状が内科的な疾患から来ているものなのか，精神疾患の症状なのかによって，その後の対応や治療は異なります．**

一般病棟に精神疾患患者が入院したらどうするか

　精神疾患の治療ではなく，身体の治療や検査が必要な場合，一般病棟に入院します．そのようなときは，患者の「既往歴」を把握することと同じように，**一般病棟に入院する患者の精神疾患を把握する必要があります**．しかし，精神疾患患者だからといって特別視する必要はないといえます．偏見を持たずに接することが重要です．

　身体的な不調から，安定していた精神疾患症状が出現する可能性もあります．院内に精神科がある場合，入院前に一般病棟入院で対応可能な状況か診察してもらうとよいかもしれません．

　精神疾患患者は一般的に，
- 緊張しがち，疲れやすい
- あいまいな状況や状況の変化が苦手

memo

- 全体の状況把握が苦手で段取りがつけにくい
- 一度にたくさんの課題に直面すると混乱しやすい
- 病気にならない人と比較すると，ストレスに耐える力が弱い

などの特徴があるといわれます．特性を理解し，患者に合わせて接しましょう．

接し方のポイント

患者は精神症状を，幻覚や妄想，さまざまな言葉や態度で表します．精神疾患患者の対応に慣れていないことの多い一般病棟のスタッフは，戸惑うことが多いかもしれませんね．実際にどのように接したらよいでしょうか．

危険行動がなければ，基本見守りの姿勢で接しましょう．医療者が接する場合，コミュニケーションは聞くことに専念します．本人の話をよく聞き，聞く態度としては，落ち着いて聞くことが必要です．

- 基本的には傾聴の姿勢で接する
- 患者が話しているときは話をさえぎらない
- 相手の考えや気持ちをありのままに受け止めることが必要
- よい悪いという判断はせず，患者の価値観で聞く
- 何が正しい・間違っている，誰が正しい・間違っているなどと決めない
- 患者の訴えや要求をそのまま対応することがいつも最善の方法ではない．場合によっては依存性を高め，自立を阻害することもある

このような注意点を心にとどめて接しましょう．

注意すべきポイント

人によって対応が異なることで，個人に依存する方もいます．そのため，統一したかかわりができるよう，基本的な姿勢を統一することは重要です．1つの薬の説明をする場合も，異なる表現をしないようにします．「不安や緊張を和らげる薬です」，「不穏時の薬です」，「気持ちが落ち着く薬です」とさまざまな言い方は混乱を招くおそれがあります．あらかじめどのように説明するのか統一しましょう．

理解力・判断力が低下している患者は，治療の状況が理解できず拒薬をすることもあります．また，床頭台や寝具内に薬剤をため込むなどの行動から，薬剤の過剰摂取につながるケースも考えられます．適切に服用できているのか，そのつど確認することは非常に大切です．

患者の理解とともに，家族の協力も必要です．薬剤の持ち込みや危険物の持ち込みなどを，家族に依頼することもあります．患者だけでなく，家族へも治療法などをていねいに説明し，患者とともに家族との信頼関係も築けるようにしていきましょう．

（福澤知子）

身体面・精神面などさまざまな側面から状態を観察しケアを行うことが必要なので，きちんとチーム内で情報を共有しましょう．
どのような症状や訴えをしているのか観察し，医師にも適切に報告します．自傷や他者への暴力など，危機的状況にある患者の危機回避を行うことも重要です．

入院によって昼夜の生活リズムが狂ってしまう場合もあります．しかし，基本的には夜間は休む，昼は覚醒するとリズムを整えながら入院生活を送る必要があります．

引用・参考文献

1) 厚生労働省：精神保健福祉法「精神保健及び精神障碍者福祉に関する法律」について．知ることからはじめよう みんなのメンタルヘルス．http://www.mhlw.go.jp/kokoro/nation/law.html（2017年1月閲覧）
2) 厚生労働省：精神保健及び精神障害者福祉に関する法律の一部を改正する法律の施行について．2013．http://www.mhlw.go.jp/stf/seisakunitsuite/bunya/hukushi_kaigo/shougaishahukushi/kaisei_seisin/index.html（2017年1月閲覧）

NO. 055 忙しいながらも笑顔と優先順位を忘れずに

整形外科病棟に入院している患者の特徴

CLEAR POINT

- ☑ **年齢層の違い**に応じたかかわりを意識して実践している
- ☑ 運動機能の低下による**日常生活のストレス**があることを知っている
- ☑ **排泄のストレス**にはとくに気遣い，常に気を配っている

　整形外科病棟での看護師業務は，患者の観察，診療の介助や注射，排泄や食事など日常生活援助，リハビリテーション介助に加えて，手術前後の看護と多岐にわたります．中には，他病棟では行わないような牽引療法やギプスなどの固定術の介助や観察など，診療科に特化した専門性もあり多忙に感じることもあるでしょう．

　しかし，患者の多くは，原疾患以外は安定しているので，病棟の雰囲気は明るく，患者の回復を通して看護のやりがいを感じることもあると思います(図1)．

図1　整形外科病棟の特徴

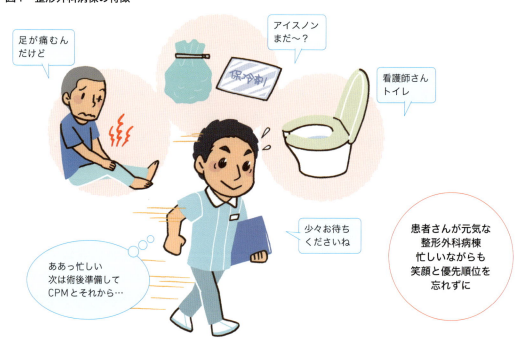

患者の特徴から考える看護の方向性

若年層から高齢者，と幅広い年齢層を対象とするのが整形外科病棟の特徴で，患者に応じた不安の緩和や退院支援を考えることが，看護に必要になります．

たとえば，若年者の受傷原因は事故が多いことから，急激な身体損傷によって自分の未来へ危機感や絶望感を抱くこともあると思います．今の仕事をこの先も続けていけるだろうか，収入が減ってしまうのではないか，学校を卒業できるだろうか，といった社会復帰への不安を感じることでしょう．

また高齢者の場合は，転倒による頸部骨折が最も多く，腰痛やしびれなど慢性疼痛を抱えている患者も多数入院しています．さらに，高齢者は心疾患や内分泌疾患などの既往があるケースも多く，受傷を機に悪化することがあり，加えてADLが低下し認知症が進む，せん妄を起こす，ということも少なくないでしょう．

若年層には不安の表出ができるようなかかわりと，リハビリへの意欲を損ねないようなチームアプローチが必要となります．高齢者に対しては，既往疾患の悪化防止と合併症予防，転倒・転落，事故防止が看護の方向性となるでしょう．それと同時に，退院支援の取り組みが必要となります．3年目以上のナースは，入院時から患者の特徴をふまえたかかわりを意識して実践しましょう．

日常生活でのストレス

整形外科の患者は，他臓器に異常がなく身体が元気であることが多いとはいえ，疾患による苦痛を伴い，手術にも直面する頻度が高い診療科です．患者の多くは，**運動機能が低下するために生じる日常生活でのストレスを抱えています**．とくに高齢者の場合は，食事，排泄などの日常生活援助が業務割合を大きく占めます．

整形外科は多忙な病棟ですが，患者が訴える前に声かけする心配りとプライバシーを考えた看護を，3年目ナースは後輩の見本となるように実践してください．

（汐崎末子）

> **できるナースからのアドバイス**
> 年齢層の違いにより，経過や予後への不安，日常生活で感じるストレスも異なっています．患者に合わせて看護の方向性を考えましょう．

排泄はストレス！？

整形外科で患者が最も強くストレスを感じているだろうと思うことは，排泄に関することです．「看護師さんに遠慮してトイレに行くのを我慢してしまう，トイレに行くことは贅沢なことでしょうか」という言葉は，当院で入院していた人工股関節全置換術（THA）後患者から発せられた言葉です．それは，看護師の手を借りなければ排泄できない現状と，排泄時の不便さだけではなく他者への気遣いにストレスを感じている言葉でした．

牽引療法：直達牽引では，大腿骨骨幹部骨折や下腿骨骨折などで，整復位保持，短縮予防，疼痛軽減などの目的で，骨にワイヤーなどを刺入しておもりで牽引する方法．介達牽引では，大腿骨頸部骨折の術前待機時期などで，スポンジゴムと弾性包帯を使用したスピードトラック牽引が代表的で，接触部の皮膚の炎症を避けるため牽引力は低いが，簡易に執行できる．
THA：total hip arthroplasty，人工股関節全置換術

NO. 056 弾性ストッキングとフットポンプを使い分ける

深部静脈血栓症(DVT)予防

CLEAR POINT
- ☑ 弾性ストッキングや間欠的空気圧迫装置の**禁忌**を知っている
- ☑ 弾性ストッキングを**正しく履かせる**ことができる
- ☑ **かゆみや発赤・水疱**などがないか確認することができる

深部静脈血栓症(DVT)は,手術後や長期臥床の患者で発生しやすくなります.予防には,下肢の運動や抗凝固療法とともに,弾性ストッキング・間欠的空気圧迫装置(フットポンプ)が効果的です.

装着のコツ

1) 弾性ストッキング

ストッキングを引っぱると,生地と一緒に皮膚も引っぱられて摩擦が生じ,発赤や水疱の原因になります.引っぱることがないように,**最初に裏返しにして履かせ,ゆっくり引き上げる**のが上手に履かせるコツです(図1).

装着中,各勤務帯に1回は脱いで,かゆみや発赤・水疱がないか観察しましょう(図2).足関節や膝の裏は,とくにしわができやすいです.**履き替えるときに左右逆に履くことで,同じ場所にしわができるのを予防できます**.また,忘れがちですが浮腫が出現したら,**サイズを測り直して適切なサイズに変更する**ことも,皮膚障害を予防するコツです.

2) 間欠的空気圧迫装置

ゆるすぎず,きつすぎないよう,指2本が入る程度に巻きます.腓骨神経麻痺を合併しないよう,腓骨骨頭(膝の外側)に圧がかかり続けていないか確認することも必要です.

装着中は,①マジックテープがきちんととまっているか,②チューブが捻れたり体の下になっていないか,③腓骨骨頭に重なっていないかを観察しましょう(図3).また,スリーブを足に装着したまま回し

できるナースからのアドバイス

慎重な使用が必要な場合,使用禁忌があるので装着前に必ず確認しましょう(表1).
DVT発生のリスクが高い場合は,弾性ストッキングだけでは効果が不十分なので,間欠的空気圧迫装置を併用します.

表1 慎重使用・禁忌

弾性ストッキングの慎重な使用が必要な患者	・動脈血行障害 ・糖尿病による神経障害 ・DVTの急性期(禁忌ではないが,医師に確認が必要) ・皮膚の炎症疾患
間欠的空気圧迫装置の使用が禁忌な患者	・DVTを発症している患者(装置の刺激で血栓が遊離し肺血栓塞栓症を起こす可能性があるため)

DVT:deep vein thrombosis,深部静脈血栓症

図1 弾性ストッキングの履かせ方

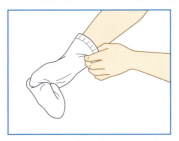

ストッキングの中に手を入れ，かかと部分をつかむ．

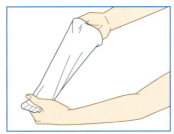

ストッキング上部からかかと部分まで裏返す．

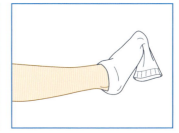

かかと部分を広げ，かかと部分まで着用する．

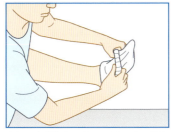

裏返した部分をつかみ，足の上に引き上げる．

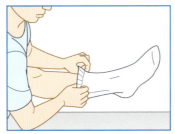

ストッキングを上部までゆっくり引き上げる．

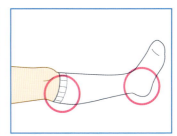

上端部を膝裏一横指下に合わせ，かかとも合わせて，全体にしわがよらないようにして完了．

図2 弾性ストッキング装着の悪い例

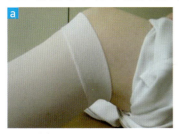

a 先端が膝裏にある．

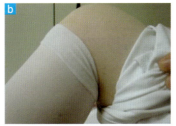

b 膝を曲げるとしわになっている．

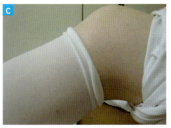

c 先端を折り返している．

て位置を調整すると，摩擦が生じます．必ず1回スリーブを外してから再装着することも，皮膚障害を予防するコツです．

予防のための観察ポイント

DVTは予防と早期発見が大事です．装着部位の皮膚を観察すると同時に，DVTの症状（下肢の腫脹や疼痛，皮膚色の変化がないか）も観察しましょう．

下肢開放骨折や骨盤骨折の患者は，とくにDVTのリスクが高くなります．これらの患者に突然の呼吸困難や胸痛などの症状が現れたら，肺血栓塞栓症を疑うことが大事です．

（図子博美）

図3 間欠的空気圧迫装置の確認ポイント

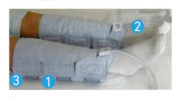

❶マジックテープがきちんととまっているか，❷チューブが捻れたり足の下になっていないか，❸腓骨骨頭に過度な圧迫が加わっていないかを確認する．

引用・参考文献

1) 神田直樹：深部静脈血栓症（DVT）予防によるデメリットを見逃さない！．呼吸器・循環器達人ナース，36(5)：11-13，2015．
2) 定田喜久世：皮膚障害や感染を予防する効果的なスキンケア．重症集中ケア，12(3)：92-93，2013．

NO. 057

何をどのように共有すればよいか知っておく

整形外科病棟におけるリハビリテーションでの連携

CLEAR POINT

- ☑ PTとの連携の必要性が高い患者を把握することができる
- ☑ PTと連携するために具体的な方法を提示できる
- ☑ PTと共有した情報を，日常の看護に活かすことができる

　整形外科疾患患者は，術後早期からのADL再獲得を目的に，そのほとんどがリハビリテーション（以下，リハ）を実施します．しかし，理学療法士（PT）の介入は1日数十分～数時間のリハに限られるため，ナースとPTが連携し，それ以外の時間の過ごし方を工夫することが必要です．

　適切なゴール設定や退院時の環境調整のために，PTのみでは十分には知りえない患者背景や生活環境，家族からの情報などの情報共有が重要となります．

連携の必要性が高い患者を把握する

　他職種との情報共有は，すべての患者において必要となります．中でも，とくに情報共有の必要性が高い患者を把握することは，臨床場面において重要です．

　術前の段階で身体機能が低く，術後ADLの改善に難渋が予測される者や，認知症の既往などがある者には注意しなければなりません．加えて，術後疼痛が強い者，術後にせん妄や合併症などを発症した者などは順調な術後経過から逸脱する可能性が高く，情報共有の必要性が高くなります．

具体的な方法

1）どのように情報共有するか

　PTと連携するにあたり，直接情報共有ができる場面があることは重要です．可能であれば，実際にリハを行っている場面を見ることが望ましいですが，多くの臨床業務を抱える中ではむずかしいことが多いと思います．

　そのため，カンファレンスなどを通してゴール設定やリハの現状・病棟でのADLなどの情報共有をすること，離床時間の確保や病棟で

PT：physical therapist，理学療法士

表1 連携すべきチェックポイント

項目	連携すべきチェックポイント
疼痛	・原因 ・部位, 程度, 出現する動作, タイミング ・薬物療法 ・疼痛に配慮した介助方法
術後離床時の注意点	・バイタルサイン(起立性低血圧の有無, 不整脈出現の有無, 呼吸状態など) ・脱臼リスクの有無 ・荷重の可否
病棟ADLでの注意点	・安静度(付き添い・介助の有無, 歩行補助具の使用など) ・介助方法や介助量
術後せん妄	・環境調整(離床時間の確保, 睡眠・覚醒リズムの改善など)
医学的情報	・合併症(深部静脈血栓症, 肺炎, 尿路感染症, 腓骨神経麻痺など)の有無 ・術後経過や治療方針
患者情報	・術前の情報 ・自宅の家屋環境 ・介助者や介護保険申請の有無
病棟でのトレーニング	・トレーニング内容(頻度, 回数, 注意点など)

のトレーニング内容などを情報交換することが有効な方法となります．

2) 一歩差がつくポイント

　PTと共有するべき具体的な項目は，疼痛の状況や離床時の注意点，せん妄・認知症の有無，術後合併症の有無，病棟でのトレーニング内容など多岐にわたります．中でも**疼痛は，リハやADL改善の阻害因子となるため，リハの実施時間に合わせて鎮痛薬を使用するなどの対処法が有効**です．また，疼痛が出現する部位や程度，動作などを共有し，疼痛に配慮した介助方法などを情報共有することが効果的です．

　荷重の可否や動かしてよい関節可動域の把握，人工股関節術後の脱臼肢位に関する情報などを共有し，できるだけ病棟でのADLやトレーニング内容に反映することが，安全性やADL改善の点で重要となります．

　加えて，術後せん妄を発症した場合は，刺激入力や離床時間の確保などの対策を行い，せん妄を改善する方略をPTと病棟とで連携してかかわることが重要です．

　具体的な連携ポイントを表1に示します．このような情報共有を行い，日常看護の中で活かすようにしましょう．

（中田秀一，渡邉陽介）

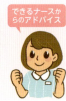

できるナースからのアドバイス

筆者の施設では，付箋や患者掲示板など電子カルテ上のシステムを利用することもあります．これらのシステムを用いて安静度や注意点，退院支援の状況などを閲覧することで，最低限の情報共有を行うことができます．

引用・参考文献
1) 伊勢眞樹：急性期と回復期リハビリテーションにおける医師・看護師・療法士の連携について．IRYO, 61(5)：297-304, 2007.

NO. 058 患者の気持ちをおさえておく

整形外科患者の介助

CLEAR POINT

- ☑ ベッド上での食事では，患者の<mark>嚥下機能やニーズを配慮</mark>し介助できる
- ☑ ギプスなどで固定している際の<mark>清潔ケア</mark>には注意する
- ☑ 患者が必要なときに<mark>自助具を選択</mark>できるようにしている

臥床しながらの食事

　大腿骨近位部骨折患者は，高齢者であることが多く，高齢者は加齢による嚥下機能の低下や認知機能低下などで，摂食・嚥下障害に伴う誤嚥性肺炎を発症する可能性があります．誤嚥リスクがある患者のベッド上食事介助は，**頸部前屈位をとれるようにクッションや枕で頭部を保持すると，誤嚥が軽減できる**ことを知っておきましょう．

　脊椎疾患などでヘッドアップ制限があり，寝たまま食事摂取しなければならない患者もいます．そのような患者は，全面的に食事介助を行ってもよいのですが，若年者では自分のペースで摂取できないこともあり，介助を拒否するケースもあります．その場合，当院では**食事の膳に滑り止めのマットを敷き，食器が動かないようにしています．また，主食をおにぎり，副食をすべて一口大で串に通して患者が取って食べやすいように工夫しています**（図1）．

ギプス装着患者の清潔ケア

　前後はあるものの，ギプスは1か月程度の装着が必要です．その間，患者はギプスを装着したまま清潔ケアを行う必要があります．ここでは，シャワー浴のコツについてお伝えします．

　ギプスは濡れると変形，破損しやすくなるので，濡れない工夫が重要です．濡れないようにするには，脱衣後，ギプス上部にタオルを巻き，その後に，45Lのビニール袋を末梢よりかぶせ，ギプスを覆います．ビニールでタオルも覆ったら，養生テープ（マスキングテープ）で水が入らないようにビニールを止めます（図2）．もし水でギプスが濡れた場合は，ドライヤーを離した状態で当てて乾かします．

　3年目ナースは，介助時にギプスの異常確認を行うのはもちろんですが，**患者がセルフケアを習得できるように，自分でタオルを輪にして洗う方法やテープの巻き方など指導**を行いましょう．

図1　臥床しながらでも食事をとれる工夫

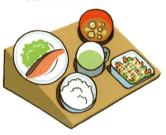

角度をつけたおぼんに皿やコップを入れる穴を開けて滑らないようにしている．

図2　ギプス装着時の防水

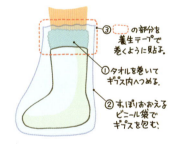

③ ─の部分を養生テープで巻くように貼る．
① タオルを巻いてギプス内へつめる．
② すっぽりおおえるビニール袋でギプスを包む！

できるナースからのアドバイス

整形外科の患者さんは，骨折や安静臥床によるADL低下により，当たり前のこと（食事，清潔，服薬，排泄など）ができなくなっているかもしれません．当たり前と思い込まず，患者さんに何が必要か考えて介助しましょう．

図3　自助具

- 禁忌肢位とならないために，全人工股関節置換術後患者の3種の神器

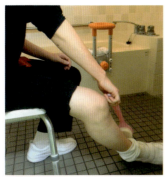
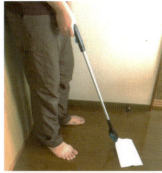
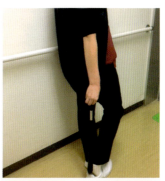

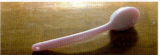
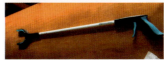
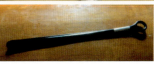

ボディーブラシ
お風呂のときに使います．柄が長いので屈まずに足が洗えます．座面の高い椅子で使いましょう．

リーチャー
床に落ちているものを拾うとき，少し離れた場所の物を取るのに便利です．マジックハンドタイプがおすすめです．

靴ベラ
靴を履くときに使用します．屈むことがない程度のロングサイズがおすすめです．立って使用するときは壁にもたれると体が安定します．

- スプーンにも歯ブラシにも万能カフ

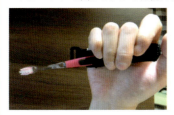
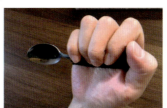

- 靴下が履けるソックスエイド

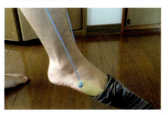

自助具の種類

　自助具には，介護用品もありますが，最近では100円均一などで簡単に作成できる便利グッズもインターネットで紹介されています（図3）．患者が必要なものを選択できるように，使い方と種類について理解しておきましょう．

（汐崎末子）

引用・参考文献
1) 石川ふみよほか編：運動機能障害 健康の回復と看護5 第3版．メディカ出版，2014．
2) 整形外科看護編集部：編集部がおじゃまします．整形外科看護，21(10)：4-7，2016．
3) 富士武史編：術前・術後に押さえるのはココ！整形外科看護のDo & Do Not．メディカ出版，2012．
4) 花房謙一：筋力・関節可動域が低下している人に便利な自助具．整形外科看護，17(7)：53-55，2012．
5) 寺川純子ほか：整形外科の看護技術Stepup講座第2回清潔援助．整形外科看護，19(5)：76-80，2014．
6) おおえ腎一：股関節のエビデンス10．整形外科看護，20(8)：8-20，2015．
7) 寺川純子ほか：患者さんの精神的ケア．整形外科看護，21(1)：66-70，2016．

NO. 059　重症な患者の声なき声を感じられるように

ICUで使うフィジカルアセスメント

CLEAR POINT

- ☑ ICUでは，**身体状態やバイタルサイン**で異常を発見する
- ☑ 全身評価に続き，**聴診・触診・打診などを活用**し情報を得られる
- ☑ 熱発時は，フィジカルイグザミネーションによる**原因検索**を行う

呼吸系・循環系・中枢神経系から評価

1）患者の表情，顔色，発汗，体勢などの全体の観察

まず患者を含めた外見全体を視覚と聴覚を使って第一印象で患者の異変を感じとります．

2）呼吸，循環動態，意識の確認

第一印象で異常を感じた場合は，すばやく生きている証の機能評価「呼吸系」，「循環系」（バイタルサインなど），「中枢神経系」（意識）を確認します．モニターではなく患者に直接触れて評価することが重要です．

3）キラーシンプトム（急変に結びつく危険な徴候）の有無を判断

心停止の6〜8時間前に，急変の前兆が認められるといわれています．早期の急変対応により，予期せぬ死亡を未然に防ぐことは可能です．

4）情報収集，詳細観察による問題の絞り込みと明確化

患者背景，経過などの情報収集を行います．患者の状態に応じた詳細な観察，とくに「異常値」だけではなく「値の変化」をアセスメントすることがとても重要です．

5）I-SBAR-Cで報告

「わかりやすく相手に伝えること」は，患者の安全・安楽を提供する看護師にとって欠かせないスキルです（p.27 表1）．

過鎮静を避け，患者の立場で考える

重症な患者は，過剰な鎮静薬の使用によりさまざまな弊害が生じるリスクがあります．重要なことは，鎮静スケールで評価して，医師と目標値を決めてできるだけ軽い鎮静を目指すことです．もしくは，鎮痛薬のみを使用してできるだけ鎮静を行わない管理が推奨されます．

重症患者で挿管，人工呼吸器装着患者は，とくに現在の状況がわからず，情報を求め，突然行動を起こし，ラインの自己抜去などにつながることがあります．大切なことは，現在の状況を説明し，訴えに耳を傾けることです．相手の立場になって考えること，タッチングす

できるナースからのアドバイス

集中治療を受けている患者は急変のリスクも高く，患者をいちばん近くで観察している看護師の判断が命を左右するケースもあります．そのためICUでは，患者の状態変化にすばやく気づき，急変対応に備え，情報や問題点の整理を行う能力が必要です．

memo

JCS：Japan Coma Scale　　GCS：Glasgow Coma Scale

るとともに，患者のことをきちんと理解しようとする姿勢が大切です．

発熱は患者の敵？味方？

重症患者は，過大侵襲や感染症，術後など発熱をもたらす病態は多くあります．発熱がある，体熱感があるからと，クーリングや解熱薬投与を頻繁にしている場面をみかけたことはないでしょうか．

感染や侵襲による炎症性サイトカインの発生は，体温中枢に働き，セットポイントが上昇することにより発熱しています（図1, 2）．発熱自体は，免疫応答促進など生体の防御機構です．**敗血症患者における積極的な解熱は，予後を悪化させる**といわれています．

解熱薬の種類によっては，抗炎症作用もあり，使用すること自体が生体の防御機構を阻害することになります．そのため，**発熱による悪影響を認めず，患者が不快でなければ解熱の必要はありません**．

> **知っておこう**
>
> 発熱のメリットには，病原体の増殖抑制，白血球の機能促進，好中球の移動促進などがあります．
> 発熱のデメリットには，代謝量の変化（1℃上昇すると代謝は7〜13％増加），酸素消費量の増大，心拍数の増加（7〜12回/分程度上昇），タンパク質の異化亢進があります．

図1　セットポイントの考え方

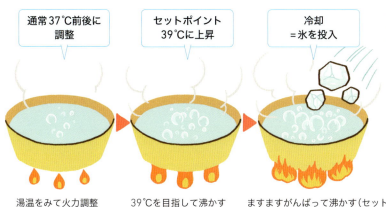

図2　解熱薬使用時の発熱経過

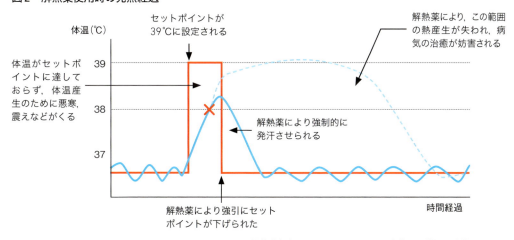

図3 気管吸引の必要性判断

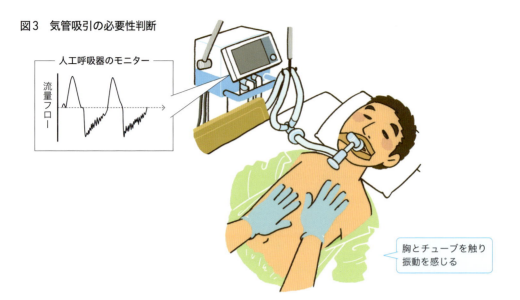

脳神経障害患者では，発熱は予後を悪化させる因子です．うつ熱や体温中枢の調節ができない患者はセットポイントは関係ないため，積極的なクーリングが必要です．

大切なのは，**発熱の原因と影響をアセスメントして，解熱させる必要性があれば介入すること**です．

人工呼吸器に伴うアセスメント

ICUで気管挿管されている患者へ，気管吸引する機会は多々あります．定期的に気管吸引するのではなく，必要性の判断が大切です．

吸引の必要性が高いときに聴診をしていると時間がかかり，せっかく体位ドレナージして主気管支まで動いた痰が反対の末梢へ流れてしまいます．気管吸引の必要性判断はすばやく行います．ポイントは，**患者の前胸部を触り胸郭の動き，左右差，ラトリング（振動）を感じとる，挿管チューブを触り振動を感じとる，人工呼吸器のグラフィックモニターでの流量波形の細かい揺れを確認**すれば，主気管支に分泌物はある可能性が高いです（図3）．これらを数秒で感じとり，気管吸引をすみやかに施行します．

（岡 啓太）

できるナースからのアドバイス
モニターや視覚に頼るのではなく，直接手で触れることは，双方に重要な意味があり，その効果は計り知れません．「看護の真髄」ともいえるでしょう．

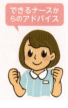

できるナースからのアドバイス
フィジカルアセスメントを行うにあたり，「呼吸系」，「循環系」といった系統の「生きている証の機能評価」が最優先となります．まずは異変を感じることが大切です．1つひとつ振り返り，調べることで根拠づけることができ，すばやく正確な判断が患者の命を救うことのみならず，長期的なQOLの向上へもつながります．

引用・参考文献
1) 道又元裕：ICUケアメソッド クリティカルケア領域の治療と看護．p.240-245，学研メディカル秀潤社，2014．
2) 道又元裕：ICUディジーズ クリティカルケアにおける看護実践．p.235-242，学研メディカル秀潤社，2013．
3) 池松裕子監，濱本実也：ICU患者のフィジカルアセスメント-ケア場面でそのまま使える観察・判断のポイント満載！．メディカ出版，2014．
4) 日本医療教授システム学会監，池上敬一ほか編著：患者急変対応コースfor Nursesガイドブック．中山書店，2008．

ラトリング：手掌振動．胸郭を触れることによって，痰などの分泌物が呼吸により振動しているのを感知すること．

NO. 060　バクテリアルトランスロケーションを起こさない栄養管理をおさえておく

重症患者の栄養管理

CLEAR POINT

- ☑ 絶食による腸管バリア機能の破綻が感染症を起こすことを理解する
- ☑ 重度侵襲による血糖異常は，さらなる二次合併症を起こすことを理解している
- ☑ 経腸栄養による下痢防止対策ケアが実践できる

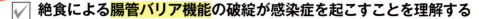

生体に侵襲が加わると，タンパク異化亢進となり，栄養低下を招いてしまいます．そのため，3年目の看護師は，以下に述べる腸管バリア保護戦略，血糖対策，下痢対策を知っておきましょう．

腸管バリア保護戦略

腸管バリア保護戦略とは，腸粘膜の萎縮予防，全身性感染を起こす菌の増殖予防目的に，①早期経腸栄養，②選択的腸管内除菌，③シンバイオティクス，④免疫栄養療法を行うことです．

1) 早期経腸栄養

腸管には，GALTとよばれる腸管関連リンパ組織が存在し，IgAなどの免疫の産生が行われます．この生体防御反応により腸管のバリア機能が保たれています．

しかし，腸管を長時間使用しないと，腸管バリア機能は壊れ，消化管に多数存在する細菌がリンパ管を通して血液に侵入し，敗血症や多臓器不全を引き起こすおそれがあります．このことを，バクテリアルトランスロケーション（BT）といいます．

2) 選択的腸管内除菌（SDD）

吸収性抗菌薬（ポリミキシンなど）を内服し，緑膿菌やカンジダの増殖を抑制し，院内感染症の発症を抑制することで，院内感染発症リスクや死亡率が低下するという研究結果があります．

3) シンバイオティクス

善玉菌を増殖させ，腸内環境を正常化することを目的に，生体に有用な効果をもたらす微生物（プロバイオティクス，ビフィズス菌など）とその微生物を選択的に増やす効果があるといわれている食物繊維を同時に投与することで，ICU患者の感染発症率が低下したなどの研究結果が報告されています．

4) 免疫栄養療法

炎症を抑制するとされている，ω-3系脂肪酸（ペプタメン®，オキシーパ®），グルタミン（アズクレニン®，グルタミン®），セレン（ブイ・

> **知っておこう**
>
> 侵襲が加わると，神経，内分泌，免疫系の作用やサイトカインの活性による影響で，エネルギー代謝が亢進し，肝臓に貯留されているグリコーゲンがグルコースに変換され，脳，赤血球に供給されます．しかし，このグリコーゲンは数時間で消費され，骨格筋タンパクを分解して，アミノ酸からグルコースを産生しエネルギー源にしようとして働きます．
>
> また，生体の免疫系や凝固系もタンパク質が必要となり，これらも骨格筋のタンパクから供給されることから，タンパク異化亢進となり，さらなる栄養低下となります．

> **ポイント！**
>
> **BTの予防**
>
> ● BTの予防が腸管バリア保護戦略のカギとなります．BTの予防として，①早期の段階で経腸栄養を行う，②腸粘膜増殖に必要な短鎖脂肪酸を増やすことがあります．そのために，食物繊維（サンファイバー）の注入を行います．

GALT：gut-associated lymphoid tissue，腸管関連リンパ組織　　SDD：selective digestive decontamination，選択的腸管内除菌
BT：bacterial translocation，バクテリアルトランスロケーション

表1 下痢対策

①量，性状，においなどの観察を行う．300mL/日以上，4回以上/日の水様便を認めた場合は，医師に報告し，感染症の鑑別を行う．
②投与速度を遅くする（初期開始時は20mL/時間より開始）．
③経腸栄養ポンプを用いて正確に投与を行う．
④栄養ボトルを8～12時間以上使用しない．使用後は，しっかり洗浄し，十分な乾燥を行う．
⑤牛乳を飲むと下痢をするかなどの問診を行い，乳糖不耐症の有無を確認する．

クレス），アルギニン（インパクト®）などの経腸栄養剤を投与します．

血糖対策

侵襲が起こると，インスリン分泌は抑制され高血糖となります．高血糖になることで，**①免疫能低下による感染のハイリスク状態，②創傷治癒の遅延，③浸透圧利尿の亢進による循環血液量低下，④脱水による脳梗塞などの合併症の併発**を起こすことがあります．

一方低血糖は，中枢神経機能低下や全身炎症反応の増大を引き起こします．そのため現在では，**血糖値180mg/dL以上でインスリン療法を開始し，目標血糖値を140～180mg/dLでコントロールを行う**こととされています．

下痢対策

経腸栄養で下痢は最も多い合併症です．原因としては，**投与速度，抗菌薬使用，栄養剤の浸透圧，不衛生な栄養ボトル使用**など，さまざまです．

対策は**表1**のとおりです．

（合原則隆）

引用・参考文献
1) 清水孝宏：栄養管理．ICUケアメソッド クリティカルケア領域の治療と看護（道又元裕編），p.246-258，学研メディカル秀潤社，2014．
2) 松永侑子：重症患者の栄養状態．見てできる臨床ケア図鑑 ICUビジュアルナーシング（道又元裕監），p.242-246，学研メディカル秀潤社，2014．
3) 真弓俊彦編：重症患者の治療の本質は栄養管理にあった！．羊土社，2014．
4) 田中芳明著：NST栄養管理パーフェクトガイド（上）．医歯薬出版，2007．

NO. 061 早期離床をケアに取り込むことをおさえておく

重症患者の早期離床

CLEAR POINT
- ☑ **長期臥床**と**早期離床**のメリットを理解する
- ☑ 早期離床に向けた**リハビリテーション**の方法を理解する
- ☑ 離床リハビリテーション中の**観察項目**を理解する

早期離床はなぜ行う？

臥床は、圧迫による血液の循環障害によって褥瘡や疼痛の原因になります。骨格筋が動かないことで筋力低下が生じたり、骨量が低下して拘縮の原因になります。また、臥床状態では肺の膨らみが妨げられ、無気肺の原因になることもあります。さらに、肺が拡張しにくいので、痰がうまく出せず肺炎の原因にもなります。そのほか、消化機能も低下して下痢や便秘になるといった悪影響もあります。

これらはすべてADLの低下につながり、退院後の生活にも影響します。これらの悪影響を予防するために、早期離床を行うのです。

また、平成30年度診療報酬改定により、ICUでのリハビリにも加算がつくようになりました。これは、超急性期から早期離床を行うことにより、「病院在院日数」や「ICU在室日数」が有意に減少することが明らかになったからで、ここからも早期離床が重要だとわかります。

できるところからはじめよう

早期離床という言葉を聞いて、どんなことを思いつきますか？「離床」という言葉はベッドから離れることです。ただ、急な病気や手術、あるいは長い間床上で過ごした人に、急に立って歩いてもらうなんてことはできません。そこで、順序を踏みながら離床を試みます。

まずはヘッドアップなどから開始します。ここで、いきなり坐位ではなく、30°程度から開始してください。これだけで、呼吸器合併症のリスクが軽減できます。また、寝ているときよりも肺が膨らむので、患者の呼吸も楽になります。

この30°というのは、意外と行えていないのが現状です。早期離床の意識付けの意味も込めて、自分が現在何度に設定しているのか、見直してみてもいいかもしれません。

知っておこう

血液循環は、心臓のポンプ作用だけで成り立っているわけではありません。

深部の静脈は、筋肉の圧迫を受けています。そのため、筋肉の収縮により静脈血は心臓の方向へ流れます。これを筋ポンプ作用といいます。

下肢は心臓から最も遠いため、ポンプ作用が最も強いとされ「第2の心臓」といわれています。このため、臥床によって下肢の筋力が低下し筋ポンプ作用が低下すると、離床によって下肢に血液が移行した際に、血圧低下を引き起こす危険があります。

肺塞栓は、深部静脈に血栓ができその血栓が剥がれ、肺動脈を閉塞して起こる疾患です。下肢の筋肉を動かさないと、血液がたまり血栓になります。

離床の妨げになるのが、チューブやルート類です。不要と思われるものは、医師と相談したうえで抜去します。これは活動しやすくなるほかにも感染面や精神的にもメリットがあります。

できるナースからのアドバイス

いつ行う？

早期離床を行うことは，ADLの拡大につながります．ただ，多忙な業務の中，優先順位は低くなりがちかもしれません．そこで，**ほかのケアと同時に行うことも，できるナースには必要です．**

たとえば，寝たきりの患者に対しては，日々体位変換を行っているでしょう．体位変換の中で，膝の曲げ伸ばしの運動（図1）をすることで，関節の拘縮予防だけでなく筋力の低下予防につながります．

もちろん自分で動かせるなら，患者本人に説明して動かしてもらいます．自分で行ってもらうことにより力の増強につながります．また，バイタルサイン測定を行う際は坐位になってもらうとよいでしょう．

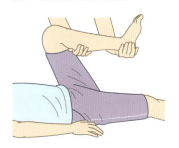

図1　膝の曲げ伸ばし運動

早期離床の観察項目

メリットの多い早期離床ですが，起き上がった途端に急変する可能性もあります．日頃からバイタルサインの異常を見逃さず，フィジカルアセスメントを駆使し，注意して早期離床を行いましょう．主な観察項目は，表1の通りです．

急に起き上がると，起立性低血圧や下肢の筋ポンプ作用の低下によって血圧が下がる可能性があります．そのため，血圧を観察します．また，循環血液量が少なければ頻脈を誘発したり，なんらかの影響（たとえば術後の利尿期など）で尿量が増加した場合，低カリウム血症になり，不整脈を誘発する可能性があるので，注意します．

呼吸状態の観察では，倦怠感や痛みによる頻呼吸などもありますが，とくに重要なものが肺塞栓です．肺塞栓は長期臥床だけでなく，術後患者でも発症するリスクがあり，呼吸状態に注意します．

痛みは，臥床や同一体位による圧迫からくる痛みもありますが，術後の創部痛が大きな原因となります．創部痛が大きいと動かすだけで痛みが増強し，離床の妨げになるので，医師に相談しながら痛みを最小限にします．創部痛などがあれば，正面からではなく，横向きになって肘をついて起き上がってもらうのも1つの手です（図2）．

表1　早期離床時の観察項目

①血圧
②不整脈
③呼吸状態
④痛み
⑤ルート類
　　　　　など

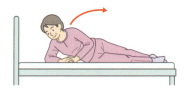

図2　創部痛がある場合の起き上がり方

患者と一緒に行う

座っているほうが楽な患者もいれば，起き上がることがしんどい患者や痛みがある患者もいます．そこで，まずは，なぜ起き上がるのが嫌なのかを聞いたうえで，身体的変化や障害の程度を説明し，離床の必要性を説明します．痛みに関しては，仰臥位でいるよりすこしヘッドアップをしているほうが緩和されることなども伝えます．

そしてなにより，患者と会話する機会を多く持ち，患者の話に耳を傾けることが大事です．これは日頃から患者と接しているナースだからこそできることで，これにより患者から協力を得やすくなります．

（前田倫厚）

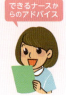

できるナースからのアドバイス
ルート類は，点滴ルートや酸素チューブ，ドレーンなどの巻き込みに注意しながら離床を行いましょう．

起立性低血圧：臥床から急激に起き上がると，血液が腹部や下肢に移行するため心臓への静脈還流量が減少する．これにより，心拍出量が減少し血圧が低下する．

NO. 062 無理のない療養生活を指導する方法をおさえておく

糖尿病患者の特徴

CLEAR POINT
- ☑ 治療効果を実感しにくい病態であることが説明できる
- ☑ 生活習慣の変更に伴う困難を理解して支援できる
- ☑ 血糖異常に備えた患者指導ができる

糖尿病の特徴

1）自覚症状を認識しづらい
　糖尿病の症状として，口渇・多飲・多尿が挙げられます．しかし，徐々に血糖値が上昇し，常に血糖値が高い人は症状を自覚していないことが多々あります．そのため，治療に対する効果を実感することが少なく，自己管理が非常にむずかしい慢性疾患といえます．

2）新しい習慣を加える大変さ
　糖尿病患者の中には，今までの生活習慣に療養を加えることに抵抗を持つ人がいます．また，あれもこれも食べられない，やりたいことができないと感じる人もいます．壮年期で療養をしなければならない場合，仕事と療養の両立に困難を感じる人もいます．
　インスリン注射や自己血糖測定は優れた治療法であっても，患者にとっては面倒なことです．生活の中に新しい習慣（療養）が加わることの大変さを理解しましょう．

3）生活習慣の変更は困難
　生活習慣にはその人と家族の歴史があり，時間をかけて形成されたものです．急に変更を迫られても，すぐに変えることは困難です．食事・運動療法などのセルフケア指導を行うときは，その人の生活習慣を十分聴取してから行いましょう．そこから現実的に変更・修正可能な生活習慣を見出すことができます．

糖尿病の成因の違いを知る

　糖尿病と糖代謝異常は，成因によって1型糖尿病，2型糖尿病，その他の特定の機序・疾患によるもの，妊娠糖尿病の4つに分類されます．

1）1型糖尿病
　小児〜青年期に発症することが多く，発達段階に合わせた療養支援と患児の親に対する配慮が必要です．また，1型糖尿病は生活習慣とは関係なく発症するものですが，そのことを理解されず苦悩する患

memo

できるナースからのアドバイス
糖尿病と診断されても，食べてはいけないものはありません．食べる量と時間が血糖コントロールにとって大切であることを患者に伝えましょう．

知っておこう
日本では1型糖尿病は少なく，全糖尿病の5％以下であり，95％以上が2型糖尿病といわれています．また，2010年に妊娠糖尿病の診断基準が変わり，妊娠糖尿病と診断される妊婦が増えています．

者がいることを知っておく必要があります．近年では，小児2型糖尿病患児が増えており，予後も悪いという報告があります．

2）妊娠糖尿病

妊娠中に初めて発見または発症した糖尿病に至っていない糖代謝異常で，妊娠時に診断された明らかな糖尿病は含めないと定義されています．出産後は厳格な血糖コントロールは必要なくなりますが，健常妊娠者と比べて糖尿病発症率が高いといわれているので，出産後の定期検診は毎年受けるよう伝えます．

＊

糖尿病の成因は異なっても，療養指導の内容や発症する合併症はほとんど同じです．糖尿病患者に対する固定観念は持たず，成因の違いを知り，患者の糖尿病療養に対する思いを理解しましょう．

療養生活を成功させるために

入院生活と実際の生活は同じではありません．退院した後の生活を考えながら療養指導をする必要があります．

今までの生活習慣の中で，変更できることとできないことがあると思います．できることから始めて成功体験を積み重ねましょう．

低血糖・高血糖に備える

1）低血糖に備えて

低血糖の症状は個人差があるので，教科書通りではない場合がありますが，**自分の症状がわからない場合は，「低血糖かもしれない」と感じたときに血糖測定することを勧めます．**

低血糖の対処は，ブドウ糖か砂糖（グラム数の記載があるもの）を摂取するよう指導してください．ブドウ糖は薬局で手軽に購入することができますが，1粒3g程度のことがあります．患者は1粒摂取して安心してしまうことがあるので，低血糖時には5〜10gのブドウ糖（砂糖は倍量の10〜20g）が必要であることを伝えてください．

ブドウ糖がないときは，ブドウ糖を含む飲料を150〜200mL摂取してもよいでしょう．また，**飴やキャラメル，チョコレートで対処すると速効性がないため，低血糖症状を早急に改善できないことがあります．**人工甘味料では血糖値は上昇しないので，低血糖対処には使用できません．

2）高血糖に備えて

風邪などで起こる高熱や脱水で，血糖値が急激に上昇することがあります．いわゆるシックデイという状態です．このようなときは，血糖値をこまめに測定することを勧め，水分を摂取するよう促しましょう．早期の受診も必要です．

（長﨑一美）

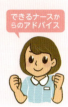

できるナースからのアドバイス

糖尿病患者の生活習慣のイメージはありますか？乱れに乱れていて，暴飲暴食をしがちと思っているのではないでしょうか．実際に自己管理ができていない場合もありますが，それには必ず理由があります．その理由を知るよう心がけましょう．

ポイント！

糖尿病患者への支援

- 糖尿病を発症する年齢はさまざまで，発症した年齢や生活状況によって支援する内容も変化し，身体や生活面よりも精神的な支援が重要になることもあります．また，特定の疾患や薬剤によって糖尿病を併発した場合は，原疾患の治療や管理も大切です．

できるナースからのアドバイス

退院後の療養が心配な患者には，継続看護ができるよう外来看護師と連携を取りましょう．病棟で糖尿病カンファレンスなどが行われている場合は外来看護師も参加してもらうとよいでしょう．

ポイント！

ブドウ糖摂取量の指導

- 低血糖時のブドウ糖の摂取量は，1粒や1袋と伝えるのではなく，何グラム摂取するなど具体的に伝えることが大切です．

引用・参考文献
1）糖尿病学会編著：糖尿病治療ガイド 2016-2017．文光堂，2016．
2）門脇孝ほか：すべてがわかる最新・糖尿病．照林社，2011．

糖尿病患者へのアセスメント

NO. 063 血糖値の見方を知っておく

CLEAR POINT
- ☑ **血糖コントロールの目標値**は患者背景を考慮している
- ☑ **血糖測定の意義とインスリンとの関係**を説明できる
- ☑ 危険な**低血糖と高血糖**を理解し説明できる

血糖コントロールの目標値

　合併症予防のための血糖コントロール目標は，HbA1c 7％未満で，具体的には，早朝空腹時血糖は130mg/dL未満，食後2時間血糖値180mg/dL未満を目安とします．まずはこの値を目標に血糖コントロールしましょう．

　よりよいコントロールを目指すときは，低血糖を起こさないよう助言が必要です．患者の低血糖による副作用や病状によっては，HbA1c 8％未満とし，コントロール目標を高めに設定することがあります．すこし高めであっても，重症低血糖を起こさない安全なコントロールが目標値となります．

ポイント！
高齢者の糖尿病
- 65歳以上の糖尿病患者は，とくに認知機能，ADLの自立度，併存疾患，サポート体制などを考慮して血糖コントロールの目標を決定する必要があります．

自己血糖測定

　インスリン投与をしている方にとって，血糖測定は重要不可欠なもので，この血糖値がインスリンの量を決める重要な情報となります．有用な情報にするためには，血糖測定をするタイミングが重要になります．

　入院中は，各食前血糖，1日血糖など測定の回数は多いと思います．しかし退院後，自分の時間で生活している患者にとって，頻回の血糖測定を実施するのはむずかしいと思いませんか．

　測定回数は医師の指示がありますが，1日1～2回で，療養生活やインスリン量が適切か否かを判断できる測定方法を患者に指導しましょう．そして，少ない測定回数で有用な情報にするための方法を患者に伝えてください（図1）．

ポイント！
血糖測定時間
- 食前血糖は，食前30分前～食直前までに測定した血糖値で，食後血糖は，食事を食べはじめてから2時間後に測定した血糖値です．

血糖値とインスリンの関係

1）早朝空腹時血糖

　持効型インスリンを使用している場合，この時間帯の血糖値が目標値に収まっているかをみます．高い場合は，夕食の時間が遅くないか，

図1　血糖測定の階段法式（ひな壇方式）

	朝前	後	昼前	後	夕前	後	寝前	食事・運動・低血糖など
17			109	105				
18					156	123		
19							139	
20	172	87						
21			144	138				
22					166	107		
23							146	
24	146	101						
25			100	160				

早朝空腹時血糖値と1日血糖値を1～2回/月記録する例．

	朝前	後	昼前	後	夕前	後	寝前	食事・運動・低血糖など
1	146							
2	135							
3	127	188	173	113	143	182		
4	137							
5	133							
6	139							

早朝空腹時血糖値と1日血糖を1～4回記録する例．

夜食を摂っていないか，持効型インスリンを注射し忘れていないか，単位は間違っていないかなどアセスメントできます．

また，夜間低血糖を起こしているときも，早朝空腹時血糖が高くなります．

2）各食前・各食後血糖

血糖値をみて高いまたは低いとき，その前の時間帯で注射したインスリンや行動（食事や活動など）に原因があります．たとえば，昼食前の血糖値が低いことが多い場合，朝食前に注射したインスリンの量が多い，もしくは朝食後～昼食前までの活動量が多い，朝食の食事量が少ないため血糖値が低いなどアセスメントすることができます．

注意が必要な低血糖・高血糖

1）無自覚性低血糖

ふだんから低血糖をよく起こしていると，発汗などの自律神経症状を感じないまま中枢神経症状を起こす場合があります．これを無自覚性低血糖といいます．

また，重症低血糖の場合，QT延長や致死性不整脈を起こすことがあるという報告があります．心電図変化にも注意が必要です．低血糖は身体に大きな負担をかけるので，ふだんから起こさないよう心がけます．

2）高血糖の原因の1つ

長期間インスリンを使用している患者の注射部位には，インスリンボールができていることがあります．同一部位にインスリンを注射し続けることで硬結を生じると，インスリンが吸収されにくくなり血糖値が上昇します．

生活は変化していないのに血糖値が上昇した場合は，インスリンボールを疑いましょう．インスリンボールは触診するとわかります．しかし，インスリンボールを避けて注射すると一気に血糖が下がり，低血糖を引き起こすことがあるので注意が必要です．

（長﨑一美）

> **知っておこう**
>
> 2014年6月から施行された改正道路交通法では，無自覚性低血糖を含む低血糖によって車の運転に支障をきたす可能性がある人が，運転免許証の取得や更新時に虚偽申告をした場合の罰則規定が新設されたことも知っておくべきことでしょう．

> **できるナースからのアドバイス**
>
> 自己血糖測定は，患者のインスリン量と行動，食事量の関係を把握できる素晴らしい情報が詰まっています．血糖測定の大変さを労いながら必要性を伝えましょう．

引用・参考文献
1) 糖尿病学会編著：糖尿病治療ガイド 2016-2017．文光堂，2016．
2) 門脇孝ほか：すべてがわかる最新・糖尿病．照林社，2011．

インスリンボール：インスリン注射部位にアミロイドというタンパク質が沈着し，結節を生じた状態．インスリンを同一部位に繰り返し注射すると発症しやすくなる．

NO. 064 具体的なセルフケアの指導について知っておく

糖尿病合併症の予防

CLEAR POINT

- ☑ 糖尿病治療の最大の目的は，合併症を発症させないことだとおさえておく
- ☑ 合併症を発症した場合は進行を最小限にするケアをしている
- ☑ 合併症予防のセルフケア指導は具体的に行っている

糖尿病性神経障害

糖尿病合併症の中で，比較的早期に発症する合併症は神経障害です．最終的には感覚がなくなり足も変形し，最悪の場合は下肢切断に至ることはよく知っているのではないでしょうか．フットケアは，患者の足病変予防において重要なセルフケア指導です．

1) フットケア

足の観察，保清，保湿，爪の切り方の指導は足病変の予防のために重要です．

爪の切り方は，スクエアカットをすると，巻爪や陥入爪を予防できます(図1)．スクエアカットのスクエアオフするときは，爪の角から中央に向かって一方向にヤスリをかけます．

指の形に切るバイアスカットや深爪は，爪のトラブルにつながるので避けましょう．また，爪の長さは皮膚と同じ長さ，もしくは1mm程度長めに整えるとよいです．

2) 靴の選び方

靴の選び方のポイントは，①指の付け根が曲がりやすいか，②足先にゆとりがあるか，③甲周りが合っているか，④くるぶしが当たらないか，⑤かかと周りが合っているか，⑥アーチラインは合っているか，に気をつけて選びます(図2)．

まず，足の第1指と第5指が押さえつけられず，ゆるすぎないことを確認します．また，足指が曲がる位置と靴の曲がる位置が一致して

ポイント！

スキンケア・保湿

- 乾燥が原因の傷やひび割れを予防するために保湿は重要です．皮膚の状態によって保湿剤の使用を考慮しましょう．使い慣れたハンドクリームなどの使用もよいです．

memo

図1 爪の切り方

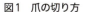
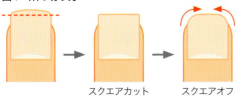
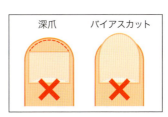

スクエアカット　スクエアオフ　深爪　バイアスカット　長さの目安

図2 靴の選び方

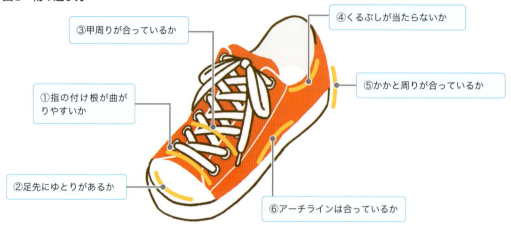

いるかをみましょう.

つま先部分は，ゆったりして高さがあると指先が靴の中で自由に動かせるので，足指でしっかりと地面をつかむことができます．外反母趾や内反小趾の予防にもなります．

甲周りは，甲が圧迫されず，きちんと押さえられていると，足のアーチが保持できます．ひもやベルト，ストラップなどで甲周りを調節できるもののほうがよいでしょう．また，くるぶしが履き口に当たらないことも大切です．

かかと周りは，かかとがきちんと覆われていて，かかとの後ろに足の第5指が入るくらいのゆとりがあると，安定した着地ができ，足が疲れないといわれています．

逆に，土踏まずの盛り上がりのアーチに合わない靴は，疲れやすいといわれています．必要な場合はインソールを足して，アーチを支えることも検討しましょう．

3）自律神経障害の怖さ

神経障害は自律神経障害も引き起こします．自律神経障害を起こした場合は，突然の大量発汗や下痢・便秘，気を失うほどの起立性低血圧や突然死の原因にもなり得ます．

起立性低血圧のある患者には，急に立ち上がらないこと，何かにつかまりながらゆっくり立ち上がるよう指導しましょう．また，弾性ストッキングもお勧めです．

糖尿病性網膜症

糖尿病性網膜症は，症状が出現したときにはかなり進んでいることがあります．症状の有無にかかわらず，糖尿病と診断されたときから，眼科の定期受診が必要です．眼科に通っているかをまず確認しましょう．

2型糖尿病の場合，発症時期が不明であることが多々見受けられま

できるナースからのアドバイス

足病変の7割は靴ずれが原因といわれています．靴の選び方，履き方も指導できると心強いですね．

ポイント！

足の保護のために

- 神経障害が進んだ方は，サンダルなど足の露出が多い履物は避けてもらいます．靴下を履くだけでも足の保護になります．靴下の色は薄いものがよく，出血などに早く気付くことができます．

memo

表1 眼科受診の目安

網膜症の分類	受診頻度	
網膜症なし	6〜12か月に1回	血糖コントロール，高血圧の内科的治療で移行を遅らせることができる．
単純網膜症	3〜6か月に1回	
増殖前網膜症	1〜2か月に1回	眼科治療が必要
増殖網膜症	2週間〜1か月に1回	

す．発症時期が不明な場合は，治療前・3か月後・6か月後に眼科受診するよう指導しましょう(表1)．

糖尿病性網膜症がある患者に対する急激な血糖値の改善は危険です．血糖値を急激に下げたことが原因で，眼底出血を起こすことがあるからです．

ポイント！
急性期の運動は？
- 急性期の眼底出血，硝子体出血，網膜剥離がある場合は，運動は禁忌です．

糖尿病性腎症

日本における透析導入の主要原疾患の第1位が糖尿病性腎症です．糖尿病性腎症もほかの合併症と同じく，自覚症状のないまま進行し，症状が出始めたときにはすでに不可逆的な病態になっていることが多々あります．

1) 糖尿病性腎症に関係する検査データ

不可逆的な病期に進む前から腎臓の状態を理解できるよう，腎臓の状態を示すクレアチニンやeGFR，BUN，微量アルブミンなどの検査データの見方についても伝えましょう．

2) 糖尿病性腎症進展予防のための日常生活のポイント

血糖コントロールの厳格な管理のほかに，血圧の管理，肥満の是正，禁煙が必要となります．

血圧の管理は，1日2回測定してもらいましょう(血圧の目標値は130/80未満です)．朝は，起床後1時間以内に，排尿を済ませ1〜2分安静後，朝食摂取前の落ち着いた時間に，夜は寝る前に1〜2分の安静後に測定します．

3) 食事療法は糖尿病食よりむずかしい

腎症第3期からは，タンパク質と食塩の摂取量の制限が必要になります．タンパク質は0.8〜1.0g/kg体重/日，塩分は6.0g/日未満を目標とします．

また，タンパク質が摂取できない分，糖質や脂質でカロリーを補うため，患者は戸惑うことが多いです．腎症の病期が進行し，リンやカリウムなどさまざまな制限が生じると，生活の質は大きく低下してしまいます．早期から栄養相談を受けてもらうなど，多職種で連携をとりましょう．

(長﨑一美)

知っておこう

2012年から糖尿病透析予防指導管理料の算定が認められ，病期を改善・維持するためのチーム医療が評価されています．

糖尿病性腎症4期まで進行してしまった場合には，腎代替療法(血液透析，腹膜透析，腎移植など)の治療選択を視野に入れた支援が必要となります．

塩分を控えるコツは，調味料に酢，レモン，ゆず，天然出汁，香辛料を利用することです．顆粒だしに含まれるナトリウムには注意が必要です．なお，食塩相当量1gはナトリウム量で約400mgです．

引用・参考文献
1) 糖尿病学会編著：糖尿病治療ガイド2016-2017．文光堂，2016．
2) 高山かおる：巻爪，陥入爪，外反母趾の特効セルフケア(フットケア外来の医師がすすめる「足のトラブル」の治し方)．マキノ出版，2014．
3) 門脇孝ほか：すべてがわかる最新・糖尿病．照林社，2011．

eGFR：estimated glomerular filtration rate，推定糸球体濾過量　　BUN：blood urea nitrogen，血中尿素窒素

NO.065 透析患者の心情も理解しておく

透析患者の特徴

CLEAR POINT

- ☑ **シャントの種類**がわかり，シャント管理ができる
- ☑ **高カリウム血症**に至る病態を理解し，リスクを避けるケアや指導法ができる
- ☑ 生活制限が課せられる**患者の心情**を理解し，状況に応じた対応ができる

　腎臓病は，日本人の高齢化と生活習慣病の増加から，近年大きな注目を集めています．600万人を超える糖尿病患者の多くは腎症を合併し，腎症は進行して末期腎不全に陥り，透析が必要となる事態となっています．こうした背景から，日本の慢性透析患者は毎年1万人前後ずつ増加しており，2015年末には32万人を超えています．

ドライウェイトとは

　ドライウェイト（DW）とは，透析患者の「適正な水分量のときの体重」のことです．

　人間の身体は60％が水分です．末期腎不全患者の場合，尿が排出されず飲んだ水分がそのまま体にたまります．そのため，身体に含まれる水分の割合が多くなりすぎてしまい，体中がむくみます．透析により水を抜いて，適正な身体の水分量に設定する必要があるのです．

シャント管理

　主な恒久的ブラッドアクセスは，内シャント（自家動静脈瘻），人工血管（グラフト）移植，動脈表在化があります．

　内シャントの作成部位の第一選択は，利き腕の反対側の手根部です．長期間使用するため，できるだけ末梢から作成します．作成までは，血管を可能な限り保護するため，血圧測定や点滴確保は避けます．

　なお，**シャント側での血圧測定や点滴確保は禁忌です**．注意喚起を促すために，札を下げるなどした工夫が用いられます．また，シャントが潰れないように衝撃を与えないような自己管理も必要です．

高カリウム血症に注意

　カリウムは，神経や筋の働きを調節する身体にはなくてはならない電解質（ミネラル）です．腎不全はカリウム排泄不全により，高カリウ

知っておこう

腎機能のうち透析によって代償できる機能は，老廃物の除去，水分・血清電解質，アシドーシスの是正にすぎず，腎からのホルモン分泌，血圧の調節，骨代謝の調節など代償できない機能も多くあります．

できるナースからのアドバイス

DWは個人差があります．手術や合併症などの入院で食事量が減ったときなど，患者1人ひとりをよく観察（体重測定値や低血圧など）し，DWが適正であるか判断する必要があります．

ポイント！

シャント血流の判定

- ①スリル：皮膚に軽く指を当てて触れる振動，②血管雑音：聴診，連続音（ザーザー）があれば良好，断続音（シュッシュッ）があれば不良と判断します．

DW：dry weight，ドライウェイト

ム血症になりやすい病態です.

血清カリウム濃度が8mEq/Lでは,心室性不整脈または心停止が非常に高い確率で起こり,死に至ることがあります.対策には,①輸血,②食事制限があります.

1) 高カリウム血症対策:輸血

赤血球製剤(RBC) 400mL由来の1袋に含まれる上清中の総カリウム量は,採血当日で平均0.2mEq/L,7日目で平均4.6mEq/L,14日目で6.2mEq/L,21日目で7.1mEq/L含まれています.透析患者でカリウム排泄不全の状態であれば,赤血球製剤投与による高カリウム血症予防のため,カリウム吸着フィルターの使用が推奨されています.

2) 高カリウム血症対策:食事制限

果物や生野菜などは,高カリウム血症の原因となるため控えます.ただし,野菜中のカリウムは水に溶けるため,洗浄,浸漬,茹でた後,茹で汁を捨てるなど調理法次第でカリウムは溶出します.そのため,野菜をまったく食べてはいけないわけではありません.

透析患者の心理

ほとんどの患者は,腎不全・透析と聞いて衝撃・ショックを受けることでしょう.ここから「腎不全患者の心理」が始まります.

自身の病気,言い換えれば自己の運命(透析を受け続けなければいけない人生)を透析導入前に受け入れている患者は少ないことでしょう.導入後も,週に数回それぞれ3〜4時間活動制限される,透析をしなければ生きることができない状況が一生涯続く,このような状況にある透析患者の心理状況がどの段階にあるか知り,段階に応じた対応が必須となります(表1).

1) 知ろうとする,わかろうとする―患者の話を聞く

どの段階(プロセス)の患者でも,これがまずいちばんの態度です.

2) パニックの状態の患者は手当てを早く

パニックが長引くことは,精神医学的治療からいうと危険です.専門家による精神面への手当てを提案しましょう.

3) 怒りにどう対応するか

患者の怒りはすべて理不尽なものではなく,それなりの理由があります.まずは気づくことが大切です.怒りを発する患者の心の内にあるものをできるだけ理解し,受け止めようとする態度が必要です.

4) 抑うつに対して

安易に励まさないことはよく知られています.ではどうするかというと,見守る,ともに揺れる,待つなど,「寄り添う気持ち」がいちばんです.

(森 俊之)

表1
デーケンによる悲嘆のプロセス―
「対象喪失」と「喪の仕事」

1	精神的打撃・衝撃・ショックと麻痺状態
2	否認
3	取り引きの心理
4	パニック
5	怒りと不当感
6	敵意・恨み・攻撃
7	罪意識
8	空想形成・幻想・妄想
9	孤独感・抑うつ
10	諦め―受容
11	新しい希望―ユーモアの復活
12	立直り―患者としての新しい役割の獲得

引用・参考文献
1) 透析療法合同専門委員会編:血液浄化療法ハンドブック 改訂第6版.協同医書出版社,2016.
2) 秋澤忠男監,平田純生編:服薬指導Q&Aシリーズ 腎臓病編.医薬ジャーナル社,2003.
3) 多川斉ほか編:透析療法実践マニュアル.文光堂,1999.

RBC:red blood cell,赤血球製剤

NO. 066　シャントの特徴をおさえておく

透析患者のフィジカルアセスメント

CLEAR POINT
- ☑ シャント肢の狭窄・閉塞・感染徴候がわかる
- ☑ 体液過剰徴候がわかる
- ☑ 呼吸困難や起坐呼吸は状態悪化のサインととらえ，見逃さず対応できる

シャント肢の異常発見

シャントとは，血液透析を行う際，十分な血液量を確保するために，動脈と静脈をつなぎ合わせた血管のことをいいます．シャントがつくられると，動脈から静脈へ，大量の血液が流れ込みます．

シャントは透析患者にとって，治療を続けるための命綱です．そのため，視診・触診・聴診し（図1），異常の早期発見に努める必要があります．

1）シャント狭窄

視診で，血管の太さや瘤の大きさが変化しているところは，狭窄している可能性があります．また，シャント肢を挙上させると一般的にシャントは虚脱しますが，狭窄がある場合は狭窄部よりも末梢側は虚脱せず，狭窄部より中枢側が虚脱するため，狭窄部位を見つけることができます．

触診では，血管の凹凸や細さを感じます．また，狭窄部より中枢側では「ザーザー」と長い振動（スリル）を比較的よく感じますが，狭窄部のシャント吻合部側ではスリルは触れず，「ドクッ，ドクッ」と脈拍のように触れる，拍動のみとなります．

聴診では，狭窄部位の中枢側では「ピューピュー」と風のような高音が聴こえ，さらに狭窄が強くなると，「ゴォッゴォッ」と短音や拍動音になります．

2）シャント閉塞

閉塞しているシャントは，血管の弾力がなくなり硬く感じます．スリルを感じず，シャント音も消失します．シャント血によって温かかった上肢が冷たく感じられ，閉塞部位に触ると疼痛を訴えることもあります．

3）シャント感染

穿刺部位付近に発赤や腫脹，排膿を認め，熱感や疼痛などの自覚症状を伴う場合は，シャント感染が疑われます．

シャントは，血圧低下や長時間の圧迫などによって閉塞を起こす場

できるナースからのアドバイス

シャントがつくられると，静脈は高い圧力を受けるため，静脈の血管壁が厚く硬くなり，狭窄や閉塞が起こりやすくなります．狭窄があると透析効率が下がり，閉塞した場合は透析を行うことができなくなります．また，シャント感染もシャント閉塞の原因となります．

知っておこう

正常なシャント音は，低音で「ザーザー」と連続した音が聴取されます．吻合部から中枢側にかけて音は徐々に小さくなります．

スリルとは，吻合された静脈に動脈血が流れることで起こる振動のことをいいます．
強く押さえすぎると，血流が減弱してスリルを感じにくくなるため，「触れる」程度で触診しましょう．

PTAとは，シャント血管内へガイドワイヤーを挿入し，先端にバルーンのついたカテーテルをガイドワイヤーに沿って狭窄したシャント血管内に入れ，バルーンを膨らませて狭窄した血管を拡張させる処置のことです．

図1　シャントの観察のしかた

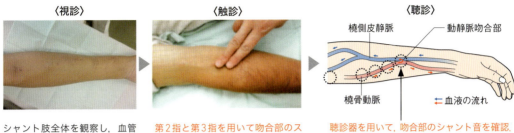

〈視診〉
シャント肢全体を観察し、血管の走行や拡張、瘤や感染徴候の有無などを確認．

〈触診〉
第2指と第3指を用いて吻合部のスリルを確認．
吻合部や血管に沿って、スリルや拍動の有無、血管の張り、硬さを確認．

〈聴診〉
聴診器を用いて、吻合部のシャント音を確認．吻合部から血管に沿って、シャント音の音量や拍動音の有無を確認．

合があります．早期閉塞であれば、PTA（経皮的血管形成術）を行い、シャント血流を戻すことも可能です．処置や手術後、就寝前と起床時には必ず聴診を行いましょう．

シャント感染は敗血症を引き起こす可能性もあります．そのため、上記の所見が疑われた場合、すぐに医師へ連絡しましょう．

体液過剰の徴候

1) 体重管理・ドライウェイト

透析患者のほとんどは、乏尿または無尿の状態であるため、食事や飲水の水分が体内に貯まります．透析により体内に貯まった体液を除去しますが、透析終了後に余剰な体液が除去された適切な体重をドライウェイトといいます．体重の増加量は、透析間の中1日でドライウェイトの3％、中2日で5％が理想とされています[2]．毎日朝食前に体重を測定し、増加量に注意します．

2) 溢水の徴候

体重は、体内水分量のほかに筋肉量や体脂肪量も影響します．食欲低下により食事摂取量が減ったり、手術侵襲によりタンパク異化が亢進しエネルギーが消費されると、筋肉や脂肪が減ります．

体重に変化がなくても、浮腫や高血圧が持続する場合、ドライウェイトの調整が必要となります． そのような徴候がみられるときは、透析室のスタッフへ報告しましょう．

3) 心不全

さらに溢水が続くと、血液がうっ滞し、頸静脈が怒張します．左心系にも負担がかかり肺うっ血をきたし、喘鳴が聴取されることがあります．

肺水腫を呈すると、呼吸困難感や起坐呼吸（横になると息苦しくなるため、坐位になる）、発作性夜間呼吸困難（夜中に突然息苦しくなり目が覚める）などを招き、水泡音が聴取され、ピンク色をした泡沫状の痰が出ます． 呼吸状態の悪化があれば、緊急の対応（酸素投与や透析）が必要となるため、それらの症状を見逃さないことが大切です．

（中村明世）

> **知っておこう**
> ドライウェイトが50kgの場合、
> 中1日：51.5kg、
> 中2日：52.5kg、となります．

引用・参考文献
1) 江刺志穂：シャント肢の観察．透析ケア、22(5)：30-31、2016．
2) 「血液透析患者における心血管合併症の評価と治療に関するガイドライン」作成ワーキンググループ：透析患者における心血管合併症の評価と治療に関するガイドライン．日本透析医学会雑誌、44(5)：337-425、2011．
3) 葛川元編著：フィジカルアセスメント完全攻略Book．慧文社、2014．
4) バスキュラーアクセスガイドライン改訂・ワーキンググループ委員会編：慢性血液透析用バスキュラーアクセスの作製および修復に関するガイドライン2011年版．日本透析医学会雑誌、44(9)：855-937、2011．
5) 角田政隆：ドライウエイトはどうやって決めるの？．透析ケア、21(7)：20-22、2015．

PTA：percutaneous transluminal angioplasty、経皮的血管形成術

NO.067 トータルペインがあることをおさえておく

緩和ケア病棟での看護師の役割

CLEAR POINT

- ☑ 患者の生活に**身体症状がどのように影響**しているか把握している
- ☑ **社会的な問題や経済的不安**がある場合は，ソーシャルワーカーなどの社会支援が活用できるよう調整する
- ☑ **スピリチュアルペイン**を訴える場合は，患者の気持ちや感情を聴くことができる

トータルペインとは

　緩和ケアを学ぼうとしている方ならもちろん，トータルペイン（全人的苦痛）という言葉を知っていると思います（図1）．人はなんらかの疾患を持った場合にさまざまな痛みを持つとされ，それは，身体的苦痛・精神的苦痛・社会的苦痛・スピリチュアルペインの側面から考えることが大切です．さらに，この苦痛は，がんや終末期であれば複雑に絡み合っているため，何かを取り上げて解決しようとしてもうまくいかず困難な場合が多いわけです．

　ただ，健康な私たちでさえ，何かの身体的な症状がある場合，気持ちは平穏ではいられません．身体的苦痛をていねいにアセスメントし，どのように変化して，それが今後どのように影響するかを推し測ることが必要です．これが可能であれば，身体症状の緩和は可能であると考えられます．

患者にとっての障害を観察する

　看護師は，24時間患者のそばで観察し続けることができます．患者の生活に身体症状がどのように影響し，生活行動のどのような場面にどの程度の障害になっているのか，患者はそれをどのように考えているのかを把握することができるのは，看護師のみです．そして，治療・処置やケアによる苦痛が最小限になるように配慮が必要であり，苦痛を与えることが予測される場合には，予防のために具体策を立てて実施しましょう．

　アセスメントが必要なのは，身体的側面ばかりではなく，精神・社会・スピリチュアルの側面も同様です．症状の進行はがん自体の悪化を意味し，痛みや呼吸困難，倦怠感や悪心などの身体症状から，日常生活行動も障害されます．ふだん当たり前にできていた排泄，食事，清潔行動などの身の回りのことも，体力低下や骨・神経系への転移などに

memo

図1 トータルペイン

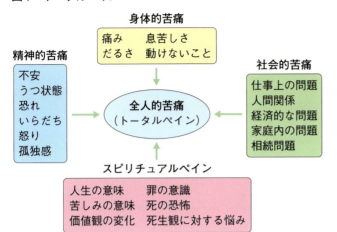

> **ポイント！**
> **トータルペインの緩和**
> ● トータルペインは複雑に絡み合っているため，1つを緩和しようとしても，それで身体症状が緩和するわけではありません．身体的苦痛をていねいにアセスメントし，どのように変化するのか，どのように影響していくのかを評価することで，すこしずつ身体症状の緩和が可能だと考えられます．

より，その能力を失っていき，他者に依存しなければならなくなります．

このような状態を認識する過程で，精神的には，がんの進行に対する不安，さまざまな機能を喪失していくことへの焦燥感などにより，適応障害やうつ症状を生じることも多くあります．緩和ケアでは，早期に精神科医師への相談も必要になります．

看護としては，**患者がさまざまな機能を失ってゆく中でも，自己効力感を高められるようなケアを見出すことが大切**です．たとえば，今日，今，自立してできる生活行動は何か，環境をどのように整えれば行動が維持できるのか，患者がどのようなことに価値をおいているのか，大切にしていることが何かを観察し，見極めることが重要です．

社会的問題を認識したとき

社会的な側面に価値をおいていて，それらによる苦痛が大きい場合もあります．がんの治療には高額な費用が必要になるなど，経済面での問題を抱えていることがあります．また，仕事上や家庭での役割に関する問題を抱えていることもあります．それを**看護師が認識した場合は，ソーシャルワーカーや相談員の力を活用しましょう**．

スピリチュアルペインの対応

スピリチュアルペインはどうすればよいでしょうか．目の前で患者が訴えていることは，スピリチュアルペインでしょうか．迷ったときは，むずかしいと避けるのではなく，その場を離れずに，しっかり聴くことが大切です．

答えにくい質問をされることもあるかもしれませんが，具体的に答えを探すことが重要ではなく，**語りたい・質問したいと思っている気持ち，不安な感情などに注目しながら，まずは関心を持ってしっかり聴きましょう**．

（沼里貞子）

> **できるナースからのアドバイス**
> 緩和ケア病棟は，多くの職種が連携して患者にかかわっています．社会的問題を看護師が認識した場合，ソーシャルワーカーや相談員の力を活用しましょう．

NO. 068 加齢に伴う身体的変化を知っておく

高齢患者の特徴

CLEAR POINT

- ☑ 加齢に伴う要因をふまえた**誤嚥性肺炎予防ケア**ができる
- ☑ 認知機能・感覚器・運動器の変化に伴う**コミュニケーション**をとっている
- ☑ 認知機能・感覚器・運動器の変化に伴う**ポジショニング**ができる

加齢に伴う生理機能の減退,つまり,恒常性(ホメオスタシス)維持機能が減退し,ついには崩壊してしまう一連の過程を老化(aging)といいます.今まで保たれてきた身体の機能が徐々に衰えていき,やがて失われてゆく過程です.つまり,加齢に伴う変化を考慮した看護を提供していかなくてはなりません.

誤嚥性肺炎を予防しよう

肺炎は老人の友といわれるように,高齢者の死亡原因上位です.加齢は,舌の運動機能低下・唾液分泌量低下・歯の欠損をきたし,これにより咀嚼機能が低下します.咀嚼機能が低下することで,嚥下時の喉頭蓋の閉鎖が不完全になり,誤嚥性肺炎を引き起こすのです.

食事介助や口腔ケアで,誤嚥性肺炎を予防しましょう.

1) 食事時の姿勢・摂取方法

自分で食事摂取可能な場合は,しっかりと座った姿勢で,枕などで肘の位置を固定し,食物を口に入れやすくします.急がずゆっくり噛み,唾液の分泌を促すようにしましょう.

ベッドと体の接地面を増やすことで,姿勢が安定し,坐位保持に使われる筋肉を弛緩させ,呼吸仕事量も減少させます.呼吸仕事量が減ることで,食事へ集中することができます.

2) 食後の姿勢

食後は1時間坐位を取ります.坐位が取れない場合は,左側臥位とします.

右側臥位のほうが十二指腸への送り込みが容易ですが,胃からの逆流も多くなるので注意します.

3) 口腔ケア

含嗽が行えない寝たきりの患者は,柄付きスポンジに水を浸し,口腔内を拭き,汚染物を吸引やガーゼを用いて除去します.また,口腔の乾燥を防ぐため,唾液腺マッサージを行ったり,人工唾液,保湿ジェルを塗りましょう.

知っておこう

歯垢はバイオフィルムの性質を持ち,歯垢の菌濃度は糞便に匹敵するといわれます.1g中に含まれる菌濃度は,歯垢:1,011/g,糞便:1,010〜11/gとなります.

補聴器の電池の寿命は,種類によりますが,10〜20日と短いです.補聴器が作動しているか確認が必要です.

コミュニケーションとポジショニング

ここでは，事例で考えてみましょう．

80歳代，女性，肺線維症のため人工呼吸器からの離脱が困難で，気管切開した患者です．気管切開し1週間経過したある日の15時，患者からナースコールがありました．看護師はすぐに訪室し，文字盤を用いて患者の訴えを聴き取ろうとしましたが，患者は，しきりに首を振っていました．看護師はベッドサイドを離れ，鎮痛薬の投与を医師へ相談しようとしていました．

この様子をみたとき，看護師に「どうしたの？」と尋ねると，「声をかけて文字盤を見せても，首を左右に振って……．補聴器をつけておられます．ふだんから眼鏡は使用されていないそうなので，コミュニケーションを取るための知覚には問題はないと判断しました．痛みがあって，文字盤を見るどころじゃないと思いました」と返事が返ってきました．

この場面から，患者はナースコールは自身で押すことができて，訴えや欲求があることがわかります．そこで筆者は，次のように確認しました．

- 高齢患者は，声をかけられた際，看護師の声は聞こえているか？

  加齢により，高音性難聴をきたしやすいです．補聴器はつけていますが，作動しているかの確認が必要です．

  → 確認したところ，補聴器の電池が切れており，看護師の声が聞こえていなかったようです．電池を入れ替えると，首を左右に振る動作はなくなり，落ち着かれました．

- 高齢患者は，文字盤は見えていたのか？（図1）

  加齢により，遠視をきたしやすいです．見えていても，寝ている状態で文字盤をさすのは，上肢の筋力を使います．加えて，文字を探さなければいけません．

  → 確認したところ，文字盤から自分が伝えたい文字を探し，文字を指さす筋力と気力がありませんでした．体位変換し（図2），マジックと紙を用いてコミュニケーションをとると，「ねむりたい」と書かれました．看護師は，夜間眠れるように今は起きておいてほしくて，しきりに声をかけていたようです．

（児嶋明彦）

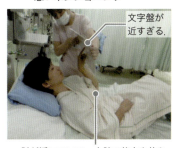

図1 コミュニケーション時の悪いポジショニング

文字盤が近すぎる．

肘が浮いていて，上肢の筋力を使う．

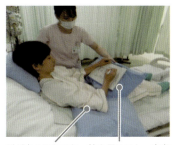

図2 コミュニケーション時のよいポジショニング

肘が支えられており，楽に書ける．

枕を用いると，患者さんの書きやすい位置に調整できる．

できるナースからのアドバイス

持ち手の太いマジックと紙を準備し，書いてもらうことも1つの手段です．ボールペンや鉛筆など筆圧を要するものは避けましょう．書かれている文字が，わかりにくい場合は，「ひらがな（カタカナ）でお願いします」と限定するとわかりやすくなります．

場合によっては午睡も必要

「昼間寝ると夜寝れなくなりますよ」という声かけをよく聴きますが，高齢者は眠りが浅いため，熟眠感が得られにくいです．午睡の時間をとり，消灯前に足浴をするなど入眠しやすい環境を作り，体力の回復やストレスを回避するには必要なことではないでしょうか．

引用・参考文献

1) 野溝明子：看護師・介護士の知っておきたい高齢者の解剖生理学．秀和システム，2014．
2) 堀内園子：系統別高齢者フィジカル・メンタルアセスメント．日総研，2013．

NO. 069 かかわるために知っておくこと

認知症の知識

CLEAR POINT
- ☑ 認知症には中核症状と行動・心理症状の2つがあることを知っている
- ☑ 認知症の種類を理解している
- ☑ 認知症によって症状が変わることをおさえている

近年,わが国における高齢者人口は急激に増加しており,認知症患者も年々増えてきています.また,入院患者にも認知症患者が増加することが予測されます.

認知症患者の状態に合わせた看護を実践するため,認知症についての基本的な知識を学んでおく必要があります.

認知症の症状

認知症の症状として頭に浮かびやすいのは,記憶障害,徘徊,幻覚,失語などではないでしょうか.これらの症状は,認知症の症状というよりは,俗に言う"ボケている"という言葉でとらえられているかもしれません.

これらの症状は,認知症の症状として分類されており,大きく中核症状と行動・心理症状の2つに分けられます.症状を正しくとらえて,適切なかかわりが必要です(図1).

> **知っておこう**
>
> 中核症状とは,認知症患者に必ず1つは認められる症状で,記憶障害,見当識障害,失語などがあります.
> 行動・心理症状とは,認知症患者に必ず同じように出現する症状ではなく,中核症状に加えて環境要因や患者の性格などによって引き起こされる症状で,抑うつ,幻覚,徘徊などがあります.

図1 認知症の中核症状と行動・心理症状

認知症の周辺症状: せん妄, 幻覚, 妄想, 睡眠障害, 多弁, 不安, 多動, 焦燥, 依存, 抑うつ, 異食, 心気, 過食, 暴言・暴力, 仮性作業, 徘徊, 不潔行動, 介護への抵抗

認知症の中核症状:
- 記憶障害
- 判断力の障害
- 問題解決能力の障害
- 実行機能障害
- 失行・失認・失語など

認知症の種類

　認知症とは，生まれてから成長するにつれて学習や習得したものが，記憶障害に加えて減退・消失した状態です．また，認知症とは総称であり，原因によっていくつかの種類に分類されます．なかでも多くの割合を占める種類として，アルツハイマー型認知症，脳血管性認知症，レビー小体型認知症，前頭側頭型認知症の4つが挙げられます．

　ここでは，とくに割合が高い，アルツハイマー型認知症と脳血管性認知症について説明します．

1）アルツハイマー型認知症

　アルツハイマー型認知症は，認知症の中で最も多いとされており，男性より女性に多く発症します．原因は，異常なタンパク質が脳に蓄積することにより，大脳の萎縮を進行させ，脳の機能が低下するためといわれています．

　主な症状として，記憶障害，見当識障害，視空間認知障害，遂行機能障害が挙げられます．病棟で遭遇する症状として，**記憶障害があります．記憶障害は，近時記憶障害，エピソード記憶障害があり特徴的**です．近時記憶障害とは，いわゆる物忘れで，"置いた物の場所がわからなくなる"，"同じ話を繰り返しする"などがあります．患者が突然，「財布がなくなった．誰かに盗られた」と財布を探し続けるような場合が，この症状として疑われます．エピソード記憶障害とは，自分が体験したことを忘れることであり，"ご飯を食べたこと自体を忘れる"，"担当看護師と会って話したこと自体を忘れる"などがあります．食事の時間が終わってすぐに，「ご飯はまだですか？ ずっとご飯を食べさせてもらえない」と，繰り返し訴えてくる場合は，この症状が疑われます．

2）脳血管性認知症

　脳血管性認知症は，女性より男性に多く発症する脳動脈硬化など脳血管障害によって生じる認知症です．脳の障害された部位によって症状が異なります．

　症状は，障害を受けた部位や大きさによって異なります．障害を受けていない部位は機能が維持されるため，病識がある場合もあり，一見認知症だと感じない場合もあります．損傷部位に対応した認知機能障害が出現し，失語，失行，失認などの症状が出現します．また，会話中に急に泣いたり，笑ったりするなどの感情失禁は，脳血管性認知症の特徴的な症状です．

（雀地洋平）

現在も病棟に，「あの患者さんは認知症だから……」，「あの患者さん，認知症？ せん妄？」，「言ってもわからないから無理」などのような言葉は聞かれませんか？ かかわることに困難を感じて，諦めてしまっていることはありませんか？ きちんとかかわるための知識を学びましょう．

できるナースからのアドバイス

引用・参考文献
1) 臼井樹子, 本間昭：認知症の基礎知識. 明日から実践できる認知症ケア 疾患を理解すれば, 看護がかわる！. 看護技術, 58(6)：3-21, 2012.
2) 小山真輝：認知症の分類と症状. 看護技術, 62(5)：12-18, 2016.
3) 諏訪さゆり編著：認知症訪問看護. 中央法規出版, 2015.

NO. 070 患者の療養環境や精神面が大きく関与することをおさえておく

行動・心理症状（BPSD）の対応

CLEAR POINT
- ☑ **患者の感情を理解**し，一方的なケアの強要はしていない
- ☑ **BPSD**にはどのようなものがあるかおさえている
- ☑ BPSDを起こさないため**環境の整備**を行うことができる

　認知症の症状は，中核症状と行動・心理症状に大きく分けられます．行動・心理症状（BPSD）は，徘徊，排便行動異常，暴言，妄想，うつ，幻覚などが挙げられます．

BPSDに対する対応

　BPSDに対する対応は，症状や患者の性格などによっても異なります．しかし，単に認知症の症状だから異常行動と判断し，患者の行動を理解しようとしないままかかわるのは絶対に避けなければいけません．症状にどのような意味があるのか，患者の感情はどうなのかを考え，一方的なケアの強要とならないように根気強くかかわる必要があります．

1）徘徊へのかかわり

　患者が徘徊していたときにやってはいけない行動は，「○○さん1人で勝手に部屋を出たらだめですよ．はい，ベッドに戻りますからね」と言って，患者をベッドに強制的に戻すことや，徘徊したことを怒ることです．**まず確認すべきは，患者がどこに行こうとしていたか，目的などを聞くこと**です．

　ベッドから歩き出したのには，どこかに行かなくてはいけないと思っていると考えます．たとえば，新聞を買いに売店に行きたかった，トイレに用を足しに行くところであったなどがあります．何も確認しないでベッドに戻してしまうと，用事が済んでいないので，すぐに同じ行動につながってしまいます．

　目的の場所を探して徘徊しているうちに，行き先を忘れてしまうこともあるので，目的が特定されなかった場合は，「また後で行きましょう」などと声をかけ，ベッドに戻りましょう．

2）排便行動異常へのかかわり

　患者が便を触っているときにやってはいけない行動は，「○○さん汚いからオムツの中に手を入れないでください．便で手も布団も汚れてくさいorにおいますよ」と言って，無理やり手をつかんでオムツから引き出すことや，便を触っていることを怒ることです．便を手で触

ポイント！
BPSDの例
- ●徘徊：バイタルサイン測定を行うために病室に向かうと患者がいない．転倒のリスクもあり病棟内を探すと廊下を1人で歩いていた．
- ●排便行動異常：病室に入ると便臭がする．カーテンを開け患者を観察すると，オムツ内に手を入れて便を触っていた．
- ●暴言：車椅子からベッドに戻ってもらおうと腰を支え介助したところ，急に大声で「やめろ」と怒鳴られた．

memo

BPSD：behavioral and psychological symptoms of dementia，認知症の行動・心理症状

るなどの行動は，オムツ内に不快感を感じたが訴えられない，不快ではあるがその原因が便であると認識ができずに触ってしまうなどの理由が考えられます．

まずは，**不快感があったかを尋ねて，手を綺麗にすることを提案**します．その際に，患者の自尊心を傷つけないよう，便失禁について大きく触れることなく，患者の感情に配慮しながらていねいにかかわりましょう．

3）暴言へのかかわり

暴言や暴力がある場合にやってはいけない行動は，「どうしました？何を怒っているのですか？」などと声をかけずに対処することです．患者に声をかけずに突然体に触れることは，恐怖心を与えることがあります．また，自分1人でできると思っている患者には，老人扱いして馬鹿にしていると誤解を招くことがあります．その結果，恐怖心を与えたり自尊心に傷がつき，暴言や暴力につながります．

介助をするときは，介助の必要性や手順を説明し，患者に了解を得てから実施することが必要です．それでも暴言や暴力があった場合，まずは無理矢理対抗しようとせず，その場を観察できる距離まで離れます．その後落ち着きがあるようであれば声をかけ，患者の心情を確認します．

BPSDを起こさないために

BPSDは，患者の療養環境や精神面が大きく関係する症状です．認知症の症状を正しく理解し，患者が安心して療養できる環境を整えることが重要です．

患者が入院生活に必要な物品は，ふだんから使用している物品を持ってきてもらい，患者と相談しながら配置する，配置した物品は，いつも同じ位置にセットする，トイレや洗面所など生活に必要な場所には，患者がわかりやすい表示方法を検討するなど，可能な限り患者の療養環境を整えます．また，毎日の食事，洗面，排泄などの行動は，予測性を持って声かけを行いましょう．

（雀地洋平）

> **できるナースからのアドバイス**
> なかなか落ち着かず，自分に対して明らかな憤りを示しているときは，ほかの看護師に対応を変更します．
> 暴力が治まらず，患者や周囲にも危険が及ぶようであれば，ただちにほかの看護師や主治医に応援要請します．

引用・参考文献
1) 臼井樹子，本間昭：認知症の基礎知識．明日から実践できる認知症ケア 疾患を理解すれば，看護がかわる！．看護技術，58(6)：3-21，2012．
2) 小山真輝：認知症の分類と症状．看護技術，62(5)：12-18，2016．
3) 諏訪さゆり編著：認知症訪問看護．中央法規出版，2015．

PART 3

病院組織とコミュニケーションで知っておきたいこと 22

- [x] 7 業務 … 198
- [x] 8 院内関係 … 225
- [x] 9 病院組織 … 234

NO. 071 基本通りしっかりやる方法を知っておく

感染予防・感染管理

CLEAR POINT

- ☑ <mark>患者に接する前に手洗い</mark>を行い，スタンダードプリコーションを守っている
- ☑ 感染経路を知り，<mark>血液や尿に触れる際はとくに気をつける</mark>ことができる
- ☑ <mark>手袋やゴーグルの着用</mark>で自分の身を守ることができる

日頃，感染対策は重要だということはわかっていますが，感染は目にみえないものであるため，業務で忙しいと感染対策はおろそかになりがちです．

感染対策の基本は，15秒以上の石けんと流水での手洗い，アルコール性擦式手指消毒薬での手指消毒です．皆さんはこの基本を守れていますか？

意外と遵守できていないかも？の基本

1）標準予防策（スタンダードプリコーション）

「汗を除くすべての人の**血液・体液・分泌物・排泄物・創傷のある皮膚・粘膜は，感染性があるもの**」として行う対策です．これらの物質に触れる可能性があるときには，あらかじめ手袋・サージカルマスク・ガウン・ゴーグルを着用し，触れたあとには必ず手洗いを行います．

2）感染経路別予防策

感染源となる微生物は，体外から侵入します．感染を予防するには感染経路を理解し，感染経路を遮断することが重要です．

①空気感染

空気中に漂う微生物を吸い込むことで感染することです．代表的なものに，**結核・麻疹・水痘**などがあります．空調設備のある個室管理，N95マスクの着用で対応します．

②飛沫感染

咳やくしゃみによって微生物が気道内に侵入し感染することです．代表的なものに，**インフルエンザ・風疹・レジオネラ症**などがあります．対応としては，サージカルマスクの徹底です．インフルエンザの場合，個室隔離または集団隔離が必要です．

③接触感染

人の皮膚や粘膜の接触，医療器具を介して感染することです．代表的なものに，**流行性角結膜炎・MRSA・VRE・ノロウイルス**などが

あります．標準予防策の徹底と，感染症の種類に応じた医療器具の消毒が大事です．

日常業務の中で重要な感染対策

日常の業務の中で「血液」「尿」に関連するケアを行うときは，とくに注意します．なぜなら，血液や尿は微生物が体内に侵入しやすく，感染が起こりやすいためです．

1）血流感染（BSI）

血流感染の原因には，医療従事者の手指・患者の皮膚の細菌叢・カテーテルの汚染・輸液の汚染があります．注射・採血，輸液管理時には，患者の皮膚消毒に加え，確実な手洗いの実施と手袋の装着を行いましょう．

輸液管理の中でも最も微生物が侵入しやすい経路は，注射ミキシング時の輸液ボトルのゴム栓・点滴を接続する際の連結管からの侵入です．そのため，点滴作成時は，点滴ボトルやバイアルのゴム栓，連結管をアルコール綿で3回消毒し乾燥させます．

2）尿路感染（UTI）

院内感染の中で多いのが尿路感染症であり，その原因の1つに尿道留置カテーテルがあります．では主な微生物の侵入経路はどこでしょうか．1つは，私たちが日常業務で多く接する**バッグの排液口・採尿ポートの接続部**が挙げられます．そこからの逆流感染が多く報告されています．

これを防ぐため，排液口から尿を破棄する場合には，必ずアルコール綿などで消毒し，排液口を清潔に保つようにします．また採尿時には，接続部を外さず採尿ポートを消毒してから行いましょう．

日頃から尿道留置カテーテル挿入患者の状態をアセスメントし，**厳密な尿管理を行う必要がなければ，尿道留置カテーテルは早期に抜去する**ように医師へコンサルしましょう．

自分の身は自分で守る感染対策

1）私たちを守ってくれる手袋

患者に対する感染対策はもちろんのこと，私たち自身の身を守るという視点での感染対策も大切なことです．

患者に触れるときや，血液に触れる可能性がある場合には必ず手袋を装着しましょう．

注射や採血，血糖測定時，手袋を装着していると，細かい作業がしづらい，皮膚の感覚がわかりにくい，血管が探しにくいなどの理由で，手袋を装着しないまま実施するときはありませんか？　針刺しが起こった場合，手袋を装着していたほうが自分の皮膚を傷つける危険性が低くなります．

BSI：bloodstream infection，血流感染
UTI：urinary tract infection，尿路感染

ポイント！
患者に接する前に手洗いを行うことが大前提！

ポイント！
感染対策は，日頃の手指衛生や標準予防策が最も重要

ポイント！
マキシマル・バリア・プリコーション
- 中心静脈カテーテルなどの挿入時には，キャップ・マスク・滅菌ガウン・滅菌手袋を着用したマキシマル・バリア・プリコーションの徹底が必要です．

できるナースからのアドバイス
注射，採血前に血管を探してから手袋を装着する，自分の手に合った手袋を装着するなどの工夫をして自分の身を守るようにしましょう．

2）ゴーグルの着用

ゴーグルの装着は面倒だから，と確実に装着している施設はまだ少ないようです．血糖測定時に患者の血液が目に入ったという事例もあります．吸引時，採尿時，保清ケア時など，**患者の分泌物に触れる可能性がある場合には，ゴーグルの装着を行い，自身の目の保護をする**ようにしましょう．

＊

感染対策も，大きく変化のあった領域の1つです．ターニングポイントは，CDCガイドラインが日本で広く認知されはじめたことと，診療報酬でその対策が必須であると明記されたことでしょう．

それまで，基本が周知されておらず，手袋装着は未徹底（今もゼロではないとききます），手洗いの励行も今ほどではなかった時代が確実にありました．今もなお，施設(個人)によって，十分とはいえない現状もあるといいます．

感染対策の基本が自施設で行われていないとき，十分でないときにどう立ち向かうのかが，最後の「できるナースと言わせる」ポイントです．患者を守る，自分を守る，同僚を守る，組織を守る，そんな考え方1つひとつ，仲間を作りながら進むことが，必ず突破口になります．

（佐藤可奈子）

引用・参考文献

1) Centers for Disease Control and Prevention：血管内留置カテーテル由来感染の予防のためのCDCガイドライン 2011.
2) 島崎豊：かんたんマスター 感染対策．照林社，2008.

memo

NO. 072　起こりやすい場所や状況，行われている対策とナースのかかわりを知っておく

転倒・転落がいつ・どこで起こるか

CLEAR POINT

- ☑ データをもとに，**いつどこでどのような転倒・転落リスクがあるか把握**している
- ☑ 転倒・転落アセスメントシートで**リスクをスクリーニングできる**

　昨日入院した患者が夕食後から落ち着きがなくなってきたような……，そう思っていると，大きな物音があり，発見したときにはベッドの下で倒れていた，というような経験はないでしょうか．病棟に勤務する看護師なら誰しも遭遇するかもしれない場面です．

　入院患者が高齢化している昨今，病院における転倒・転落事故は増加傾向を示しています．転倒・転落は入院期間の延長や医療費の増加，医療訴訟にもつながることがあるため，看護師は防止策を十分検討すべきです．

　転倒・転落は，どのような背景から生じているのでしょうか．既存のデータを参考に考えてみましょう．

データから考える転倒・転落

　厚生労働省「医療の質評価・公表等推進事業」の報告書によると，入院患者の転倒転落発生件数[1]は，2016年は年間の中央値で4.40‰（最小1.72，最大7.79）でした．前年度と比較し，数値的な変化はわずかですが，最小から最大値までの幅が狭くなっているのがわかります（図1）．これは，各施設が転倒・転落の基本的なマネジメントを定着させてきていることが考えられます．また，年齢分布[2]では，60歳以上の患者が76.9％で，入院から転倒事故発生までの日数は5日以内が41.0％でした．

　さらに，転倒・転落時の状況は，病室内でトイレ移動中の発生が過半数を占めており，発生した時間帯は19時から20時台と3時から8時台が圧倒的多数でした．

　これらの結果は，最近入院した高齢患者が，人数不足でかつ多忙な時間帯に転倒した……，という私たちの経験値と合致しているものです．データをもとに，担当している患者に対して，いつ，どこで，どのように，転倒・転落のリスクがあるか，アセスメントし対策を立てましょう．

> **転倒・転落のデータ把握に電子カルテを**
>
> 近年では，一部の電子カルテのシステム内に転倒・転落アセスメントシートが追加され，カルテ内での統計処理が可能となり，転倒・転落リスクに関する現状把握が容易になりました．筆者の施設でも医療安全管理部だけでなく，各病棟単位やチーム単位で参照し，現場のカンファレンスに役立っています．

図1 転倒・転落発生率

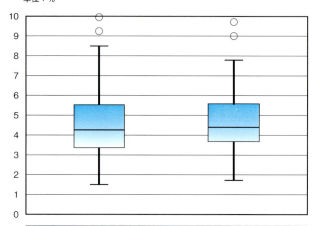

指標8A 分母：入院患者延べ数（24時在院患者＋退院患者数の合計）
指標8A 分子：報告のあった入院患者の転倒・転落件数
単位：％

	2015年 年間 通算	2016年 年間 通算
最大値※	8.49	7.79
75％値	5.54	5.60
中央値	4.26	4.40
25％値	3.35	3.67
最小値※	1.50	1.72

※外れ値を除く

文献1）より引用

転倒・転落対策と看護師のかかわり

1) 転倒・転落アセスメントシートでスクリーニング

まずは事前にスクリーニングし，ハイリスクな患者を知りましょう．

スクリーニングに用いられているのが，転倒・転落アセスメントシートというチェックリストです．転倒・転落アセスメントシートは，各施設の分析データに基づき得点化できるシートを作成し，使用と改訂を行うことが日本看護協会からも推奨されています．

2) 離床センサーの活用

転倒・転落予防対策の1つとして，離床センサーを活用する施設は多数あります．離床センサーは現在9種類程度発売されているので，患者による使い分けが必要であり，施設基準を作成することが望ましいです(図2)．離床センサーに関する当院の事例で使用方法を考えてみましょう．

①クリップ式の離床センサー

患者Aさん，80歳女性で2日前に脱水，肺炎で入院しました．入院前から認知症，視力障害があったAさんは，転倒・転落アセスメントスコアでも危険度Ⅲだったので，転倒・転落予防にクリップ式の離床センサーを装着することにしました．

入院当初から発熱でグッタリして起き上がれなかったので，離床セ

ポイント！
まずは事前にスクリーニングし，ハイリスクな患者を知っておこう

図2　離床センサー

センサーパッド

離床センサーおきナールTW2（写真提供：トクソー技研株式会社）

クリップ式センサー

離床センサー 体動コール うーご君（写真提供：株式会社ホトロン）

> **知っておこう**
> 離床センサーは施設によっては抑制の1種とされています．安易に使用せず，患者をアセスメントしてから考慮しましょう．

患者の安全を守るためには，離床センサーを使用していなくても，そのときどきで患者の生理的な欲求を考えてアセスメントし，行動を予測して対策を考えることです．

3年目以上の看護師は，患者の状態に応じた転倒・転落アセスメントを行い，離床センサーなどの物品を使い分けができる，という能力が必要とされるでしょう．

ンサーは必要なのか毎日カンファレンスで検討されました．そんな中，入院3日目のAさんを巡視のため夜間に訪室すると，Aさんは脱衣し下着姿でベッドの下に倒れ頭から流血していました．離床センサーはスイッチが入っていたにもかかわらず，クリップと本体は装着されたまま，クリップだけがAさんから外されていました．

②なぜ事故が起こったのか

入院時のAさんがグッタリしていたのは体力消耗のためで，治療開始されれば入院前の活動状態に戻る可能性があることは予測できます．また，視力障害があるAさんは，覚醒したときに周囲の状況を判断しきれないのではないでしょうか．

Aさんの体温や意識状態を十分観察できていたでしょうか．ここで問題になるのは，Aさんのセンサーが感知したかどうかではありません．離床センサーはあくまでもナースコール連動の機械で，患者の安全を保障してくれるものではないのです．

③Aさんのインシデントカンファレンスで話し合われた内容

- Aさんの場合は，覚醒時にどのような行動をとるだろうか考える
- ベッドから降りると自分で身体を支えられるか筋力評価する
- 覚醒状態をいつ，どのように観察していくか
- センサーは，Aさんのどの部位に装着したらよいか
- センサーの紐の長さや本体の位置はどのように配置するか

以上をカンファレンスし，今後の検討課題としました．Aさんはベッド上で意識が混濁していた状態だったので，転落予防を行う前提で，クリップ式ではなくセンサーパッド使用を考慮してもよかったのかもしれません．また，ベッド横にマットレスを敷く工夫もできるのだと思います．

（汐崎末子）

引用・参考文献

1) 厚生労働省「医療の質の評価・公表等推進事業」入院患者の転倒等転落発生率．
http://www.min-iren.gr.jp/hokoku/data/hokoku_h28_08.pdf
2) 壇美津代ほか：急性期病院における転倒・転落の現状と診療科ごとの特徴：インシデント報告から．日本転倒予防学会誌，2(1)：45-52，2015．
3) 鳥羽研二編：高齢者の転倒予防ガイドライン-運動器の不安定性に関与する姿勢と中枢制御に着目した転倒予防ガイドライン策定研究班．2012．
4) 南川貴子ほか：転倒・転落予測のためのアセスメントツール．BRAIN NURSING，23(7)：16-21，2007．

NO. 073 短時間でも効率のよいカンファレンスの開催方法，段取り，まとめ方を知っておく

カンファレンスの開き方

CLEAR POINT

- ☑ **聴く技術**を身につけ，参加できる
- ☑ **1回の発言で言いたいことは1つ**にし，30秒以内で発言することができる
- ☑ **事前に下調べや情報伝達**を行い，効率のよいカンファレンスを開催できる

チームナーシングとカンファレンス

カンファレンスとは，「会議・協議」を意味し，チームナーシングの導入とともに，日常業務の1つとして定着してきました．しかし，現場では「業務が忙しくて開催できない」といった声がよく聞かれます．

カンファレンスの目的と必要性を理解し，短時間でも効果的で効率のよいカンファレンスの開催が求められます（表1）．

3年目までにできるようになっておきたいこと

1）参加者として

チームナーシングにおけるカンファレンスは，情報共有・問題解決のための重要な機会です．参加したスタッフすべてが主体的に参加する姿勢が必要です．そのために最も重要なのは「コミュニケーションスキル」です．コミュニケーションスキルには，話す技術・聴く技術の両側面があります．まずは聴く技術を身につけましょう（図1）．

最初のうちはなかなか発言ができないかもしれません．しかし，相手の話をきちんと聴くことで，参加している姿勢を示すことができます．そのような姿勢は，発言者に対してのマナーでもあります．

発言のポイントは，「話し過ぎない」ことです．話が長くなると，伝えたいことがわからなくなります．1回の発言に言いたいことは1つにして，30秒以内にまとめましょう．

2）議題提案者として

カンファレンスが開催されるとき，議題として受け持ち患者の情報提供をする機会があります．このときのポイントは2つあります．

①事前準備

事前に情報をまとめておきましょう．学生カンファレンスのときにも，患者の情報をまとめ，カンファレンスに臨みましたよね．患者の情報をただまとめるだけでなく，わからない言葉を調べたり，文献や本を読んでおくことも大切です．

表1 カンファレンスの目的

1	個人の体験をチームが共有し，チーム全体の技術水準を高める
2	個々の患者への看護計画の妥当性の検討
3	チームメンバーの意思統一をはかり，効率的な看護実践を目指す
4	共同学習による新知識の習得
5	患者の見方を育てる
6	他職種との連絡調整

文献1）より引用

> **知っておこう**
>
> チームナーシングとは，リーダーを中心に複数のスタッフが協働して複数の患者を受け持つ看護体制で，一定水準の看護を提供することを目的とします．チームで目的・問題を共有し看護や問題解決につなげていくため，カンファレンスが重要な役割を果たします．
>
> 司会者が一方的に話を進めることがリーダーシップではないことも覚えておきましょう．

図1　聴く姿勢

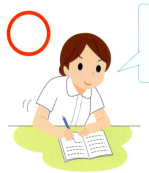
- 身を少し乗り出す
- 相手の方を見る
- 発言に頷く
- メモを取る
- 真剣な表情

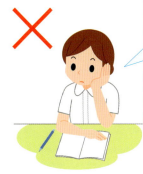
- 目線が合わない（横や下を向く）
- 頬杖をつく
- 腕を組む
- メモを取らない，いたずら書き
- 足を組んだり貧乏ゆすりをする
- つまらなそうな表情
- 隣の人とこそこそ話

②目的を明確に

　カンファレンスのテーマを明確にしておきましょう．テーマが具体的であれば話し合いもスムーズに進みます．たとえば，「AさんのADL拡大の方法」がテーマの場合，1人ひとりが思い描く場面が異なる場合があります．このため，「意欲が低下しているAさんに日中の車椅子乗車を勧める方法」のようなより具体的なテーマを示すと，参加者も発言がしやすくなり，カンファレンスの時間を有効に活用できます．

3）司会者として

　3年目でチームリーダーを任されることもあると思います．このとき，カンファレンスの司会をすることがありますが，次のことができるといいですね．

①事前準備ができる

　事前にカンファレンスの目的や議題を把握します．目的が明確でない場合，話がそれてしまったり，結論が出なかったり効果的なカンファレンスとならないことがあります．

②時間管理ができる

　忙しい業務の中，カンファレンスに費やせる時間はそう多くはないでしょう．「今日のカンファレンスの時間は○分です」と時間を事前に提示しておくことも，集中して議論できる方法の1つです．

③話しやすい雰囲気を

　司会者の言葉や態度で場の雰囲気は変わります．参加しているスタッフの言葉に耳を傾け，はきはきとした明るい態度を心がけましょう．

④リーダーシップを発揮する機会！

　カンファレンスの中で，話がそれてしまったり，沈黙が続いたり，意見がまとまらなかったり……，よく起こることですが，そのようなときこそリーダーシップが求められます．**話を一度まとめたり，周囲の行動に気を配り，司会者から声をかけることも必要です．**

⑤時には周囲に助言を求める

　自分の知識や能力ではまとめることができないこともあるでしょう．先輩や上司に助言を求めることも時間を有効に活用する手段の1つです．

（鈴木英子）

ポイント！
事前に情報を配布しておくことも時間短縮に

できるナースからのアドバイス
発言するときは，「えーと，あの，その」といった差し込み言葉を控え，「はっきり・ゆっくり」話すように心がけましょう．

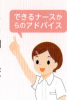
できるナースからのアドバイス
カンファレンスの機会を有効に利用するために最も大切なのは，自分がどんな立場で出席していても「当事者意識」をもって臨むことではないでしょうか．有意義な時間になるかどうかは，あなたの行動で変わってきますよ．

引用・参考文献
1）川島みどり，杉野元子：看護カンファレンス．医学書院，2014．

NO. 074 言葉遣い，コミュニケーション，言ってはいけないこと，臨終時の対応を知っておく

患者，家族への対応

CLEAR POINT

 患者の状況・思いを知り，必要とされる気遣いをすることができる

 何を欲しているか，患者・家族から引き出すことができる

コミュニケーションの基本と言葉遣い

敬語の使用は「私はあなたを尊重している」という態度・姿勢の意思表示であり，その関係性を相手と共有することです．どんなに患者・家族を尊重した看護を心がけていても，タメ口ではその思いは相手と共有はできません．

尊重されて気を悪くする人はいません．それどころか，相手が自分を尊重していないと感じれば，患者・家族は本音を語らないでしょう．かしこまった話し方はよそよそしいという考えは誤解です．

> **知っておこう**
>
> コミュニケーションの語源はラテン語の「Communis（コミュナス）共有する」に由来します．つまり，単なる「伝達」ではなく「相手の思いを受け止め，自分の思いを相手に伝えることによって，情報や思想，態度を共有すること」です．

患者・家族の対応で生じる困難とコミュニケーション

1）あなたが患者・家族を傷つけるとき

たとえば，当該病棟が満床のため，他病棟に入院することになった患者・家族は，病棟スタッフの態度から，自分たちを「邪魔者/招かれざる患者である」と受け止め，傷ついてしまうことがあります．出産後初めてのシャワー浴をした患者は，心細さや悪露によって，病院のタオルを汚染することへ過度な心配をしていることに気づかれず，説明や介助がなくシャワー浴をすすめられたことを「物みたいに扱われた」と感じてしまうことがあります．対応した看護師は，患者・家族の思いに考えが及ばず，患者の涙をみて初めてその気持ちを知ります．

たとえ業務としては間違った対応ではないとしても，また，もし別の状況の患者だったらなんら問題にならないことだとしても，この患者の今の状況，今の思いを知り，必要とされている気遣いができなかったとき，あなたは患者・家族を傷つけてしまうのです．

2）あなたが患者・家族を避けたくなるとき

「むずかしい患者・家族」と感じ，つい避けたくなる経験は誰にでもあるのではないでしょうか．看護師の行動を厳しくチェックする，特定の看護師を選り好みする，自分に文句ばかり言う，頻繁にコールするなど，たくさんあると思います．

このような場合は，医療者側にも緊張が生じ避けがちになります．もちろん，患者・家族側に問題がある場合もありますが，ふつうの患者・

> **知っておこう**
>
> 患者が看護師のケアの一挙一動をチェックする場合は，説明不足や緊張により自分に何をされるか警戒しているのかもしれません．ひょっとすると，過去に点滴やドレーンの固定不足による事故抜去など，ケアや処置に伴うトラブルの経験があるのかもしれません．
>
> 頻繁なコールは，医療者へのなんらかの不満や，または寂しさの表現かもしれません．患者・家族なりの論理を聴いてみる必要があります．

表1 コミュニケーションスキル

ねらい	スキル	例	メリット
話すきっかけを作る	話を遮らない	間違えや反論があってもまずは聴く	・聴くという姿勢が伝わる
	相手が話しやすい質問を使い分ける	・オープンクエスチョン 　自由に話すことのできる質問をする	・自由に話を展開するきっかけになる ・自分の話を聴いてくれたという満足感になる
		・クローズドクエスチョン 　Yes or Noで答えられる質問をする	・会話のテンポをつくる ・会話の途中での話題の明確化や必要なデータを集めることができる
話を促進する	相槌を入れる	頷いたり，言葉で「そうなんですね」などと入れる	・聴いてもらえている実感になり，話す気がわく
	反復する	相手の言葉を繰りかえして「〜ということですね」などと伝える	・話し手の言うままに受け止めようとしている姿勢が伝わる
話を確認する	整理，要約して，相手に伝える	「これまでのお話を整理してみますと〜」などのように要約して伝える	・話し手の中でも整理される ・話し手と受け手の間の認識の違いや話し手の言い忘れに気づくことができる ・話を聴いていたという姿勢が伝わり話が進む
	話し足りないことや言い残したことはないか確認する	「他に何かご心配なこと，お話になりたいことはありますか」などと尋ねる	・納得するまで聴いてもらえたという実感になる ・また話そうという気になる

文献2,3)を参考に作成

家族がなんらかのきっかけで「むずかしい患者・家族」になることもあります．「何がこの患者・家族をむずかしくさせているのか？」と考えることで，ケアの入口が見えてくることも多くあります．

3) 患者・家族の状況に合ったケアにつながる会話のヒント

1)2)の例は，日常よくあることだと思います．看護師が状況に合った対応をするためには，患者・家族が今置かれた状況をどうとらえ，何を欲しているのか患者・家族から引き出すしかないのです．

「患者・家族を理解する」という言葉は多くの看護の教科書に出てきます．しかし，「病む」というのは個人的な出来事であり，私たち健康な看護師が目の前の患者と同じように理解するのはむずかしいです．むしろ，**わかり切れない医療者の限界を自覚することで客観的に見ることができるし，患者の側にいて話をよく聴き，一緒に考えようとする姿勢が生まれる**のではないでしょうか．

患者・家族の経験している状況やニーズを探るために，参考になるコミュニケーションの基本スキル[2)3)]を表1に示します．日々のコミュニケーションの中に取り入れると，何か手ごたえが得られるかもしれません．

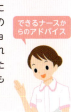
できるナースからのアドバイス

看護師が患者・家族に言ってはいけないこと

1)「治療や病状のことは医師に聞いてください」

病状や治療のことを質問されたとき，看護師が自分の責任の持てる範疇を超えて患者に説明するのは問題です．しかし，看護師は病状説明そのものには責任を持てませんが，「**患者が欲している情報を十分得ることや理解できる状況を整えること**」に対しては責任があります．

患者・家族が，なぜ医師でないあなたに，あえて病状のことを聞いているのかについて考慮する必要があるでしょう．

医師は忙しそうだし怖い，聞いたとしても説明がむずかしくて理解できないと思っているかもしれません．医師との説明の機会を手配するだけでなく，可能な限り立ち会って，患者・家族の理解や納得が得られたか確認したり，補足説明を促す必要があります．

2）チームの方針に合致しない持論

治療やケアの方針について，患者・家族からあなた自身の意見を聞かれることがあるかもしれません．

このようなとき，すこしでも力になりたいと思うのが医療者ですが，**あなた自身の治療に対する考えや死生観を即答するのは危険です**．一個人の意見として言ったつもりでも，患者・家族にとっては医療チームの意見になってしまいます．その一言が，患者・家族をさらに悩ませたり，適切な判断の妨げになるかもしれません．このような場面では，患者・家族の話をよく聞き，状況を把握することに徹し，チームに返します．統一したチーム活動が患者・家族にとっては何より安心・信頼できるのです．

臨終時の家族への対応

1）臨終時の患者との接し方を助言する

患者に残された時間は正確には予測できませんが，医療チームで相談しながら，患者が最期に会いたい人に会えるよう調整しましょう．

家族は死が近づき呼びかけに応じることもなくなった患者に対し，どう接すればよいかわからず困り，看病や代理意思決定などで心身ともに疲弊しています．**患者の側で寄り添うだけでよいと伝える，一緒にケアを行う，休息をとれるよう対応することが重要です**．

2）死亡判定〜お見送り

死亡判定時には，看護師は動きを止めて死亡判定を聞きましょう．家族の近くで，もし気分が悪くなった場合などにさっと手の届く範囲に立ちます．

どのような言葉をかけたらよいか迷うかもしれません．「お力になれずに残念です」「ご愁傷様です」など例はありますが，家族に寄り添う気持ちがあれば，無理に言葉を探す必要はありません．実際には十分に時間を確保することはむずかしいのですが，家族がその人らしいお別れをできるよう，可能な限り場と時間を確保しましょう．

（瀧口千枝）

ヘルスケアの日常性に潜む暴力

医療者から患者・家族に対する無意識な抑圧・暴力の研究をもとにした著書[1]の中で，「ヘルスケアの日常性に潜む暴力」という衝撃的な言葉が用いられています．意図的なものよりも，むしろ意図的でないために，医療者によってその存在が認識されないものが暴力となり，無関心で無頓着なケアが行われるときに生じると論じています．

知っておこう

臨終前後のケアに関する遺族調査[4]では，看取りにおける家族の苦痛軽減や満足度に関連する要素の1つとして「医師や看護師が患者の状況を説明し，接し方やケアのしかたを助言すること」が挙げられています．

家族との時間を邪魔しないように看護師が訪室を控えると，家族にとっては怖かったり見放されたと感じることもあるため，次に訪室する時間を伝えたり，いつでもナースコールしてよいことを伝えることも重要です．

お見送りまでの時間に家族の耳に入る医療者の配慮のない雑談や世間話は，不快であるだけでなく，その後のグリーフにもかかわります．廊下やナースステーションでの言動に配慮しましょう．

できるナースからのアドバイス

引用・参考文献
1) ナンシー・L・ディーケルマン編, 堀内成子監：あなたが患者を傷つけるとき．エルゼビアジャパン，2006．
2) 日下隼人：医療者の心を贈るコミュニケーション―患者さんと一緒に歩きたい．医歯薬出版，2016．
3) 安保寛明，武藤教志：コンコーダンス 患者の気持ちに寄り添うためのスキル21．医学書院，2010．
4) Shinjo T, et al.: Care for imminently dying cancer patients: family members' experiences and recommendations. J Clin Oncol, 28(1):142-148, 2010.

NO. 075　重症度やリスクを考慮したベッドの選択方法を知っておく

病棟内のベッドコントロール

CLEAR POINT

- ☑ 病棟の構造，看護体制，患者の重症度を考えてベッド選択ができる
- ☑ 病状の変化や転倒・転落リスクのある患者はナースステーションの近くに配置できる
- ☑ 状態変化しそうな患者やターミナルなど臨機応変に対応できる

ベッドコントロールは誰がする？

　病棟内のベッドコントロールは，いつ，誰が，どのように決定しているのでしょうか．その病棟の特殊性や患者重症度，人員配置や看護実践能力など，さまざまなことに配慮して考えなければなりません．

　現状では，多くの病院で，看護師長が行う場合が多いのではないでしょうか．また，看護師長不在の場合は，リーダーナースがベッドコントロールする場合もあります．ただ1つ確かなことは，誰が行うにしても，現状を把握する能力と状態変化を予測できる知識や経験が必要ということです．

病棟のハード面・ソフト面を理解する

　ベッドコントロールを行ううえで，病棟のハード面やソフト面をよく理解しておく必要があります．ここでのハード面とは，病棟の構造や設備などです（図1）．ソフト面とは，看護体制や人材，教育などを表します．看護を提供する場では，このようにさまざまなことが複雑に関係するので，ベッドコントロールするうえでは，病棟の現状を理解することが重要になります．

> **知っておこう**
>
> それぞれの病院や病棟，その日の状況によって，ベッドコントロールの役割を担う人は異なります．救急や集中治療室のように治療を最優先する状況では，病棟医（専門医）がベッドコントロールを行う場合もあります．

> **ポイント！**
>
> 患者の状態変化を予測したベッドコントロールを！

図1　病棟見取り図の例

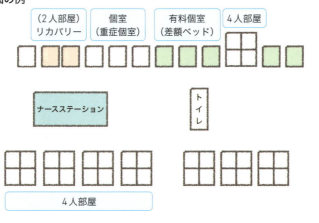

最優先事項を考える

ベッドコントロールの中でも最優先されなければならないものは，患者の安全性です．「病状の変化によるもの」と「転倒などの危険性リスク」などを考えなければなりません．

両者とも早期に異常に気づいて対応できることが重要であるため，おのずとナースステーション付近の病室になります．

病室の種類の選択は？

1）少人数病室

次に選択するのは，病室の種類です．病室には，個室や2人部屋，3人，4人部屋などさまざまなパターンがあります．

個室や2人部屋などの少人数病室は，ナースステーション付近に位置する重症患者のための個室（重症個室）と，すこし離れた所にある有料個室（差額ベッド）があります．

重症個室の場合は，最優先事項を考慮し選択されます．有料個室は，患者本人もしくは家族が希望されている場合に選択されます．しかし，いくら有料個室を希望されていても，最優先事項にあたる場合は選択することはできません．

2）複数人病室

4人部屋などの複数人病室では，ADL低下，排泄などに介助を必要とする患者などは，ナースステーション付近の病室が選択されます．病状が安定している，自立している場合は，ナースステーションから離れた病室が選択されます．

複数人病室の場合，病状の安定と患者自立度によって，ナースステーションと病室との位置関係が変わると言っても過言ではありません．また，複数人病室では性別も考慮する必要があることを忘れてはいけません（図2）．

ポイント！
最優先事項は患者の安全性！

たとえば，術後や人工呼吸器などME機器が装着されている場合は，ナースステーションから観察できる病室（病院によってはリカバリーという病室）になるでしょう．

認知症や幻覚などの症状のある精神科疾患の場合も，やはりナースステーションから観察できる病室が好ましいです．

重症患者であっても，看護体制や看護実践能力の高いナースの多い病棟では，ナースステーションからすこし離れた病室を選択することもできるでしょう．

できるナースからのアドバイス

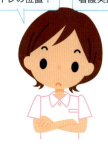
部屋の位置は？
個室の位置？
トイレの位置？

人員配置は？
経験年数？
看護実践能力は？

図2　ベッド選択の考え方

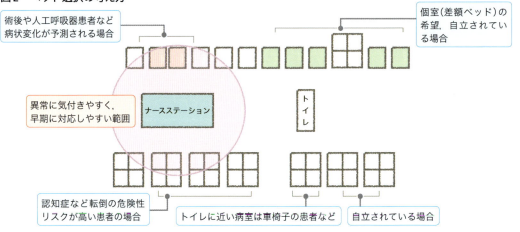

表1　病棟のハード面・ソフト面

ハード面 (病棟の構造や設備)	• 個室，4人部屋など，病室の配置状況はどうか • ナースステーションから観察できる病室か • さまざまなME機器に対応できる病室か • トイレと病室との位置関係はどうか
ソフト面 (看護体制や人材，教育)	• 看護体制としてどのくらいの看護人員が配置されているか • 経験年数別にどのくらいの看護人員が配置されているか • 教育体制や人材育成はどうか • 看護実践能力に関係あるものすべてはどうか

臨機応変・状態変化の予測が大事

　さまざまなことを考えベッドコントロールを行う中で，臨機応変に対応できること，状態変化を予測することも重要です．

　いつ状態変化してもおかしくない患者であれば，ナースステーションから観察できる病室がいいかもしれません．しかし，そのような状態であっても，ターミナル患者などの場合は通常と異なります．

　ナースステーションの近くは，ナースや医師，他の患者や家族の出入りが多いため，静かな環境とはいえません．そこで，状況にもよりますが，あえてナースステーションから離れた個室を選択し，最後のときをゆっくりと過ごしてもらうという臨機応変さも大事です．

　もう1つ大事なことは，状態変化を予測することです．病状変化と同様に，高齢者や器質的疾患からせん妄発生のリスクを考える必要があります．日中はとくに問題ない場合でも，夜間になると動きが激しくなるときは，一見自立してみえる患者でもナースステーションの近くを選択するなど，状態変化を予測したベッドコントロールが必要です．

(山下　亮)

NO. 076 患者・家族からの怒りや暴力があったときの対応を知っておく

患者からのクレーム，トラブル

CLEAR POINT
- ☑ クレームや院内暴力が発生したら，必ず看護管理者に報告できる
- ☑ トラブル時は複数人で対処することができる
- ☑ クレームやトラブルの内容を看護記録に残すことができる

看護師という職業柄，患者やご家族の方から，「怒られた」「クレームをつけられた」という経験は少なからずあると思います．対処がむずかしい場面や，理不尽に傷つけられることもあるかもしれませんが，どのように対応すればよいでしょうか．

怒りのクレーム

「怒り」は，ほとんどの場合原因があります．まずは患者・家族の訴えを傾聴し，「怒りという感情表現をわかってほしい」ということを理解し，即時に対処せずに，怒りの後に表現されることに意識を向けましょう．

場合によっては，クレーム処理に苦慮する事案もあります．日本医師会が発行している「医療従事者のための医療安全対策マニュアル」[1]のクレーム処理のステップでは，まずクレーム対応においては「担当者1人で対応はしない」とあります．**クレームが発生した場合は，必ず看護管理者に報告**しましょう．

決して高圧的な態度や，消極的・官僚的な態度，クレームを軽視する態度を見せずに，真摯に聴くことが大切です．また，**クレームの内容**は，「いつ」「どこで」「誰から」「どういうクレームだった」「そのときの対応」を看護記録にきちんと残します．

当院の場合，院内の安全マニュアルがあり，患者・家族のクレーム対応について，項目に沿って対応することとしています．各施設においてもマニュアルがあると思いますので，ぜひ熟読しておいてください（図1）．

院内暴力への対応

看護師は，患者・家族などから暴力行為の被害にあうおそれがあることを忘れてはいけません．暴力行為が生じた場合の対処法を理解しておく必要があります（表1）．施設によっては暴力発生時のコール番号を設置しているので，急変対応のコールと同様に覚えておきましょう．

図1　筆者の施設の暴力発生時対応マニュアル

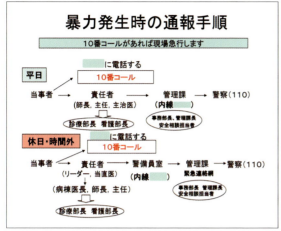
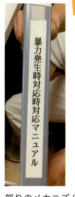

ポイント！
暴力行為があったら，些細なことでも，必ず看護管理者に報告

怒りのメカニズム，体制，レベルごとの対応が記載されている．

表1　院内暴力対応

1	暴言や暴力行為が起きた（起きそうな）場合は，加害者との一定の距離を保ち，避難できる経路を確保しておく．
2	1人で対応してはいけない．ナースコールなどを活用し，必ず複数人数で対応を行う．
3	暴言や暴力行為が起きた場合は，「時間」「場所」「誰が」「どのような行為（発言）があった」か必ず看護記録に記載する．
4	必ず，看護管理者に報告を行う．

クレームやトラブルが起きたら，
・報告
・記録
・複数人で対処
を徹底しましょう．

できるナースからのアドバイス

　どのような理由でも，安全に全力で患者ケアを提供する職場に暴力行為はあってはならないことですし，病院組織全体で対策する必要があります．**看護経験がベテランでも，新人でも，その暴力行為が些細なことでも，必ず看護管理者に相談することを忘れないようにしましょう．**

（合原則隆）

引用・参考文献
1) 和田一穂：患者からのクレーム処理．医療従事者のための医療安全対策マニュアル．社団法人日本医師会，p.177, 2007. https://www.pmda.go.jp/files/000146118.pdf（2016年3月閲覧）
2) 日本看護協会政策企画室編：2003年保健医療分野における職場の暴力に関する実態調査．p.7,社団法人日本看護協会，2003.https://www.nurse.or.jp/home/publication/seisaku/pdf/71.pdf（2016年3月閲覧）

暴力に関する実態調査

2003年，日本看護協会政策企画室の「保健医療分野における職場の暴力に関する実態調査」[2]では，1,218名の看護職員のうち約3割の看護職員が，なんらかの暴力を受けたことがあると回答しました．
このような暴言・院内暴力行為が生じた場合は，「私の対応が悪かったのでは」との感情抑制が働くことがあります．2013年の私大病院医療安全推進連絡会議共同研究においても，院内暴力を受けた際の個人の対応として「我慢した」が24.8％で，12.3％が「誰にも話さなかった」と回答しました．

NO. 077 それぞれの立場に応じたインシデントへの対処と対応のルールを知っておく

インシデント発生時の報告経路

CLEAR POINT

- ☑ インシデントが発生したら，立場に応じて**正しく報告**できる
- ☑ 組織の問題として**背景要因を探り改善できるようなインシデントレポート**を提出できる
- ☑ インシデントの**背景にある誘因を知り**，改善するための行動ができる

　起こしたエラーや医療事故が，単に個人の失敗が原因という見方だけでは，事故の本質を見極められず，再発を防止することはできません．エラーや事故の背景に潜む組織全体の課題を把握し，なぜエラーにつながる行動をとったのか，その行動の背景にはどのような誘因があったのかなどを探求し改善するために，それぞれの組織が行動しています．

インシデントレポート

　これまで看護師として働いていて，一度はインシデントレポートを書いたことがあるのではないでしょうか．病院によっては，インシデントレポートのほかに，アクシデントやヒヤリ・ハットのレポートがあるかもしれません（表1）．

　インシデントなどを引き起こす背景には，いろいろな要因が隠されています．なかでも看護職では，①気のゆるみ，②注意力不足，③人員不足，④コミュニケーション不足，⑤疲労による判断ミス，の5つの要因が多いのではないのでしょうか．

　なんらかの要因によって引き起こされたインシデントを発見した看護師は，病院ごとのインシデント報告システムを用いて報告します．図1は一般的なインシデント・アクシデント発生時報告フローチャートです．

立場に応じた対処法

1）当事者or発見者

　インシデント・アクシデント発生時はただちに医療上の必要な処置や患者対応などを行い，所属長などに口頭報告しましょう．すみやかに報告書（インシデントレポートなど）を提出します．

2）同僚看護師

　インシデント報告などを受けた場合，自分に置き換えて謙虚な気持ちでレポート・報告を見たり聞いたりすることが大切です．レポート・報告を活かす気持ちで，それらを教訓として今後につなげましょう．

> **ポイント！**
>
> **インシデントを発見したら，決められた経路ですばやく報告！**
>
> - それぞれのエラーや事故事例などから，過ちを正しく認識しそこから学ぶという観点で，インシデントレポートの提出が求められます．
> - インシデントレポートは，報告した者の責任を問い，処罰や人事に用いるものではありません．「誰が○○した」ではなく「何が起こったのか？」を重視し，組織の問題としてその背景要因を探り，改善をはかるきっかけになる，業務改善案として活用できるものです．

表1 インシデント，アクシデント，ヒヤリ・ハット

インシデント	看護師の仕事の中でなんらかのミスを犯してしまったけれど，患者の心身に影響が出なかった事象
アクシデント	看護師の仕事の中でなんらかのミスを犯し，患者の心身に影響を及ぼし検査や処置が必要になってしまった事象
ヒヤリ・ハット	看護師の仕事の中でミスを犯しかけて「ヒヤリ」「ハッと」したが，途中で気がついたために患者には何も影響が出なかった事象

図1 インシデント・アクシデント発生時報告フローチャート

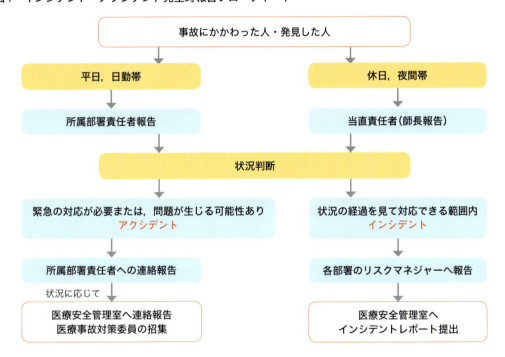

3) リーダー看護師

インシデントが発生したら，自分のチームだけの問題とせず，部署全体の問題ととらえてもらうため，**病棟カンファレンス**などで情報共有をすることが必要です．

4) 部署内リスクマネジャー

インシデントレポートの閲覧をして内容の把握を行います．必要に応じて部署内の調査・ヒアリングを行い原因・対策を検討し医療安全管理室に報告します．

5) 部署管理者

報告しやすい環境と体制を整え，医療安全に対する意識を高める職場風土とするよう努めることが役割といえます．

6) 医療安全管理者

インシデント報告から支援の対策を検討し，当該部署・部署のリスクマネジャーや当該上司と連携し事故の分析・対処にあたり，リスクマネジャー会議などで報告します．また，当該部署へのフィードバックは迅速に行うとよいです．

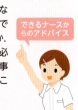

新人の皆さんは，当事者や同僚看護師の立場となることが多いのではないでしょうか．小さなことでも必ず報告し，同じ事故を起こさないことが大切です．

できるナースからのアドバイス

表2 影響度レベル分類

レベル		障害の継続性	障害の程度	障害の内容
5		死亡		死亡（原疾患の自然経過によるものを除く）
4	b	永続的	中程度～高度	永続的な障害や後遺症が残り，有意な機能障害や美容上の問題を伴う
	a		軽度～中程度	永続的な障害や後遺症が残り，有意な機能障害や美容上の問題を伴わない
3	b	一過性	高度	濃厚な処置や治療を要した（バイタルサインの高度変化，人工呼吸器の装着，手術，入院日数の延長，外来患者の入院，骨折など）
	a		中程度	簡単な処置や治療を要した（皮膚の縫合，鎮痛薬の投与など）
2		一過性	軽度	処置や治療は行わなかった（患者観察の強化，バイタルサインの軽度観察，安全確認のための検査などの必要性は生じた）
1		なし		患者への実害はなかった（なんらかの影響を与えた可能性を否定できない）
0		—		エラーや医薬品・医療用具の不具合がみられたが患者には実施されなかった

文献1）より引用

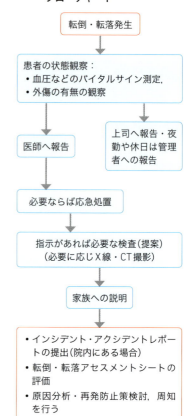

図2 転倒・転落発生時のフローチャート

転倒・転落時の報告

インシデントレポートの中では，クリティカルケアでは，輸液に関することやチューブ類の抜去，他領域では転倒・転落に関するレポートが多い傾向があります．高齢者や長期臥床者が「この程度なら」と思っていたり，また排泄について「人の力を借りたくない」という思いから転倒に至るケース，睡眠薬服用者，病状もしくは検査・手術後などで意識状態が清明でない患者がベッドから転落するケースなど，さまざまな場面・時間に起きています．

転倒・転落が生じたときの対応の原則は①迅速・的確・誠実に，②影響を最小限に食い止める，です（図2）．

（水口智生）

> **知っておこう**
>
> インシデントレポートに記載する報告内容は，①基本情報（発生年月日・発生場所・報告者・患者概要），②インシデント概要，③インシデントレベルチェック（国立大学附属病院医療安全管理協議会のレベル区分に準ずる，表2），④インシデントの種類，⑤要因，の5つのカテゴリーからなります．

> **ポイント！**
>
> 転倒・転落は迅速・的確・誠実に，影響を最小限に！

引用・参考文献

1）国立大学附属病院長会議常置委員会 医療安全管理体制担当校：国立大学附属病院における医療上の事故等の公表に関する指針（改訂版），2012．

NO. 078 病棟管理日誌は誰がいつ何のために必要なのかおさえておく

病棟管理日誌のつけ方

CLEAR POINT
- ☑ 病棟管理日誌は何のために記載しているか知っている
- ☑ 災害時の援助の程度を把握している
- ☑ 誰が見ても病棟の様子がすぐわかるように記載している

病棟管理日誌は誰が見る？

勤務開始のときに，あなたは病棟管理日誌を見ますか？ふだんよく見ているのは，看護師長だったりその日のリーダーだったりするのではないのでしょうか．

しかし，今から自分が勤務する場所がどんな状況なのか知っておくことは，その日の業務をスムーズに進める第一歩です．また，災害時に的確に行動するための患者情報が記載されているため，看護師長でなくてもリーダーでなくても必ず見なくてはなりません．

病棟管理日誌に記載されていること

病棟管理日誌には「入院数・入院者名，退院数・退院者名，患者救護区分，日勤者数・勤務者名，手術，検査者名，日勤，準夜，深夜など各勤務帯の重症患者の記録，巡視時の確認」など，勤務者と患者の情報が満載です．とくに救護区分は，担送・護送・独歩の3種類で区分され，災害時に誰をどのように安全に避難誘導させるか判断する指標となっています．

患者の安静度を反映して区分されているとはいえ，いざ災害となったら護送でもどの程度の援助が必要かは，そのときの患者の状態で変わります．救護区分をもとに援助方法を判断できるように，患者の状態を把握しておくことが大切です．

病棟管理日誌から考えること

入退院数で，病床の空き具合を知っておきましょう．また，手術や検査結果や状態の変化から自分の担当患者の状態を把握し，業務内容と照らし合わせてタイムマネジメントをします．

何よりも，地震や火災などの災害時に病棟の状況を把握していなければいけません．付き添いの家族がいれば，患者だけでなく家族も避難対象になりますが，協力を得ることもできます．患者が手術や検査

担送患者：担架搬送する患者のこと

病棟日誌から考えることの例

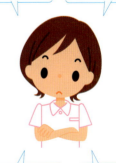

- 満床だ．今日の入院のベッドがない．急に退院する患者が出るかも．
- 昨日は入院した患者が多かったなぁ．知らない患者が多いし，情報収集に時間がかかるかも．
- 担送患者が増えている．この前みたいに，近くで火災が起きると避難が大変だな．
- 担当患者の状態が悪化している．観察に注意しなくては．

図1 病棟管理日誌の例

のため棟外にいたり外泊で院外にいるなど，所在確認のための行動に役立ちます．

看護師長やリーダーの指示がなくても，すみやかに患者の避難準備や所在確認ができれば「できるナース」とよべるでしょう．

病棟管理日誌のつけ方

病棟管理日誌に何をどのようにいつ記載していますか？

電子カルテなどの場合，入力した患者情報がそのまま病棟管理日誌に反映されることがあります．患者情報を正確にタイムリーに入力することが，病棟を正確に把握することになります．また，急性期の患者はとくに状態が変化するため，随時更新しなければなりません．図1は病棟管理日誌の例です．

＊

誰が見ても一目で病棟の状況がわかるように記載することが重要です．業務のマネジメントの情報として活用できる，病棟管理日誌を記載するように心がけましょう．

(黒川美幸)

☑ 3年目までに知っておきたい 100 のこと

NO. 079　MSWと何ができるのか知っておく

MSWとの連携

CLEAR POINT
- ☑ 自院のどの部署に **MSW** がいるか知っている
- ☑ MSWに効果的に **相談・報告** することができる
- ☑ 相談後, 解決したかどうか **記録に残す** ようにしている

　MSWが病院の中でどのような仕事をしているか知っていますか？ MSWは，社会福祉士や精神保健福祉士の資格を持ち，病院内でさまざまな心理的・社会的な問題などを解決するために支援をしてくれている職種です（表1）．

　多くの病院では，地域連携部門や相談部門に属しており，「医療福祉相談」などの名称の部署に配置されています．まずは**自院のどの部署にMSWがいるのか**を確認してみましょう．

　平成28年度の診療報酬改定により，早期に住み慣れた地域で療養や生活を継続できるように，入院早期より退院困難な要因を有する患者を抽出し，退院支援を実施することを評価する目的で，「入退院支援加算」として診療報酬がつくようになりました．これにより，病棟専任のMSWや退院支援部門の看護師が配置されている病院もあるでしょう（表2）．

できるナースからのアドバイス

とくに経済的な問題は，本人が入院によって就労できないことへの不安や入院費の支払いに関する不安などさまざまなことがあります．安心した療養生活を送るうえで，とても大切な問題です．

表1　医療ソーシャルワーカー業務指針
医療ソーシャルワーカーは，病院等において管理者の監督の下に次のような業務を行う．

業務指針	例
①療養中の心理的・社会的問題の解決	在宅で介護を受けるにはどうしたらよいのか 社会保障制度利用はできるのか　など
②退院援助	リハビリ病院へ転院するように言われた 家で介護ができないので施設紹介をしてほしい　など
③社会復帰援助	障害を持って社会復帰するにはどうしたらよいか　など
④受診・受療援助	入院が必要と言われたが，問題があって入院できない 在宅診療を利用したい　など
⑤経済的問題の解決，調整援助	医療費の支払いが心配である　など
⑥地域活動	―

文献1）を参考に作成

MSW：medical social worker，医療ソーシャルワーカー

表2　入退院支援加算1と2の施設基準と算定要件など

項目	入退院支援加算1	入退院支援加算2
点数(一般病棟入院基本料等)退院日	600点	190点
点数(療養病棟入院基本料等)退院日	1,200点	635点
入退院支援部門の設置	専従1名(看護師または社会福祉士)	
入退院支援職員の配置	退院支援業務等に専任する職員を2病棟に1名以上	
医療機関・介護事業所との連携構築	20以上の医療機関または介護サービス事業所等と転院・退院体制についてあらかじめ協議し，連携を図っている	
医療機関・介護事業所との情報共有	連携医療機関または介護サービス事業所等の職員と入退院支援・地域連携職員が，3回/年以上の頻度で面会し，転院・退院体制について情報の共有等を行っている	
介護支援等連携指導料算定回数	加算の算定対象病床100床当たり年間15回以上(療養病棟等は10回以上)	
退院困難患者の早期抽出	入院後3日以内に新規入院患者の把握および退院困難患者の抽出	入院後7日以内に新規入院患者の把握および退院困難患者の抽出
入院早期の患者および家族との面談	入院後7日以内(療養病棟等は14日以内)に患者および家族と病状や退院後の生活も含めた面談	できるだけ早期に患者および家族と病状や退院後の生活も含めた面談
多職種協働カンファレンスの実施	入院後7日以内にカンファレンスを実施	カンファレンスの実施

早期からMSWと連携を

　在院日数がより短縮され，今までのように治療が落ちついてから退院のことを検討するのでは，もう間に合いません．**入院と同時に，もしくは外来通院中から，治療とその先の療養の場所を考えることが求められています．**

　入院のときには家族が付き添っていることが多いかと思います．つまり，入院のその日がチャンスです．次の面会まで家族からの情報収集を待っている時間はないのです．そのためには，早期から疾病以外の生活上の問題もMSWと連携して解決することが必要となります．

MSWが解決してくれること

たとえば，入院前の生活状況に関することとして，ADLの状況，同居の家族の就労状況や介護状況など，また制度利用の有無，介護・福祉サービスの利用状況や経済的問題の有無などを情報収集します．これらの情報の中から抽出されたさまざまな問題について，私たち看護師がすべてを解決することはむずかしいでしょう．しかしMSWは，休職中の社会保障や高額療養費制度などを受けることができるかなど，さまざまな社会保障制度の活用を患者・家族と相談してくれます．

また，入院をきっかけに家族から，「高齢だし，もう1人での生活はむずかしいでしょうね．自宅退院は無理です」と言われることも，現場でよくありませんか．このような場合も，**次の療養先をMSWと早期から検討することが必要です**．

相談後には記録に残す

日々のケア時や家族の面会時に，聞いた情報をそのままにせず，MSWへの相談を検討してみてください．そして，相談後は必ず，**心配していたことや不安に思っていたことが解決されたのか**，またはほかの問題が残されていないのか確認し，記録に残すことが重要です．これにより，さらなるMSWや多職種の支援が必要なのかがチーム医療へ引き継がれます．

患者は，あらゆる分野・側面において，複雑・多様化した相談内容を抱えており，看護師だけで解決をすることは困難です．MSWと連携し，院内・地域関係機関との医療・介護チームを立ち上げることが患者を安心して元の生活の場に戻す一歩となります．

（保科かおり）

> **できるナースからのアドバイス**
> MSWと連携し，院内・地域関係機関との医療・介護チームを立ち上げることが患者を安心して元の生活の場に戻す一歩となります．

引用・参考文献
1) 厚生労働省健康局通知　平成14年11月29日健康発第1129001号：医療ソーシャルワーカー業務指針. 2002.

NO. 080 どのような調整が必要なのか知っておく

退院調整の極意

CLEAR POINT

- ☑ 入院時に**情報収集**することができる
- ☑ **退院前カンファレンス**を行うことができる
- ☑ **看護サマリー**をきちんと作成することができる

在院日数の短縮化により，高齢者は，退院が決まった時点でも「完治」というわけではありません．慢性疾患とうまく付き合いながら，在宅で療養を続けていく必要があります．

入院中は患者の生命維持を最優先とした医療が提供されますが，結果として，退院後，高度な医療処置のために，スムーズに在宅生活に移行できない患者が多く生まれています．こうした中で，高齢者が在宅で安全かつ安心して療養を続けるためには，訪問看護や介護サービスなどの社会資源を活用し，生活を続けていく必要があるのです．

退院困難をスクリーニング

近年，看護師による退院支援・退院調整の必要性が強く求められるようになってきており，平成28年度の診療報酬改定では，退院支援に関係する診療報酬が充実されるようになり，また平成30年度の改定では，入院前からの支援の強化や退院時の地域関連機関との連携を推進するなど，切れ目ない支援を評価することとなりました．つまり，**病院は退院支援を手厚く行うと，病院の収益につながるしくみになってきている**のです．

そこで入院早期に退院が困難となる要因（表1）を入院時スクリーニングで発掘します．皆さんは，スクリーニングでチェックが入った患者へ何かアクションを起こすことがありますか？ スクリーニングからアセスメントした内容をもとに，退院調整の必要性について医師を含めたチームで話し合いをすることができていますか？

病棟のスタッフで完結できること，退院支援部門と連携が必要なこと，地域の関係機関を含めて連携することが必要なことなど，患者1人ひとりの状態に合わせた調整が必要です．まずはその必要性を早期に見極めることが大切です．そして，退院後の在宅での生活について具体的にイメージが持てるよう支援しましょう．

表1 退院支援が必要な患者とは（退院困難要因）

① 悪性腫瘍，認知症又は誤嚥性肺炎等の急性呼吸器感染症のいずれか
② 緊急入院である
③ 要介護認定が未申請
④ 家族または同居者から虐待を受けているまたはその疑いがある
⑤ 生活困窮者である
⑥ 入院前に比べADLが低下し，退院後の生活様式の再編が必要
⑦ 排泄に介助を要する
⑧ 同居の有無に関わらず，必要な介護を十分に提供できる状況にない
⑨ 退院後に医療処置（胃瘻・経管栄養法を含む）が必要
⑩ 入退院を繰り返している
⑪ その他患者の状況から判断して上記に準ずると認められる場合

文献1）より引用

図1 退院前カンファレンスの指導料

- **退院時共同指導料2**
  - 注1…入院中の患者について，保険医療機関の保険医又は看護師等，薬剤師，管理栄養士，理学療法士，作業療法士若しくは社会福祉士が，患者の同意を得て，退院後の在宅で療養上必要な説明及び指導を，地域において当該患者の退院後の在宅療養を担う保険医療機関の保険医若しくは当該保険医の指導を受けた看護師等，薬剤師，管理栄養士，理学療法士，作業療法士，言語聴覚士若しくは社会福祉士又は当該患者の退院後の在宅療養を担う保険医療機関の保険医の指示を受けた訪問看護ステーションの看護師等（准看護師を除く），理学療法士・作業療法士若しくは言語聴覚士と共同して行った上で，文書により情報提供した場合に，当該患者が入院している保険医療機関において，当該入院中1回に限り算定する．
    - ▶入院中　1回…400点
  - 注2…注1の場合において，入院中の保険医療機関の保険医及び在宅療養担当医療機関の保険医が共同して指導を行った場合に，所定点数に300点を加算する．
    - ▶入院中　1回…700点（注1…400点＋注2…300点）
  - 注3…注1の場合において，入院中の保険医療機関の保険医又は看護師等が，当該患者の退院後の在宅療養を担う保険医療機関の保険医若しくは看護師等，保険医である歯科医師若しくはその指示を受けた歯科衛生士，保険薬局の保険薬剤師，訪問看護ステーションの看護師等（准看護師を除く）理学療法士，作業療法士若しくは言語聴覚士，居宅介護支援事業所の介護支援専門員又は相談支援専門員のいずれか3者以上と共同して指導を行った場合に，所定点数に2000点を加算する．
    - ▶入院中　1回…2,400点（注1…400点＋注3…2,000点）

退院時共同指導料2算定点数 ／ カンファレンス参加者	院内参加者	院外参加者
注1…400点	医師，看護師等，薬剤師，管理栄養士，理学療法士，作業療法士，言語聴覚士若しくは社会福祉士	在宅療養担当医療機関の医師若しくは看護師等，薬剤師，管理栄養士，理学療法士，作業療法士，言語聴覚士若しくは社会福祉士，又は訪問看護ステーションの看護師等
注2…700点（注1…400点＋注2…300点）	医師	在宅療養担当医療機関の医師
注3…2,400点（注1…400点＋注3…2,000点）	医師又は看護師等	＊以下の内3者以上と共同指導した場合 ・在宅療養担当医療機関の医師又は看護師等 ・理学療法士，作業療法士，言語聴覚士 ・歯科医師又は歯科衛生士 ・薬剤師・訪問看護ステーションの看護師 ・介護支援専門員　・相談支援専門員

- **どんなときに退院時共同指導料2を算定できるか**
  院内外の関係者で入院中の状況や退院に向けた話し合いを行ったとき．
- **介護支援連携指導料**
  当該保険医療機関に入院中の患者に対して，患者の同意を得て，医師又は医師の指示を受けた看護師，社会福祉士などが介護支援専門員と共同して，患者の心身の状態などを踏まえて導入が望ましい介護サービスや退院後に利用可能な介護サービスなどについて説明及び指導を行った場合に，当該入院中2回に限り算定する．
  - ▶入院中　1回目…400点
  　　　　　2回目…400点　※ケアマネジャーが立案したケアプランが必要

退院前カンファレンス

入院から在宅までの切れ目のない連携，また医療・生活の橋渡しを行うためには，退院前カンファレンスが重要なポイントです(図1)．退院前カンファレンスを行うことで，院内スタッフでは退院困難と思っていたことが，地域の関係機関からの助言により解決されることがあります．病気や障害を抱えながらともに住み慣れた地域で暮らすには，病院と地域の関係機関が協力し，患者が安心して過ごせる生活の場を提供することが大切です．

図2 退院支援の流れ

段階	プロセス	内容
外来（入院予約）	入院前支援	入院予約となったときから，入院生活に関する不安等について，患者・家族と話し合う ・利用しているサービス，事業所 ・入院生活に関するオリエンテーション ・看護や業務管理等に係る療養計画書の作成　など
入院／治療開始	入院時スクリーニングアセスメント	入院前支援からの情報の引き継ぎと確認，入院早期に患者・家族と話し合う ・入院前の生活状況 　誰とどのように生活をしていたのか ・今回の入院の目的と目標 　治療終了となる際の目標となる身体状況等
治療の目処がつく	アセスメント	治療経過に合わせて患者・家族と話し合う ・身体，認知機能等の変化有無と本人家族の受け止め ・退院後の生活についての本人家族の受け止め ・継続が必要な医療の有無と疾病管理に対する本人家族の受け止め ・専門部門支援の必要性検討
治療終了／退院／退院	アセスメント	退院に向けた準備について医療者と患者・家族が話し合う ・本人家族への疾病管理に対する指導 ・地域の医療者，ケア提供者との引き継ぎ状況 医療や介護の引き継ぎ 退院後対応する院内外での医療者，ケア提供者への引き継ぎ

看護サマリー

　病院から地域への情報の橋渡しには，退院前カンファレンスのほか**看護サマリーも大切な一手段**です．看護サマリーは，入院中の病状経過だけでなく，どのようなADLであったのか，一部介助とはどのような介助が必要であったのか，食形態や介助方法，嚥下の状態はどうであったのかなど，看護サマリーを見て患者の状態が把握できる内容にしましょう．看護師だけでなく，必要時は栄養士や理学療法士のサマリーも担当者に作成してもらうことで，より専門的な視点からの情報を地域へつなぐことができます．

　反対に入院時に，訪問看護やケアマネジャー，施設担当者などからサマリーを持参されることがあります．こうした情報を入院時には活用し，**退院時には入院によりどう変化したのかを確認**しましょう．

　入院時に退院調整が必要な患者を取りこぼさないようにしっかり情報収集を行い，退院時に引き継がれる医療・看護，生活を支えるサービスなど，1人ひとりの患者の退院後の生活をイメージしながら，どのような調整が必要なのかをアセスメントし地域へつなぐ，これが退院調整の極意です（図2）．

（保科かおり）

ポイント！
入院時の情報収集のコツ

● たとえば，独り暮らしの高齢者が入院したとき，まずはどのような情報収集を行ったらよいでしょうか．介護保険の認定を受けているのか，別居の家族はいるのか，介護ができる状況なのか（就労していないのか），入院前の食事などは1人で行えていたのかなど，情報を得ましょう．

また，その患者が今回はインスリン導入目的で入院の場合，退院時に本人が自己管理できないことも想定して，入院時に来院した家族へサポート体制を確認します．

このような情報から，退院時の状況を予測して，訪問看護の導入などを検討します．

引用・参考文献
1) 医学通信社編：診療点数早見表 2018年4月版．医学通信社，p.156-159, 267-269, 2016.

NO. 081 先輩にかわいがられる後輩になるにはどうするかを知っておく

先輩とのコミュニケーションのとりかた

CLEAR POINT

- ☑ 業務の経過はI-SBAR-Cを用いて必ず報告することができる
- ☑ まずは自分で考えてから相談することができる
- ☑ 日頃からコミュニケーションをとりやすい態度・表情ができる

仕事と学生生活の大きな違いの1つに,「気の合う仲間だけと付き合っていればいいわけではない」ということが挙げられます. また, 女性の多い職場なので, 男性看護師はどのように接すればよいか, 戸惑うこともあるでしょう.

一方, 先輩も皆さんの成長を気にかけ, フォローしてくれていると思います. 確実にチームの一員として戦力となる看護師に成長してほしいと願っています.

時に, 仲良しの先輩ができるかもしれませんが, 職場は遊び場ではありません. 患者の治療とケアを行う場において, 専門職の1人として甘えや馴れ合いは危険です. 仲がいいから注意できなかったということにならないよう, 気をつけましょう.

では, 職務上どのようにコミュニケーションをとるのかについて考えてみましょう.

報告・連絡・相談！

コミュニケーションには, 言語的コミュニケーションと非言語的コミュニケーションがあります.

言語的コミュニケーション（言葉）で大切なのは, 抽象的にならないことです.「あれ, それ, そこ」と言っていると「よくわからないな, この人に聞いても」という印象がついてしまいます. 具体的に話すことを意識しましょう.

仕事上, 先輩とのコミュニケーションで重要なことは報告・連絡・相談です. 報告のポイントは, 要点を簡潔に結論から伝えることです. また, 業務の経過を必ず報告しましょう.

今, 流行りのI-SBAR-C

1) I-SBAR-Cに沿って報告

今, I-SBAR-Cの活用が流行です. この方法が状況をシンプルに伝えられるからです. I-SBAR-Cに沿って報告しましょう (p.27参照).

ポイント！
業務の経過は必ず報告！
報告は忘れがちなので注意！

ポイント！

報告の技法I-SBAR-C

- I-SBAR-CのSは, 状況です. ここで, 要点を伝えましょう. 主語は「誰」で, 述語は「どうした」の一文でまずは伝えましょう. 確実に要点のみを話し, 重要なことをしっかりと伝えます.

  Bは背景です. 患者の背景を簡単にまとめて報告します.

  Aは状況評価・アセスメントです. SとBより導かれる予測を伝えます.

  Rは提案です. 何をどうして欲しいかを明確に伝えましょう.

図1　連絡のポイントは5W3H

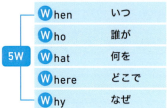
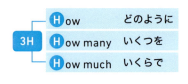

　よく，先輩や医師に対して言えない，先輩や医師が怖くて話ができないという声を聴きます．しかし，**これはあくまでも仕事の報告です．しっかりとした根拠を持って，自分の考えを提案しましょう．**

　I-SBAR-Cを使った報告をいつするのかというと，患者急変時や医療事故発生時，苦情発生の報告はとにかくすぐに行います．業務の終了時や患者の相談など何気ない報告は，相手の状況を見て声をかけるとよいでしょう．

2) スピーディーに伝える

　連絡のポイントは，時間です．**思わぬアクシデントや予定変更は，スピーディーに伝えましょう．**院内に連絡網が存在する部署もあります．

　5W3Hで要点をまとめ，自分から不足している内容を聞き次に伝えます（図1）．

　落ち着いてはっきりとした口調で話すのがポイントです．語尾をごにょごにょと濁してしまうと聞き取りづらいです．

相談のポイント

　相談のポイントは，まずは自分で考えてから相談することです．1人で判断しないことも大切ですが，「私はこう思うのですがどうですか？」と自分の考えを述べるとよいです．まるっきり頼り切ってしまうと，丸投げと思われてしまいます．

非言語的コミュニケーション

　そして，非言語的コミュニケーションは，一昔前は飲みュニケーションでした．仕事終わりに先輩ナースに連れられて……などありましたが，今は仕事とプライベートをしっかりと分ける先輩もいますので，人それぞれです．逆に，3年目となり後輩にちょっと声をかける余裕があるとよいですね．

　気にかけることが大事です．そうすることで，先輩からも声がかかりますよ．あとは，態度です．ツンケンした態度をとっていると，コミュニケーションはとってもらえません．すこし柔らかい表情でいると，周りからも声がかかります．先輩にかわいがられる後輩になりましょう．そして，後輩に愛情を持って接してください．

（三上育子）

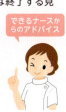

できるナースからのアドバイス

「仕事が残って終わりませんでした」ではなく，「あと，1時間でこの人数でこの仕事は終了する見込みがありません．超過勤務命令をかけるか増員するかの判断をお願いします」という報告にしましょう．

引用・参考文献
1) 池上敬一ほか編著：患者急変対応コース　for Nursesガイドブック（日本医療教授システム学会監），中山書店，2013．

NO.082 不慣れでも,業務としてやらねばならないことを知っておく

リーダーのとりかた

CLEAR POINT
- ☑ メンバーからのアプローチには,誠実に確実に返答することができる
- ☑ 仕事を依頼するときは報告・連絡・相談を確実に行うことができる

業務リーダーの役割とリーダーシップの違い

2～3年目ともなると,業務リーダーを任せられるようになるでしょう.業務リーダーは,その勤務内で発生した指示を受けたり,メンバーへの業務指示の伝達,医師や多職種との調整が主たる役割で,担当勤務内で患者の安全安楽を維持するよう働きかけます.その際,求められる能力が「リーダーシップ」です.

リーダーシップとは「最大限のパフォーマンスによって目的達成できるよう導くことができる能力」で,「最大限のパフォーマンス」は勤務スタッフに応じたケア実践能力の総和,「目的達成」は患者の安全安楽を維持すること.それを「導く」ためにリーダーの目配り,気配り,心配りが重要ですし,先手先手で対応していくことも必要でしょう.間違っても「旗を翻し指示命令によって支配的に従わせる」という意味ではありません.

業務リーダーと師長との関係

業務リーダーが得た情報は,マネジャーである師長に報告すべき内容も含まれます.たとえば,転棟や転院が決定した,インシデントが発生した,患者家族からのクレームなどなど…….師長は皆さんと一緒に「業務」はしませんが,病棟管理業務を行う役割です.部署内で発生した事項は,リーダーが責任をもって師長に報告しましょう.

リーダーの心構え

リーダー業務に不慣れなときは,メンバーからのアプローチに対して確実に返答することを心がけましょう.わからない場合は「確認します」「一緒に調べよう」でも構いません.曖昧なままにしておくと,スタッフとの信頼関係に影響しかねません.信頼関係を築いていくこと,スタッフからリーダーとして認められるように行動することも重要です.

はじめて業務リーダーを担うときは緊張すると思います.看護師の業務はチームメンバーと協働なので,1人で背負わず,時にはメンバーの力もうまく借りるようにしましょう. (三上育子)

---

memo

短期的な個人目標を掲げ,それをクリアしながら先に進むとわかりやすいですね.「指示受けを漏れなく確実に遂行する」「メンバーが話しかけたときは,手を止めて顔をみて話を聞く」などの目標を掲げます.

できるナースからのアドバイス

引用・参考文献
1) スティーブンP.ロビンス:新版 組織行動のマネジメント―入門から実践へ.ダイアモンド社,2013.
2) ダイアナ・ホイットニーほか:なぜ,あのリーダーの職場は明るいのか?.日本経済新聞出版社,2012.
3) トム・ラス&バリー・コンチー:ストレングスリーダーシップ.日本経済新聞出版社,2013.

NO. 083 後輩とのよいかかわり方を知っておく

後輩の相談にのる

CLEAR POINT
- ☑ いつでも相談にのる，こちらから声をかけるなど**後輩との距離を縮める**ことができる
- ☑ 困っている後輩と**解決方法を一緒に考える**ことができる

誰しも新人時代を経験してきているはずです．先輩看護師からの助言や，時には厳しい注意を受けることもあったのではないでしょうか．

対人関係調整能力が未熟な新人や若手スタッフは，先輩と関係を築くことも苦手なうえ，指摘されることに慣れていない場合，「なんで注意されるの？」，「あんな言い方しなくていいのに」と先輩と距離を置くことがあります．理不尽に感じたり，真摯に受け止められず，先輩からの支援をありがた迷惑くらいに受け取ってしまうこともあります．

自分が困ったときには，自然に自分に合うタイプの先輩を頼りにしたり，相談内容によって異なった先輩に相談にのってもらったりしていたのではないでしょうか．後輩も，相手のペースに合わせた支援が必要であり，声かけや相談のしかたも工夫する必要があります．

自分自身の新人の頃を振り返る

病棟での指導は，先輩から教わった方法を後輩にも伝授する風潮があります．しかし，先輩から受けた指導方法を，すべて同じように後輩にするべきということではありません．先輩からの支援で効果的だったことは何か，また，救われたこと，嬉しかったことは何だったのでしょうか．相談しやすい先輩はどんな先輩だったか，どんな声かけが嬉しかったかを思い出し，その先輩のよいところを参考にするのもよいかもしれません．

逆に，自分が先輩に指摘されて嫌だと思ったこと，傷ついたことがあれば，同じようなことはしないように気をつけるとよいでしょう．

いつでもなんでも聞いていいよという姿勢

頼られる先輩は，もちろん知識や技術の優秀な先輩ですが，面倒見がよい先輩はとくに慕われます．「困ったときは支援するよ」という姿勢だと，後輩は安心して頼ることができます．

経験を積んで先輩になっても，業務が忙しいと余裕がなく，自分のことで精一杯なときがあるかもしれません．忙しそうにしていると，どうしても話しかけにくい印象を与えますし，話しかけられてもそっ

けない返事をしてしまうこともあります．

　とくに業務中は患者優先であり，後輩を優先して患者に不利益があってはなりません．話を聞く姿勢も必要ですが，待つことができる質問や相談なら後にしてもらうよう伝えましょう．

こちらから声をかける

　用事があるなら声をかけるのが基本です．しかし，相手が話しかけてこないから聞かない，言ってくるまで待つという姿勢だと，相手との距離も縮まらず，よいかかわりもできません．

　後輩の中には，声をかけることすら困難な場合もあります．後輩から挨拶するのが当然という考え方ではなく，こちらから，「おはよう」，「お疲れさま」，「よろしくね」などといった挨拶をしましょう．

　こちらから声をかけることで，相手も挨拶しやすくなります．

どうしてほしいのか具体的に尋ねる

　後輩が困っているときに，どうしてほしいか尋ねるとよいです．業務上で助けるとき，先輩としては，仕事が滞らないよう後輩の業務を代わりに行ったり，患者のためと思い手を出したりします．しかし，「自分がやりたかったのに」，「今，しようと思っていたのに」とありがた迷惑と感じることもあるかもしれません．

　一方，困っている後輩は，何をしてもらったらよいのか，自分が何に困っているのかわからなくなっているときがあります．そのようなときは，「それは私がするので，あなたはこっちを先にしてね」，「私はここまでフォローするね」などと伝えてあげましょう．

自分1人で抱えない

　相談にのっても自分では応えられないことや，能力以上の内容のこともあるでしょう．自分では解決できないから聞けない・聞かない態度をとったら，後輩から拒絶されたと勘違いされたり，次から相談できない関係性になります．**応えることができなくても，一緒に考える姿勢や解決するために必要なことを考える対応が大事です．**「一緒に調べてみよう」，「それについては認定看護師の○○さんが詳しいから聞いてみたら？」，「そのことなら師長に相談すべきことだと思うよ」など，臨機応変に助言することも必要です．

　親身になることは大事ですが，後輩の悩みをもらってしまい，**自分がつらくなって対処できなくなることのないよう，コントロールすることが必要です．**先輩になったからといっても，自分が悩んでいるときはさらに先輩に相談してもよいのです．

（岩崎智美）

後輩のフォローをするときに，「大丈夫？」と尋ねることがよくあります．後輩は，先輩になかなか「大丈夫じゃありません」と言えないものです．どこまでが大丈夫なのか，どの程度大丈夫なのか，確認してあげるとよいです．

できるナースからのアドバイス

> **ポイント！**
>
> **どこでつまずいているのか導き出す**
>
> ● 何に困っているのか，どうしてほしいのか，一緒に導き出してあげましょう．後輩の「どうしたらよいのでしょうか」には，「どうしたらいいか，一緒に考えてみようか」と答え，後輩がどこでつまずいているのか，必要な支援は何か，具体的にどう支援したらよいのか一緒に考え導き出せるのができるナースです．

相談事に対して「言わないでください」と言われても，管理上報告したほうがよいと判断されることもあります．相談してくれたことを労い，真摯に受け止めて，自分では判断できないから，上司に相談してもよいか話したり，「それは，報告すべきことだから，一緒に報告しよう」と返してもよいでしょう．

できるナースからのアドバイス

> **知っておこう**
>
> 同じ看護師であっても，それぞれの性格や強みがあり，後輩に対するコーチングのスタイルも異なります．そのため，同じ内容の相談や指導でも，すんなり納得でき解決できる場合と違和感を感じる場合があるかもしれないのです．

NO. 084 医師とのコミュニケーションのコツを知っておく

医師に依頼・相談が効果的にできる

CLEAR POINT
- ☑ 日頃から医師と挨拶や会話をしてコミュニケーションをとっている
- ☑ 医師の業務の状況を考えて簡潔に報告することができる
- ☑ 略語を使用しないで正しく相手に伝わる言葉で報告できる

先輩スタッフはあんなに楽しそうに医師と話をしているのに、私は医師に話しかけるのも怖い、という方はいませんか？

実際筆者も、医師に報告するたびに不機嫌そうな態度をとられ、医師に報告や相談することが嫌でしかたなかった時期があります。しかし、今では医師に対して何の気負いもなく報告や相談ができるようになりました。

日頃から医師とコミュニケーションしやすい環境を

医師とのコミュニケーションにおいて、「聞かれたことは答えるけど、それ以外は何を話したらいいのかわからない」、「とくに医師とかかわる機会が少ないので、話すこともない」という方もいるかもしれません。お互い知らない者同士では、なかなか距離が縮まりません。**基本は挨拶からはじめましょう。そして、わからないこと、困っていること、確認事項などは、自ら医師に確認や相談してみてください。**

ただし、医師の中にも、コミュニケーションの得意・不得意があり、好意的な反応をしない方もいるかもしれません。そこは「患者の医療やケアに必要な事項を聞いている」というところを忘れずにいてください。

ポイント！
まずは挨拶から。相談・報告しやすい環境を作ろう

報告や相談を受ける相手の立場も考える

1) 何を報告するかで緊急度が変わる

医師に報告や相談するときに、「今、必要か」ということを考えていますか？何か報告したいからとすぐに電話をかけていませんか？

急変などすぐに対応する必要があるときは、時や場所を考えずすぐに連絡して対応してもらうことが必要です。しかし、ちょっとした相談や依頼、報告のときはどうでしょう。

2) 相手の都合を考える

連絡を受ける医師は今何をしているのか、電話に出られる状況か

できるナースからのアドバイス
連絡をする医師が、今何をしているのか、急変などすぐに対応する必要があるのか、今報告されたら自分ならどう感じるか考えてみましょう。

考えてください．外来中や手術中，面談などの予定はどうか，調べてから連絡していますか．すべてを確認できなくても，外来の予定表を確認したり，手術予定を確認したり，面談予定はないかなどはすぐに確認できますね．

このように，すこしでも気配りを見せることも，他職種とのコミュニケーションでは重要です．

時折，連絡を受けた医師が「今じゃなきゃだめ？」と返答している場面を見ます．医師もさまざまな仕事を抱えています．連絡する前に，もう一度「今すぐに連絡をする必要があるのか」と自分で考えてみましょう．

報告や連絡は簡潔明瞭に

医師へ報告する際，何を伝えたいのかということを整理して連絡していますか？

時折，「さっきの電話，何を言っているのかさっぱりわからない」，「報告してくれたんだけど，言っている意味がわからない」と医師が話しているのを耳にします．

できる看護師と新人看護師の報告や相談の違いを挙げると，「相手に伝わるようわかりやすく説明しているかどうか」という点があります．報告や相談は，相手に伝わらなければ患者の生命予後にかかわることもありますし，なんら意味を持ちません．**簡潔明瞭に問題点をわかりやすく伝えることは，医療やケアを進めていくには必須事項です．**

はじめは，緊張したり不安に思うかもしれません．実際，医師から直接ダメだしされることもあるでしょう．しかし，ここで指摘された事項は，次に改善するヒントです．チャンスを活かすよう努力していけばいいのです．

（名取宏樹）

知っておこう

報告をまとめるための方法として「I-SBAR-C」があります（p.27参照）．コミュニケーションツールを活用することで，相手に状況を適切かつ効果的に伝えることができます．その結果，必要な治療や指示を引き出すことができます．

引用・参考文献
1) 藤野智子監：基礎と臨床がつながるバイタルサイン．学研メディカル秀潤社，2015．
2) 池田隆徳ほか：新人ナースのための心臓これだけガイド．Heart nursing, 28(4), 2015．

報告のときのちょっとした気遣い

医師への報告をする場所は，時としてベッドサイドのときがあります．このとき，患者は自分の名前が聴こえてくると「大丈夫かな」など悪いほうに考えてしまうかもしれません．

急変でその場から離れられない場合以外は，病室を出て，スタッフコーナーでコールするようにしましょう．多床室の場合も，個人が特定されないように配慮することが必要です．

NO. 085 患者の安全を守るための方法をおさえておく

他職種とのコミュニケーション

CLEAR POINT
- ☑ 報告する際は，**要点をまとめて結論から**伝えている
- ☑ 緊急報告なのか，急を要さないのか，**タイミング**を見計らっている
- ☑ **相手の立場**にたったコミュニケーションをおさえている

医師への報告

報告のしかたによっては，医師に患者の状態がうまく伝わらず，患者に不利益を与えることもあり得ます．患者の安全を守るための報告のしかたを学ぶことは重要です．

1) 要点をまとめ，結論から要領よく相手に伝える

臨床場面で多く用いられる報告のコミュニケーションツールとしてI-SBAR-Cがあります．

- **I（Identify）報告者と患者の同定**：看護師の名前（必要に応じて所属先，職位）と患者の名前，診断名を伝えます．
- **S（Situation）患者の状態**：患者の状態，問題を簡潔に述べます．
- **B（Background）臨床経過**：患者の入院理由と目的，入院後の経過サマリー，バイタルサイン，患者の訴え，問題に対する身体所見などを述べます．
- **A（Assessment）状況評価の結論**：自分なりに評価したことを報告します．
- **R（Recommendation）提言または具体的な要望・要請**：どのような対応が適切と考えているかの報告，医師へ何をしてほしいのかなど具体的に伝えます．
- **C（Confirm）指示受け内容の口頭確認**：提言，具体的な要望・要請に対して，医師の行動・指示内容を口頭で確認します．

図1の事例では，どのように報告したらいいか考えてみましょう．

2) タイムリーに報告する

患者の生命にかかわること，緊急事態であればただちに報告します．しかし，急を要さない状況であれば，医師が手術を終えるのを待って報告するなど，医師を取り巻く状況を考慮し，報告するタイミングを考えます．

図1　I-SBAR-Cの事例

事例
肺炎で入院中の301号室のAさん．抗菌薬を投与し始めたところ，瘙痒感，前胸部・両上肢の発赤が生じました．血圧110/62mmHg，脈拍72回/分，呼吸数14回/分，体温37.3℃，SpO$_2$96％です．

報告例
- I：「看護師の○○です．肺炎で301号室に入院中のAさんについての報告です」
- S：「前胸部・両上肢に発赤が生じています」
- B：「抗菌薬を投与しており，他に瘙痒感もあります．バイタルサインは，血圧110/62mmHg，脈拍72回/分，呼吸数14回/分，体温37.3℃，SpO$_2$96％です」
- A：「アレルギーだと考えます．抗菌薬は中止しました」
- R：「診察をお願いします」
- C：（医師から「すぐに診察に行きます」と返答があった場合）「すぐに診察していただけるとのことで，承知しました」

他職種とのコミュニケーション

1）相手の立場にたって考え，相手を尊重する
　他職種も患者によい医療を提供するという同じ目的を持つ専門職者です．相手の自信やプライドを損なう言動は避け，他職種の専門性も理解し，相手の言い分をよく聞きます．

2）「問題となっている事実」のみを取り上げ話をする
　相手に対する自分の感情や解釈をまじえずに話をします．
　たとえば，忙しいときに医師から介助を依頼された場合，「今，処置につけと言われても無理です．看護師はやることがたくさんあるのです」など感情をまじえて話すことはせず，「今，処置につくことができる看護師がいません．5分待っていただきたいです」など事実を取り上げ話をします．

3）質問で始めない
　「なぜ，そんなことをしたのですか？」「なぜ，そんな風に言ったのですか？」と質問で始めると，相手は責められている，非難されていると感じます．

4）「私」を主語にして自分の意見，希望を明確に示す
　「あなたは○○すべきです」「○○しなければならない」と一方的に決めつけるのではなく，「あなたに○○してほしいです」「○○すると，～になると思います」と自分が考えたこと，感じたことを自分の言葉で話します．

5）相手に確認する
　「それでよろしいでしょうか」と最後に確認をとります．

＊

　コミュニケーションをとるうえで，どのような言葉を選択し，言い回しをするかも大切ですが，声のトーン，大きさ，リズム，速さによっても相手の受ける印象は異なります．また，表情，視線，身振り・手振りなど言葉以外からもメッセージは発信されているということをおさえましょう．

（石井恵利佳）

看護師は，患者のいちばんそばにいる存在であり，情報を多く持っています．そのため，看護師は患者を取り巻く医療職者の中心となり，他職種と積極的にコミュニケーションをとる必要があります．

引用・参考文献
1）奥渡部富栄：第5章コンフリクト・アプローチ．対人コミュニケーション入門－看護のパワーアップにつながる理論と技術－．p.172-183，ライフサポート社，2011．
2）篠崎惠美子，藤井徹也：第11章多職種連携とコミュニケーション．看護コミュニケーション－基礎から学ぶスキルとトレーニング－．p.115-120，医学書院，2015．

NO. 086 日々の業務をスムーズにするために，組織構造を知っておく

病院組織について

CLEAR POINT
- ☑ **病院の規模や理念が言える**
- ☑ 組織が**どのように分かれているか**知っていて，その**部門の役割と責任者**を知っている
- ☑ **日々の業務でかかわる部門と連絡先をおさえている**

病院の役割を覚えておく

医療機関は，「診療所」と「病院」に大別されます．診療所とは，ベッド数が19床以下の医療機関をさし，病院とは，ベッド数が20床以上の医療機関をさします．

急性期診療を行う病院には，一般病院，地域医療支援病院，そして特定機能病院があります．病床数の規模や地域の中の役割などにより，自分の病院がどのような届け出をしているか，覚えておきましょう．

特定機能病院は，高度先進医療を積極的に提供するための病院で，国からの条件付きで承認されています．地域医療支援病院は，地域の診療所や中小病院からの紹介および救急患者を診療します．地域の核となる病院です．それ以外の病院は一般病院です．

国は，診療体制の条件などを設定したうえで，特定の分野ごとに地域医療の核となる医療機関を指定し，役割を与えています．たとえば，救命救急センターや地域災害医療センター，がん拠点病院，地域周産期母子医療センター，エイズ診療拠点病院などです．

自分の病院が地域においてどのような役割を担っているのか，まず知ってください．

> **知っておこう**
> 病院は，それぞれ病床（ベッド）を，一般病床，療養病床，精神病床，結核病床，感染症病床のうちのいずれかで届けを出しています．

できるナースからのアドバイス
病院の理念を把握しましょう．きっと，病院のどこかに掲示されているので，見つけてみてください．

規模を覚えておく

病院の規模を比較するとき，よく，職員数や病床数，診療科数が用いられます．自分の病院の職員数(医師○○人，看護師○○人，パラメディカル○○人，事務○○人)くらいは言えるとよいです．また，病床数は最新のものを確実に，看護単位も覚えておきましょう．

組織の分類を把握

それぞれの病院の規模により違いはありますが，大きくは，医師や看護師，パラメディカルを含む医療職と，経営や医事業務を行う事務

できるナースからのアドバイス
自施設の組織図がどのような形になっていて，その部門の責任者は誰なのか，顔と名前を一致させていると，できるナースと言われますよ．最低限，院長や看護部長の顔と名前を一致させましょう．

図1 組織図の一例

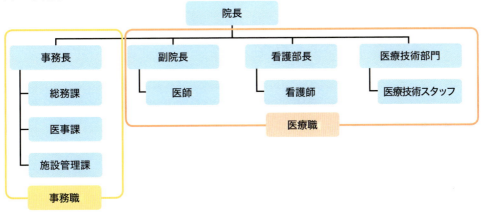

職に分かれています．医療職の中には，医局，看護部，薬剤部，検査科，放射線科，リハビリテーション科などがあります．事務職の中には，総務課，医事課，経営企画課，用度課，管理課などが含まれます．

患者に直接かかわる医療職とその医療スタッフを支える事務職，と考えるとよいでしょう．

困ったときに誰に頼むか知っておく

組織の中で，その部門の役割は何か，どのようなことを誰を通じてどこに頼むとよいか理解して働くことが大切です．たとえば，駐車場の管理はどの部門が行っているのか，自分の給料の計算はどの部門が行っているのか，今使っている心電図モニターが故障したらどの部門に伝えたらいいのか，など日々の業務でかかわる部門はおさえておきましょう．

3年目になると，他部門との調整を任されることも多くなります．自分の部署だけを把握するのではなく，他部門にも目を向けましょう．

今，チーム医療に目が向けられています．スムーズな連携が，よい医療サービスを産み出します．組織の一員であるという自覚をしっかりと持ってください．

（三上育子）

知っておこう

そもそも，組織とは，なんらかの目標に向かって力を合わせて達成するチームのことです．その中で，個人や部署に役割と責任が振り分けられています．

memo

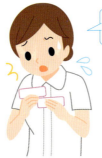

心電図モニターが故障した！どこに電話すればいい？

患者からのクレーム！誰に報告すればいい？

患者家族から駐車場のことを聞かれたけど，誰に聞けばいいの？

AEDの物品が足りない！どこに頼めばいいの？

困ったときに，誰に聞けばいいのか，どこに頼めばいいのか，知っておきましょう．

NO.087 院内や部署で仕事を円滑に進めるために必須な部分を知っておく

部署や院内の勢力図

CLEAR POINT

- ☑ 挨拶，言葉遣い，返事，愛嬌を駆使して自分の居場所をつくることができる
- ☑ 傾聴や柔軟性を持ってアサーティブに意見することができる
- ☑ キーパーソンをおさえてうまく立ちまわることができる

　社会人として多様な人々と仕事をしていくために，必要な基礎的能力が求められます．これは，社会人基礎力と表現されます（図1）．

　看護師も社会人基礎力が備わっていなければ，基礎学習や専門知識を活かすことができず，他職種と連携した良質な看護を提供することができません．また，職場で人との関係性をうまく築くことができず，働きにくい職場だと感じてしまうかもしれません．本来，社会人基礎力は看護学生のうちに身につけておくべきものですが，多くの人が就職後も課題に気づき，それを乗り越えて成長しています．

図1　社会人基礎力

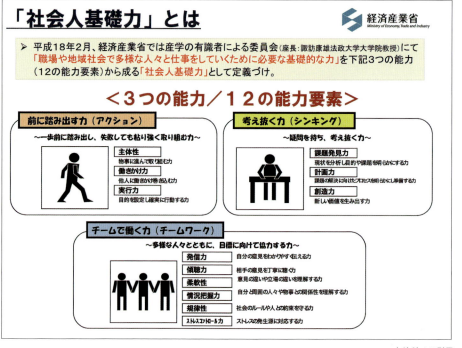

文献2）より引用

まずは社会人としての自覚を持つ

看護学生と違い，臨床現場では一人前の看護師として見られます．そこでは知識や技術だけではなく，専門職としての態度や責任も求められます．知識や技術はすぐに身につけることはむずかしいですが，態度や責任感は，自分が意識することですぐに行動することができます．**まずは社会人としての最低限のマナーを身につけましょう．**

自分の居場所をつくる

組織の中には，同期，先輩，後輩，上司などいろいろな立場の人が存在し，中には苦手な性格や癖のある人もいます．「仲良しグループ」や「派閥」といった小集団や，独特のマナーが存在する職場もあるかもしれません．このように，組織にはその職場独特の「勢力図」や「ローカルルール」などがあり，うまく順応することに苦労します．

「他人と比べて自分は嫌われている」と感じるなど，職場環境の悩みの1つに対人関係があります．相手が自分に対して親しみやすさを感じているかによって，接し方は変わってきます．**親しみやすさを感じるためには，「挨拶」「言葉遣い」「返事」「愛嬌」などが重要な要素となります．**これらを駆使して同僚や先輩の心をつかみ，まずは働きやすい自分の居場所をつくりましょう．

タイミングに気をつける

「わからないことは何でも聞いてね」と言われたので聞いたらイラッとされた．このような経験がある方もいるのではないでしょうか．確かに，わからないことをそのままにしておくのは好ましくありません．しかし，一生懸命になるあまり，忙しい先輩や上司の都合を考えず，一方的に質問することは，自身の評価や印象が悪くなる可能性があります．

先輩や上司は，部下の知らない多くの仕事や責任を抱えています．**相手が何をしているのか，すぐに伝えなければいけないことなのか，ふだんから相手の立場を知り，ちょっとした気配りを習慣化することが大切です．**

アサーティブに意見する

2～3年目となると，仕事への価値観や看護観が変化してくるかもしれません．先輩や上司だけでなく，他職種や幅広い年齢の人と話す

ポイント！

社会人としてのマナー

- 社会人としてのマナーは，看護師に限らず，どの職種でも変わりはありません．挨拶や返事をする，自分の意思を相手に明確に伝える，積極的に行動するなどの主体性は，社会人としてとても重要です．

- 無愛想な人や空気の読めない人には，話しかけたくないと感じるだけでなく，不快や怒りの感情が起こる可能性があります．

できるナースからのアドバイス

居場所づくりに苦労しやすい新人の思いを察知し，後輩が居場所を持てるよう接することが，身近な先輩の重要な役割です．

機会も増えてきます．

このような場面では，自分の思いや意見を伝えるだけでは，時に対立を引き起こす危険性があります．**相手の立場，性格，価値観などを尊重するアサーティブな意見は，チームで働く職業にとって重要な要素であると同時に，新たな学びの機会となります．**「人の話を聞く」「相手の意見を受け入れる」といった傾聴力や柔軟性などの能力が必要です．

誰に一声かけておくかを間違えない

同じ病院内でも，部署や職種によってさまざまなルールや考え方が異なる場合があります．たとえば，病棟内で欠員や急変対応によって人材が不足した場合，直接ほかの病棟に応援を依頼するのではなく，管理者である師長を経由し適切な人材の確保を調整してもらいます．

師長などの管理者でなくとも，ベテランの先輩の中には，部署内でのトラブルを把握し対応することを自らの役割と感じている人もいます．何かあったときにはこの人に一言声をかけてみる，相談するなど，うまく立ち回ることによって，頼れる協力者となってくれるかもしれません．

自分の言動や行動を振り返る

1) 自分の傾向や思考の癖などを理解しておく

職場環境に慣れてくると，相手の嫌なところが見えやすくなり，些細な出来事をきっかけに人間関係が崩れてしまうことがあります．そのようなときは，まず冷静になって，自分の言動や行動を振り返り，何が原因なのか，どうすれば改善するのかを考えましょう．

「自分ではきちんとやっているつもり」であっても，相手の受け取り方によっては言葉遣いや態度が不快感やかかわりにくいなどの印象を与えてしまっている可能性があります．

同じ年代が多かった看護学校とは違い，社会では経験年数や年齢が違えば，価値観の違いや温度差が生じやすくなります．先輩などの指導を軽く受け止めたり，その場限りの返答をすると，「あの子は責任感がない」と評価されてしまうことも少なくありません．

2) もし人間関係が崩れてしまったら

一度崩れてしまった人間関係を修復するのは簡単ではありませんが，悩むだけではなく，社会人として成長するには良い機会ととらえましょう．

自分に非があれば素直に認めましょう．相手と対話することはとても大切です．その際は，アサーティブに意見しましょう．

また，先輩が抱えている業務をさりげなく手伝うなど，ちょっとした気遣いによって自分の印象を変えることにつながるかもしれません．

memo

> **ポイント！**
>
> **自分の傾向とは**
>
> - 常に不満をもらしている，自分の欠点や失敗を認めずに外部環境のせいにするといったことも，相手によい印象を与えません．自分の傾向や思考の癖などを理解しておくことは，人間関係のトラブルを避けるだけでなく解決にも役立ちます．

とはいえ，なかなか自分から話をする機会を作ることはむずかしいかもしれません．そのようなときは，職場の飲み会などを活用してみましょう．気分を変えて・場所を変えて接することで，相手を知る・自分を知ってもらう機会となるかもしれません．

できるナースからのアドバイス

ハラスメントとは

日常生活の中で，相手の意に反するような言動や行為を行うことをハラスメントといいます．差別や不利益となるような扱いによって，精神的苦痛や人権を侵害することも含まれます．

ハラスメントを受けていると感じたら，言いにくいかもしれませんが，まずは相手に不快であると意思表示しましょう．そして，誰かに相談しましょう．

相談する相手は，師長などの管理者が望ましいです．第3者の機関として，看護部や病院に相談窓口があることもあります．

患者の安全のため，スタッフの成長や働きやすい職場環境を構築するために，厳しい意見を相手に伝えることも，師長などの管理者の重要な役割です．

（山下将志）

引用・参考文献
1) 箕浦とき子ほか編：看護職としての社会人基礎力の育て方 専門性の発揮を支える3つの能力・12の能力要素（1）．日本看護協会出版会，p.130-132, 2012.
2) 経済産業省：社会人基礎力．http://www.meti.go.jp/policy/kisoryoku/ （2016年4月閲覧）

アサーティブに意見する

アサーティブとは，自己主張することですが，相手の権利を侵害することなく誠実に対等に表現することを意味します．アサーティブな意見には，自分の意見を率直に伝えるという要素も含まれます．先輩だけでなく，たとえ師長であっても，自分の思いや意見を我慢するのではなく，明確に伝えることのできる能力が重要です．

起こりやすいパワーハラスメント

いくつかのハラスメントの中でも，パワーハラスメントは起こりがちです．パワーハラスメントとは，職権や地位などを背景に，精神的苦痛を与える行為です．もしかしたら，「自分も上司から受けているのでは？」と感じる方もいるかもしれません．

しかし，自分の責任や能力が不十分であれば，注意や叱咤を受けることはやむを得ないこともあります．また，自分の権利や主張が通らないことをパワーハラスメントと勘違いしてもいけません．

memo

NO. 088 医療のしくみを知っておく

病院組織と診療報酬

CLEAR POINT
- ☑ 病院の収入を決めている「ルール」をおさえている
- ☑ 看護師配置により、診療報酬の収入が異なることを知っている
- ☑ 医療・看護必要度の重要性と意味を理解している

診療報酬のしくみ

会社の従業員や看護師の毎月の給与から差し引かれている健康保険料は、それぞれの保険機関を通して審査支払機関(正確には社会保険診療報酬支払基金)にプールされます(図1)．病院は、実施した医療に応じて審査支払基金に患者ごとのレセプト(診療報酬明細)で請求します．

病院の医事課職員の重要な業務が、この請求書であるレセプトを作成することなのです．病院の収入のすべては、審査支払機関から支払われる診療報酬と患者が病院会計窓口で負担割合(2割、3割)に応じて支払う受診料です．

審査支払機関は「ルール」に従って、医療機関からの請求額がルール通りであるかどうかを審査してお金を病院に支払います．実は、病院から請求した金額のすべてがそのまま支払われることは基本的にはありません．必ず疑義があると未払いの請求書があります．病院医事課や保険医の仕事は、それに反論して正当性を主張しすこしでも支払額を増やそうと努力しています．

さきほどの「ルール」ですが、どのような医療内容にいくらの金額を支払うのか決めているのが中医協(中央社会保険医療協議会)で、看護師の代表もその協議会メンバーとなり、質のよい看護ケアに支払いができるようがんばっています．

診療報酬の最大のルール：(病院)入院基本料

複数の条件があり、看護師の労働は、この入院基本料で評価しています．入院基本料の主なものを2項目解説します．①急性期一般入院料と地域一般入院料についてと、病棟勤務看護師が毎日患者ごとにチェックしている、②医療・看護必要度についてです．

看護師1人あたり、何人の患者を受け持っているのかと医療・看護必要度の基準を満たす患者が何人いるのかと自宅に退院する患者割合によって、診療報酬の収入が違います．急性期一般入院基本料1

図1 診療報酬支払いのしくみ

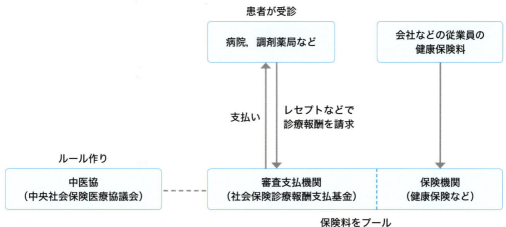

がいちばん高額です．看護師配置が7:1で自宅へ82％が退院し医療・看護必要度が32％以上であれば，入院させるだけで1日636,400円，1か月19,092,000円を診療報酬として受け取れるのです．地域一般入院料3の病棟と比較すると，1か月の収入差額は7,572,000円になります．

この看護師数には，**病棟の勤務表に名前があるが，病気でお休みを取っていたり，産休，育休の看護師は含まれません．実際に患者看護の業務を行っている看護師でなければなりません．**

たとえば院内研修で病棟勤務していないときには，日勤であっても勤務している看護師にはカウントされていないのです．そしてさらに，夜勤ができる看護師の夜勤労働時間が1か月（4週）72時間以内でなければならない条件があり，日勤のみの看護師が複数いる場合は，看護師配置数をさらに増やさないと72時間を超えてしまうのです．夜勤専従看護師の配置などで工夫している病院もあります．

医療・看護必要度

皆さんは，毎日患者ごとの医療・看護必要度のチェックと確認を業務として行っていると思います．それはどのような意味があるのでしょうか．

7:1の割合でケアできる看護師が勤務しているだけでは，診療報酬は入りません．もう1つの条件に，**看護している入院患者が，それなりに重症度が高く，療養上の世話に時間がかかるとか，手術直後であるなど，必要度の項目に該当する患者割合が，病棟入院患者の30％以上であることも診療報酬で収入を得るためには必要な条件**なのです．

また，入院基本料など医療機関へは医療法や不正な請求をしていないか毎年監査が入るので，不正はできないしくみになっています．

（松月みどり）

ポイント！

看護師配置と診療報酬改定
- 2018年の改定で今まで5段階区分だったものが，大きく急性期入院料と地域入院料に分かれ，さらに急性期が7段階，地域が3段階の合計10段階に細かくなりました．

NO. 089 病院が余分な資金を減らさずに，あなたの給与を増やすには……

転職と看護師の給与

CLEAR POINT
- ☑ 仕事を辞めたら厚労省に届出る必要があることを知っている
- ☑ 無料職業紹介サイト「とどけるん」を知っている

　病院の支出のおおよそ50％が人件費であり，その多くを看護職の給与が占めています．しかし，看護職の給与支出金額のすべてが直接，看護師に支払われているわけではありません．

　病気になったときに受診時に提示する「保険証」は，毎月の給与から健康保険料として差し引かれており，失業保険料なども差し引かれています．そして所得に応じた所得税が差し引かれています．それ以外にも，日本中の多くの病院が前項(p.240)で説明した診療報酬の条件をクリアする看護師数を確保するために，「有料看護師紹介所」に多額の紹介料を支払っているのです．筆者が看護師3年目の過去にはなかった会社なのです．

有料看護師紹介所

　一例を示すと，看護師1名の紹介料は，年収の20～30％支払っています．400万円の看護師収入であれば，病院は紹介業者に80万円から120万円も支払っているのです．高額ですね．

　病院の収入は診療報酬だけに限られているので，赤字になったら病院は倒産します．看護師に働いてもらうために，しかたなく紹介料という余計な支出をしているのです．もし，その支出が0円になれば，現在働いている看護師に支払われる可能性が出てくるのです．

無料の看護師紹介所

　無料の紹介所は1つだけです．そこは厚生労働省が資金を出して，全国47都道府県看護協会のナースセンターが運営している看護師の「無料職業紹介所」です．ここの相談員は全員が看護職なので，転職したくなる皆さんの気持ちをよく理解してくれます．

　将来結婚したときにも，子どもが小さい時期は週2日くらいの勤務で，育児，家事をしっかりやりたい人もいると思います．また，夫が(妻が)転勤して，知らない，初めて住む街に行くこともあるかもしれません．そのときには，必ず県看護協会のナースセンターで条件に合った勤務先を探してみてください．

図1　とどけるん

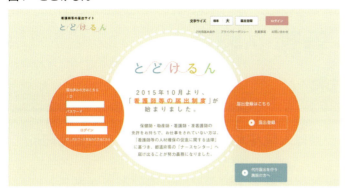

https://todokerun.nurse-center.net/todokerun/ よりアクセスできる．

無料紹介サイト「とどけるん」

　無料職業紹介サイトは「とどけるん」といいます．実は，2014年に保健師助産師看護師法が改正されて，**仕事を辞めた看護師は，ナースセンターを通して厚生労働省に届出ることが努力義務化**されたのです．病院は皆さんに代わって代理届出ができるので，離職時に「法律に従って届出ます」という連絡がくるかもしれません．このような法律改正があったことを知っていましたか？

　次に「とどけるん」の解説をします(図1)．名前，電話番号，住所の都道府県だけの3項目を最初に入力するだけの登録です．看護業務を行っていない教員職は法律で届出対象者になっているので，筆者も登録しています．

転職で仕事を探すとき

　転職など仕事を探す場合は，さらに追加して勤務条件を入力します．勤務希望場所はどこか，フルタイムなのか，夜勤はできるのか，希望給与額などです．転勤などで知らない街に引っ越したときには，地理にも不案内ですね．「とどけるん」のサイトは看護師募集をしている病院や診療所などを地図で表示するので，自宅から近い場所で募集があるのかを簡単に探すことができます．

　転職するときには「とどけるん」のサイトから，皆さんが新しい住所の都道府県のナースセンターに登録をすると，希望条件に合った勤務場所を看護職が相談員としてメール相談，電話相談，直接面談を行ってくれます．80歳の高齢先輩看護師を復職させた実力を持っています．

　離職時には必ず「とどけるん」に届出て，離職した看護師のほとんどが，新しい仕事を探すときには「無料職業紹介所」を使って紹介してもらう．そうすれば，看護職の皆さんの給与の元になる原資を無駄に消費しないため，看護師給与を上げるための資金が確保できます．しっかり覚えておいてほしいと思います．

（松月みどり）

知っておこう

看護師数が病院職員数の中ではいちばん多いので，人件費の多くを看護師の給与が占めているのは当然なのです．

インターネットで看護師の職業紹介を検索すると複数あり，無料なのか有料なのかよくわかりません．あなたが仕事している病院ではどのくらい支払っているのか，聞いてみてもいいと思います．

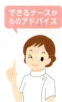

ナースセンターメールサービス

ナースセンターから，現在筆者が受けとっているメールサービスは，定期的に幅広い看護情報や，参加してみようかなあと興味が持てるお知らせメールが，1か月に1回定期的に配信されます．参考になることも多いです．

NO. 090

なぜ看護必要度を日々入力しているのか知っておく

重症度，医療・看護必要度と診療報酬の関係

CLEAR POINT

- ☑ 重症度，医療・看護必要度は<mark>入院基本料の算定</mark>にかかわることを知っている
- ☑ 診療報酬改定により，<mark>看護師配置や患者の早期転院に影響がある</mark>と知っている

　皆さんは，師長から「看護度ちゃんと入力してね」と口うるさく（？）言われていることでしょう．なぜそんなにも言われるのか，すこしむずかしい話になりますが説明します．

重症度，医療・看護必要度とは

1）入院基本料の算定にかかわる

　「重症度，医療・看護必要度」は，患者の重症度や看護ケアニーズの高さを評価し，看護師の適正配置数を実行するため，厚生労働省の主導にて実施されている制度です．単純に考えても，重症者や看護ケアニーズの高い患者が入院する施設に，看護師の配置を多くすればケアの充足が高まります．

　また，患者7名に対し看護師を1名配置する計算の「7：1（正しくは7対1入院基本料）」は，看護師人員の確保だけでなく入院患者1人ひとりに加算される入院基本料の算定にかかわります．この収益を決定するのが重症度，医療・看護必要度の評価点数なので，日々口うるさく（？）言われているのです．

2）7：1の病床を減らす方向に

　本来は，重症度が高く看護ケアニーズの高い患者に対し，手厚い看護師配置と病院の収益を加えましょうということで始めた制度でした．

　当初，厚生労働省では7：1に該当する病床は数万床と試算していたようですが，看護師を多く雇用すれば7：1を取得できてしまったため，思惑とは異なり，看護師確保合戦が盛んになってしまいました．とはいえ，この先の高齢多死社会に向けて，現在は回復期や在宅・介護へのシフトがなされているので，現在36万床ある7：1の届け出数を2025年までに18万床まで減らす方向で検討されています．そのため，2年ごとに実施される診療報酬改定と連動し，評価項目や評価基準が厳格に変更されているのです．

たとえば2016年に実施した「平成28年度診療報酬改定(p.246 図1)」では，手術直後の患者評価としてC項目が設置されたり，7：1をクリアする要件として，該当患者割合を25％に上げました．この変更により，7：1の病床が18,000床減少すると試算されています．

平成30年度の診療報酬改定では，一般病棟において開腹手術の加算日数が4日に減少されましたが，一方で診療上の指示が通る，危険行動が評価対象になりました．

看護師配置人数への影響

では，これらの事態が現場スタッフにどのように影響するのでしょうか．その1つは看護師配置人数です．

前回の改定で，病棟単位の申請が可能となったため，院内に7：1看護師配置と10：1看護師配置が混在している施設もあることでしょう．7：1看護師配置の病棟と10：1看護師配置の病棟では看護師配置人数が異なります．加えて，現在の病院機能に対して看護師人数が過剰な施設では，看護師のリストラもなくはないかもしれません．なぜなら厚生労働省では，看護師自身も在宅・介護へのシフトを狙っているためです．

患者の早期転院への影響

もう1つの事項は，減少方向である急性期病院は，重症度，医療・看護必要度加算に該当しない患者の早期転院を，今以上に推奨することが予測されます．同時に，現在実質的に超急性期医療を担っていない施設や2次救急医療施設などは，今まで以上に重症患者の転院受け入れが求められるようになります．

いずれにしても，漫然と看護していては追いつかず，**短期間の入院期間であっても質の高い看護が提供できる知識や技術が必要**とされることでしょう．

*

「えー！そんなの嫌だ！」と思いますか？ときどき，「自分のやりたい看護ができない」と嘆く声を若手から聞きますが，医療・看護の主体は患者や家族であって，看護師ではないのではないでしょうか．

医療は人の命がかかっているだけでなく，治療費という金銭の負担や保険料という政策上の医療費もかかります．より早期に回復し，QOLを高める医療・看護を提供できるよう，私たちも邁進し続けなければならないと思います．

（藤野智子）

> **知っておこう**
>
> 具体的に説明すると，7：1の場合，患者1人につき1日あたり1,566点(15,660円)の収入となるのに比べ，10：1の場合は1,311点，13：1では1,103点と差があります．この差は，病院収益に大きな影響を与えます．

図1　一般病棟用の「重症度, 医療・看護必要度Ⅰ」

A項目(モニタリング及び処置等)	0点	1点	2点
1　創傷処置　(①創傷の処置(褥瘡の処置を除く), ②褥瘡の処置)	なし	あり	
2　呼吸ケア(喀痰吸引の場合を除く)	なし	あり	
3　点滴ライン同時3本以上の管理	なし	あり	
4　心電図モニターの管理	なし	あり	
5　シリンジポンプの管理	なし	あり	
6　輸血や血液製剤の管理	なし	あり	
7　専門的な治療・処置 ①抗悪性腫瘍剤の使用(注射剤のみ)　②抗悪性腫瘍剤の内服の管理　③麻薬の使用(注射剤のみ)　④麻薬の内服・貼付, 坐剤の管理　⑤放射線治療　⑥免疫抑制剤の管理　⑦昇圧剤の使用(注射剤のみ)　⑧抗不整脈剤の使用(注射剤のみ)　⑨抗血栓塞栓薬の持続点滴の使用　⑩ドレナージの管理　⑪無菌治療室での治療	なし		あり
8　救急搬送(2日間)	なし		あり

B項目(患者の状況等)	0点	1点	2点
9　寝返り	できる	何かにつかまればできる	できない
10　移乗	介助なし	一部介助	全介助
11　口腔清潔	介助なし	介助あり	
12　食事摂取	介助なし	一部介助	全介助
13　衣服の着脱	介助なし	一部介助	全介助
14　診療・療養上の指示が通る	はい	いいえ	
15　危険行動	はい		ある

C項目(手術等の医学的状況)	0点	1点
16　開頭の手術(7日間)	なし	あり
17　開胸の手術(7日間)	なし	あり
18　開腹の手術(4日間)	なし	あり
19　骨の観血的手術(5日間)	なし	あり
20　胸腔鏡・腹腔鏡手術(3日間)	なし	あり
21　全身麻酔・脊椎麻酔の手術(16から20を除く)(2日間)	なし	あり
22　救命等に係る内科的治療(2日間)	なし	あり

重傷者の定義

A得点が2点以上かつB得点が3点以上の患者　**または**　B14またはB15に該当する患者であって, A得点が1点以上かつB得点が3点以上の患者　**または**　A得点が3点以上の患者　**または**　C得点が1点以上の患者

一般病棟用の重症度, 医療・看護必要度Ⅰに係る評価票より抜粋

NO. 091　患者の回復の指標にもなることを知っておく

重症度，医療・看護必要度の評価方法

CLEAR POINT

- ☑ 必要度の評価は，病棟ごとに点数や割合が異なることを知っている
- ☑ 評価時間，評価項目の解釈を理解している

　看護必要度をきちんと評価する理由の1つは，病院経営に直結しているからです．病院経営が成り立たなければ，患者に使用する薬剤や医療資器材の調達も，職員の生活もやっていけないのです．

　見方を変えれば，この**重症度，医療・看護必要度は，患者の回復の指標にもなる評価**です．現場の看護ケアを担っている皆さんが，しっかりと評価し，正しく入力することは，お金の話だけでなく患者ケアにもつながっていることを意識して日々入力しましょう．

病棟ごとの看護必要度

　もともと，一般病床と集中治療室や救命救急センターなどは，医療費や看護師配置の区分けが異なっています．具体的には，集中治療室は患者2人に対し看護師1人配置，ハイケアユニットでは患者4人に対し看護師1人配置が決められています．

　同様に，重症度，医療・看護必要度でも，7：1看護師配置の部署と，ハイケアユニット入院医療管理料，特定集中治療室管理料では評価項目とクリアする基準に違いがあります．加えて，その対象となる患者が部署の何割を占めているのかということも必要となります．

必要度の評価

　評価は，研修を受講した看護師が実施するとなっています．実際は，施設の中の代表者数名が研修を受け，その後は伝達講習や試験を実施していると思います．

　評価時間は24時となっていますが，施設によっては時間を決めて入力しているところも多いでしょう．評価時間の24時というのは，丸1日の区切りとしての24時ということになります．

　評価項目には，どのように解釈するのか細かい注意書きがあります．**評価項目を自己解釈することは，絶対にしてはいけません**（表2）．判断に困る場合は，先輩に相談し正しく評価してください．

（藤野智子）

> **知っておこう**
>
> 7：1の一般病床では，A項目2点以上かつB項目3点以上，ハイケアユニット入院医療管理料の部署では，A項目3点以上かつB項目4点以上，特定集中治療室管理料の部署では，A項目4点以上かつB項目3点以上という決まりがあります（表1）．

> **ポイント！**
>
> **必要度の評価項目**
> - 評価項目はA・B・Cの3種類です．A項目は「モニタリング及び処置等」で治療に関する事項，B項目は「患者の状況等」で日常生活動作や看護ケアに関する事項，C項目は「手術等の医学的状況」で大きな術後を特別に評価します（p.246 図1）．

表1 看護必要度の判定基準と施設基準

対象入院料・加算	重症度，医療・看護必要度Ⅰの基準	基準を満たす患者割合
7対1の一般病床	・A項目2点以上かつB項目3点以上 ・A項目3点以上 ・C項目1点以上	該当患者が25％以上
特定集中治療室管理料1・2	A項目4点以上かつB項目3点以上	該当患者が80％以上
特定集中治療室管理料3・4	A項目4点以上かつB項目3点以上	該当患者が70％以上
ハイケアユニット入院医療管理料1	A項目3点以上かつB項目4点以上	該当患者が80％以上
ハイケアユニット入院医療管理料2	A項目3点以上かつB項目4点以上	該当患者が60％以上

特定集中治療室用の「重症度，医療・看護必要度」について，A項目の「心電図モニター管理」「輸液ポンプの管理」「シリンジポンプの管理」が1点，その他の項目が2点となる．

表2 看護必要度の評価項目の解釈例

A モニタリング及び処置等
1 創傷処置

項目の定義

創傷処置は，①創傷の処置（褥瘡処置を除く），②褥瘡の処置のいずれかの処置について，看護職員が医師の介助をした場合，あるいは医師または看護職員が自ら処置を実施した場合に評価する項目である．

選択肢の判断基準

「なし」
　創傷処置のいずれも実施しなかった場合をいう．
「あり」
　創傷処置のいずれかを実施した場合をいう．

判断に際しての留意点

創傷処置に含まれる内容は，各定義及び留意点に基づいて判断すること．

①創傷の処置（褥瘡処置を除く）
【定義】

創傷の処置（褥瘡処置を除く）は，創傷があり，創傷についての処置を実施した場合に評価する項目である．

【留意点】

ここでいう創傷とは，皮膚又は粘膜が破綻をきたした状態であり，その数，深さ，範囲の程度は問わない．縫合創は創傷処置の対象に含めるが，縫合のない穿刺創は含めない．粘膜は，鼻，口腔，腟及び肛門の粘膜であって，外部から粘膜が破綻をきたしている状態であることが目視できる場合に限り含める．気管切開口，胃瘻及びストーマ等の造設から抜糸までを含め，抜糸後は滲出液が見られ処置を必要とする場合を含める．
ここでいう処置とは，創傷の治癒を促し感染を予防する目的で，洗浄，消毒，止血，薬剤の注入及び塗布，ガーゼやフィルム材等の創傷被覆材の貼付や交換等の処置を実施した場合をいい，診察，観察だけの場合やガーゼを剥がすだけの場合は含めない．
また，陰圧閉鎖療法，眼科手術後の点眼及び排泄物の処理に関するストーマ処置は含めない．

一般病棟用の重症度，医療・看護必要度に係る評価票 評価の手引きより抜粋

NO. 092 さまざまな病棟を経験できる意義をおさえておく

部署ローテーションの意義

CLEAR POINT
- ☑ **キャリアビジョン**や目標を持つことができる
- ☑ 希望通りにならなくても，まずは**経験を積む**ことができる

　看護専門学校や看護大学を卒業して，結婚や出産など経て定年まで看護師を続けるとすると，何年看護師をすると思いますか？ 35年位でしょうか．自分の人生で看護師という職業をどのように活かしていくのか，キャリアビジョンを若い頃から考えておくことも大切です．

キャリアビジョンとは

　「キャリアビジョン」とは，人材マネジメント用語ですが，人生・仕事において自分自身のなりたい姿をさすことです．「看護師としての自分のありたい姿」ですね．

　たとえば，新人看護師の教育に携わることが多くなり教育について専門的に学びたい，専門領域を深めるために大学院に進学したい，認定看護師や専門看護師を目指したい，など多くの選択肢があります．臨床でなくても，看護専門学校や大学の教員という職業もあります．「自分のありたい姿」のためにキャリアをどのように積んでいくかの見通しもキャリアビジョンに含まれます．

　キャリアビジョンを持つと，業務に追われて1日を終える日々ではなく，看護師として自分自身の目標を持つことができます．向上心や問題意識が高まり，専門職としての能力向上に反映されます．

なぜローテーションするのか

1) キャリアローテーションとは

　看護師が幅広い分野の看護技術と経験を積むことができるようにと，いくつかの病院で採用されている教育制度が「キャリアローテーション」です．とくに新人看護師が複数領域を経験することは，単一の部署では得ることのできない看護技術や看護ケア，知識を習得することができます．

　たとえば，眼科の病棟では点眼が抜群に上手になり，高齢者に合わせた指導ができるようになります．脳神経外科・内科病棟では経管栄養の技術や管理，また麻痺のある患者の入浴介助，寝衣交換など，耳鼻咽喉科・頭頸部外科病棟では気管切開している患者の吸引やコミュニケーション方法など，診療科独特の看護を経験することで技術

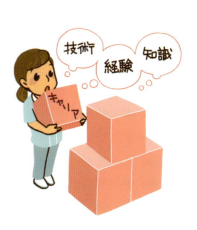

と知識の習得が幅広くでき，また多くの経験ができることで人間関係の幅も広がります．

2）希望通りにいかないことも

一方で，希望したキャリアローテーションであっても，短期間で何も覚えられずそのまま次の部署に行き，新たな環境で人間関係も構築しなければならず……ということが苦痛になってしまう人も少なからずいます．さらに，希望した部署に必ずしもローテーションできるとは限りませんし，本人の希望とは裏腹にローテーションをしなければならない場合もあるでしょう．

経験の豊富な看護師でさえ，異動は新たな人間関係の構築や知識と技術の習得が必要となり不安を抱えています．新人看護師であれば，その不安は大きなものであり，そのうえ希望していないとなれば頭のてっぺんから足の先まで不安と苦痛で満ち溢れているかもしれません．

しかし，たとえ不本意なローテーションであったとしても，そこで何を学び，何を実践するかはあなた次第です．経験に無駄なことはありません．不安でも苦痛でも，**まずいろいろな経験をしましょう**．その経験を生かすも殺すもあなた次第です．

3）ジョブ・ローテーション

3，4年目頃から，部署が異動になる人もいると思います．**ジョブ・ローテーション（人事異動・配置転換）は幅広い臨床実践能力を獲得し，将来的に自分がどんな看護分野に進みたいのか，どんなスキルアップを図りたいのかといったキャリアビジョンを立てるうえで意義があります**．

ローテーションは，自分の適正や好みに気づくきっかけになり，また自分の成長を感じる機会にもなります．今後のキャリアを考えるうえで，ローテーションでさまざまな病棟を経験できることは非常にメリットが大きいです．

キャリアをどのように積んでいくか

自分のキャリアビジョンと現状のギャップが大きいと，葛藤を生じます．自分自身がこういう分野の看護をしたいというビジョンがあっても，現実はあまり関係のない分野で働いていることもあるかもしれません．

しかし，**複数の疾患を併せ持つ患者が多くなり，家族背景も多様化しているこの時代に，どんな看護経験であっても，無駄になることは1つもありません**．経験を通して技術も知識も蓄積され自分のビジョンが見えてきます．

多くの経験を積むには，キャリアローテーションも，ジョブ・ローテーションも自分にとって意味のあるものになると思います．

（黒川美幸）

「ビジョン」という言葉を聞いて，どう思いますか？　将来の夢や今後の方向性などをイメージする人が多いのではないでしょうか．「未来にどうなるのか，どうなりたいか」をとらえ「看護師としての自分のありたい姿」を具体的にイメージしてみましょう．

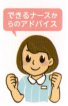
できるナースからのアドバイス

引用・参考文献
1) 厚生労働省：新人看護職員研修ガイドライン，平成23年2月

PART 4

これからもできるナースであり続けるために知っておきたいこと 8

- [x] 10 勉強法 — 252
- [x] 11 セルフマネジメント — 266

NO. 093 臨床推論の実際は「考える力」であることを知っておく

3年目の緊急時に使える臨床推論

CLEAR POINT

- ☑ 臨床推論の第一歩は，==看護過程におけるアセスメント==ということをおさえている
- ☑ 臨床の中で，==「Why？」「What？」==と思考を働かせている
- ☑ 患者の==健康問題==の原因や要因を，日々「考えて」いる

臨床推論とは

最近，よく使われる「臨床推論」とは何でしょうか？

「推論」とは「ある事柄を前提としてなんらかの結論を得ること」です．「臨床」とは「病床の患者に接して実際に看護を行うこと」です．つまり，「臨床推論」とは，"患者の健康問題を明らかにし，解決すること"を前提として，患者と接しながら，存在する健康問題を明らかにして解決するための結論を得るに至るまでの思考過程やその内容といえます．

臨床推論に関して，こういった説明を聞くと，非常にむずかしいイメージを持たれるかもしれません．しかし，看護実践における臨床推論の実際は，いわゆる「考える力」なのです．**臨床において患者に起こっている健康問題について，その原因や要因を"考える"ことだといえます．**「Why？ なぜ？」，「What？ 何が？」といった思考そのものが臨床推論の第一歩です．

この臨床推論の第一歩をわかりやすくいえば，看護過程における「アセスメント」という言葉に置き換えることができるでしょう（図1）．つまり，臨床推論とはアセスメントを第一歩として始まる看護過程を展開する際の思考なのです．

実際の場面に当てはめてみると

たとえば，これを「肺炎に罹患している患者のSpO$_2$低下」という健康問題に関する看護過程における臨床推論を考えてみましょう．この患者のSpO$_2$が低下した原因・要因に対して「Why？ なぜ？」「What？ 何が？」という思考を働かせます．

この患者はもともと喀痰が多いのであれば，「痰づまりによる気道狭窄」を問題の原因と仮定(仮説を想定)します．次に「痰づまり」という想定された原因に対して，気管吸引という看護計画を立案し，実践します．気管吸引を実施した結果，SpO$_2$の値が改善するかという看護実践の成果を確認します．この成果を確認することが非常に重要で

図1　看護過程と臨床推論

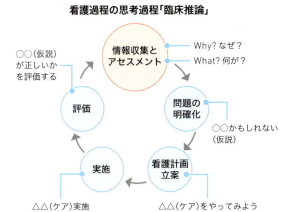

図2　肺炎患者のSpO₂低下における「臨床推論」の流れ

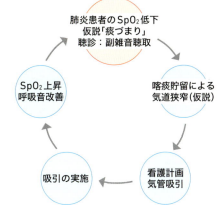

す．成果を確認することによって，自らが想定していた「仮説」が正しかったのか，間違っていたのかを判断します．

　気管吸引によってSpO₂値が改善したとしたら，「痰づまり」という仮説が正しかったということになるでしょう．逆に気道狭窄の原因となるような喀痰が存在せず，吸引によってSpO₂値が改善しなければ，「痰づまり」という仮説は間違っていたことになります．そうすれば，もう一度SpO₂値低下の原因は「Why？ なぜ？」，「What？ 何が？」と考えることからやり直すことになります．

　このように患者の健康問題の原因・要因に対して「Why？ なぜ？」，「What？ 何が？」という思考を働かせ，その仮説を想定し，その仮説が正しいか間違っているかを評価しながら健康問題の原因・要因を判断していく思考過程が「臨床推論」です（図2）．

3年目からでも「臨床推論」を始めよう

　看護の実践力とは何によって決まるのでしょうか？ 日常業務である2時間ごとの検温のように，決められた「ルーチンワーク」を正しくこなすことが看護実践力ではありません．

　看護実践に大切なことは「考える」ことです．患者の健康問題は細かな個別性があります．看護師が患者に向き合うときに大切なことは，患者の健康問題に対し，「Why？ なぜ？」，「What？ 何が？」といった思考を日々展開することです．そういった「臨床推論」を展開することで，初めて個別性を持った健康問題の本質を的確にとらえ，解決に導くことでしょう．

　「考える」ことに経験は関係ありません．3年目の看護師の皆さんも，常に目の前の患者の健康問題に関心を持ち，「Why？ なぜ？」，「What？ 何が？」といった疑問を持つことが臨床推論力を高め，あなたの看護実践力を強化していくことは間違いありません．

（伊藤敬介）

「臨床推論＝看護過程における思考過程」と考えれば，臨床推論とは，看護師の皆さんが日頃の看護の場面において実践している思考過程であり，さほど特別な思考ではないことがわかります．

患者はそれぞれ異なる個別的な健康問題を抱えています．すべての患者に対して同じように行われるルーチンワークで，すべての患者の健康問題を解決できないことは，皆さんも経験されていることだと思います．

NO. 094 現場の底上げのための最新情報の仕入れ方を知っておく

最新のエビデンスの取り入れ方

CLEAR POINT

 EBMとは何か，どのように使われているか知っている

 現場にEBMを取り入れるために，==学会へ行ったりトライアルすることができる==

　私たちが，日々処置の介助や看護ケアを行ううえで，「このケアのやり方で合っているの？」，「ほかの施設ではどのようにしているの？」と疑問に思ったことはありませんか？

EBM（evidence based medicine）とは何か？

1）エビデンス

　臨床の現場で，「この治療（ケア）にエビデンスは？」という言葉を耳にしませんか？

　看護界では，EBN（evidence based nursing，エビデンスに基づく看護）ともいわれています．EBNを知って，看護を行うことは，根拠を持ってケアを行うことができ，EBNをもとに看護ケアの計画を立案することで，新人看護師からベテランの看護師まで，継続かつ統一したケアを行うことができます．患者に「Aさんはこうしていたけど，Bさんは，Aさんと違うやり方だけど大丈夫かな？」という不安を与えるおそれの解消にもつながるのです．

　ガイドラインもEBM，EBNに基づいて設定されています．

2）スコア

　臨床では，さまざまなスコアが使用されます．できるナースとしては，自分がかかわる領域におけるスコアを知っておく必要があります．

　では，なぜ知っておく必要があるのでしょうか？ それは，客観的評価につながるからです．

　スコアを知ることで，その患者の緊急度や重症度などの客観的情報の1つとなることに加え，経時的にスコアリングすることで，自分たちが行っているケアによって，患者が良好な転帰をたどっているか否かの指標になります．

自施設でEBMやガイドラインを取り入れるためには

1）問題を明確化する

　「うちの施設の人工呼吸器装着期間はどうなの？」，「せん妄患者の

> **ポイント！**
> **エビデンスとは**
> ●簡単に言えば，さまざまな研究結果をもとに，「根拠がある」「裏づけがある」ということです．また，エビデンスには，レベル＝「論文の信頼度」があり，Grade＝「質の高さ，推奨の強さ」という項目に分かれています．

> **知っておこう**
> 辞典によると，エビデンスは「証拠」「証言」という意味だそうです．
> 国際看護師協会（ICN）の「格差の解消：エビデンスから行動へ」では，エビデンスとは，「ある結論の裏づけとして用いられる（実際の，または主張されている）事実にかかわるものである」[1]と述べられています．
>
> EBNは，「患者に対して最善のケアを提供するための手段であり，看護の熟練者の経験と知識に基づいて行われてきた従来のケアに代わり，現時点で得られる最善の科学的なエビデンス（根拠）を活用して個々の患者にとって最善のケアを提供していこうとするものである」[2]と述べられています．

EBM：evidence based medicine，根拠に基づく医療　　EBN：evidence based nursing，根拠に基づく看護

対応はどうすればいいの？」など，看護実践における問題を明確にすることと，常日頃から「なぜ，こうするの」などの疑問や考えることが重要です．また，私たちが行っている看護の質を指標(数値化)することを，クオリティインディケータ(QI)といいます．MRSAなどの発生率や人工呼吸器装着期間などのデータを蓄積することで，その部署の問題が明確になります．

2) EBMや関連するスコアを探す

問題が明確になったらEBMや関連するスコアを探します(文献検索)．文献検索システムでは，代表的なものは，医学中央雑誌などですが，日本看護協会会員であれば，最新看護索引が，自宅でも検索できるので便利だと思います．

3) 関連したEBMやスコアを吟味する

関連したEBMやスコアがあったからといって即導入を行うと，反対勢力や業務負担などの負の因子から，職場に馴染まなくて中止を余儀なくされることもあります．そのため，EBMやスコアを施設で導入するために，医師，看護管理者，先輩看護師に意見を求めることや，外部の勉強会に参加ししっかり学んでおくことが必要です．

4) 実際に患者へトライアルして評価する

導入の前に，実際に患者へのトライアルを行うことで，自施設に合っているのかが評価できます．1つでも患者に良好な結果が得られたら，導入から定着が一気に進む可能性もあります．

注意点として，EBMなどを用いる場合は必ず患者の同意や倫理委員会の承諾など倫理的配慮が必要ですので，必ず行ってください．

学会に参加する

学会に参加するメリットとして，①最新の情報収集源になる，②モチベーションが上がる，③その土地のおいしい食べ物や観光もできるし，他の施設の方々との出会いもある，この3点が大きなメリットだと思います．

学会の参加方法や学会のプログラムについては，ぜひ行きたい学会のホームページを見てみてください．そこに，参加方法，プログラムなどが記載されていますので，自分が聴講したい項目，発表日時を調べます．そして，聴講したい項目の詳細を，抄録集で調べておくのが，学会聴講のポイントです．

抄録集は，先輩看護師などから見せてもらう方法もあります．しかし，今後自分が行いたい研究のヒントを知ることができますので，ぜひ，学会参加の際には抄録集を購入されることをお勧めします．

（合原則隆）

全部のスコアを暗記する必要はありません．関連するスコアをメモ帳にファイリングしたり，ポケットサイズの書籍を活用しましょう．

学会参加のすすめ

関連する学会に参加することもお勧めします．学会に参加することで，自分が求めている問題に対しての最新の情報収集源ともなり，ほかの施設がどのように導入に至ったかを知ることができます．導入を行ううえで，十分に吟味できる場です．

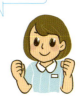

積極的に学会に参加して最新の情報をゲットしましょう！

引用・参考文献
1) 国際看護師協会(ICN)：格差の解消　エビデンスから行動へ．p.4, https://www.nurse.or.jp/nursing/international/icn/katudo/pdf/2012.pdf(2016年3月閲覧)
2) 草間朋子：EBN(Evidence-Based Nursings)を考える．大分看護科学研究, 4(1)：12, 2003. http://www.oita-nhs.ac.jp/journal/PDF/4_1/4_1_3.pdf (2016年3月閲覧)

QI：quality indicator：クオリティインディケータ
MRSA：Methicillin-resistant *Staphylococcus aureus*，メチシリン耐性黄色ブドウ球菌
ICN：International Council of Nurses，国際看護師協会

NO. 095 回ってきた看護研究・症例研究にどう対応すればよいか知っておく

看護研究，症例研究

CLEAR POINT

 日頃の疑問・関心から研究テーマを見つけることができる

 複数人のチームで行う場合は，目的と役割を明確化し，勤務調整確認を行うことができる

日常の疑問や関心を研究テーマに

いざ研究をしようと思っても，研究テーマがなかなか見つからない，ということはありませんか？ 結局「研究を行うため」の研究となり，活動報告，成果報告，自己学習にとどまっているレポートがあります．

実は，日々の看護実践の中には，看護研究につながる材料はたくさんあります．日頃から疑問に抱いていること，追求したいと感じること，どうしたら効果を得られるかなど，いかに研究的視点で日常をとらえているかが大切です．

看護はチームで実践していくものなので，日頃の疑問や関心，こだわりなどを上司に相談したり，カンファレンスなどを活用してチームの話し合いの場を設けることで，視野が広がります．その中から研究テーマを絞り込むこともできるでしょう．

相談できる人や人材資源を活用する

研究や症例をまとめることを任された場合，相談できる人は身近にいますか？ おそらく看護学生のときに一連の過程は学んでいると思いますが，臨床で初めて研究に取り組む場合，すべて1人で実施するのはむずかしいです．

まず，病棟で実施する場合は倫理的配慮もあり，自部署の責任者である師長への報告・相談は必ず必要です．そのほかにも，経験知のあるチームリーダーや主任に相談し，研究支援のための施設内外の資源を活用するとよいでしょう．過去に研究を実施したことのある先輩の研究計画書を参考にさせてもらう，困ったときにどう対処したか助言してもらう，過去の研究論文を閲覧することも大切です．

チームで研究する場合に

1）研究責任者を決めておく

研究や症例をまとめるにあたって，チームやプロジェクトなど複数人で実施する場合，役割分担や時間の確保がうまくいかず，なかなか

できるナースからのアドバイス

専門職である看護職は，研究に取り組むことが大切です．学生のときから少なからず，看護研究やケーススタディーなど実施したことがあるかと思います．臨床でも，症例研究や看護研究の実施の機会は多くなります．

知っておこう

専門・認定看護師，看護研究の集合教育担当者や外部講師などの人材資源があります．看護研究についての院外の研修を活用するのもよいです．また，研究を便利にする器具として，データ収集や解析のためのICレコーダーや統計分析パッケージなどのコンピューターソフトがあります．研究や症例をまとめる際に，自分が必要な資源を活用しましょう．

進まないことがあります．これは，チームで何かをするときには少なからず存在する問題です．

複数人で1つのテーマの症例や研究を実施する際，連絡調整や連携が不足すると，個人の意見だけが反映されたり，先輩の指導が熱心すぎて先輩の意見が押し通されたり，チームでまとめたはずが，「誰の研究？」といったことになります．

研究責任者，代表者は誰か，必要な検討や意見のすり合わせは十分に行いましょう．

2) 役割分担

研究チームが決まっている場合は，リーダーを決めて進めることが効果的です．研究者がリーダーとなり，そのほかは共同研究者になります．

共同研究者の中でも役割がそれぞれあるので，役割を明確にしてうまく資源を活用しましょう．たとえば，**データ収集は若手のスタッフと一緒に，データ分析や統計などは先輩に指導をいただく，困ったときにはいちばん頼りになる先輩に相談できるようにお願いしておく**などと，自分の中で役割を決めておくとよいです．

早めに勤務調整，スケジュール確認を

交代勤務をしながら看護研究に取り組んでいるので，研究チームのメンバーが一緒に集まって検討する十分な時間確保は困難な場合があります．複数人で共同研究している場合，とくに目的の明確化や考察では，しっかり検討し調整する必要があります．**早めに勤務の調整やスケジュールの確認を行いましょう．**

それでも複数人同時の時間確保が困難な場合，スタッフの勤務管理をしているのは師長なので，病棟師長に相談することで，必要であれば勤務調整ができるかもしれません．

「いつごろまでに誰が何を行うか」まで計画し，一緒に作業する場合には事前に予定を合わせておくことが必要です．お互いが気持ちよく，充実してやりがいを感じられるような研究に取り組むためには，チームの中で役割分担やルールなどを設定してもいいでしょう．

（岩崎智美）

できるナースからのアドバイス
チームで実施しているからといって，突然「今日集まってしましょう」「3日後までにやってきてください」では言われた相手は困ってしまいます．事前に計画をしっかり立て役割分担することが重要です．

できるナースからのアドバイス
それぞれの役割を受け入れられるか，実施可能か検討することも大切です．能力以上のことでは結果が伴わなかったり，期限に間に合わず計画倒れになってしまったり，進行が滞ってしまうことになりかねません．

NO. 096　いざ困ったときに使えるメモや暗記のポイントを知っておく

メモ帳使いこなしと暗記対処法

CLEAR POINT
- 解剖や病態生理に基づいてメモをとることができる
- メモにないことを聞かれても，書籍や文献から調べることができる

ポケットにメモ帳

1) ポケットの膨らみ具合でわかる経験年数

　メモ帳などで，ポケットをパンパンに膨らませ働いているナースを見かけることがあります．とくに経験年数が少ない人ほど，ポケットの膨らみが大きいことでしょう．私も新人だった頃，メモ帳を詰め込みすぎて，ポケットの糸がほつれたことを思い出します．

　一方，経験の多い先輩ナースは，数値データや用語など必要最低限のメモやカードしかポケットに入っていないため，余裕のある（膨らんでいない）ポケットになっているのではないでしょうか．つまり，知識や経験の多い人ほど，メモ類によるポケットの膨らみ具合は減るのです．ベテラン医師と研修医のポケットの膨らみ具合も同じではないでしょうか．

2) 2冊のメモ帳を使い分け

　新人ナースの場合は，浅い経験や知識をカバーするため，必ず自分なりにまとめたメモを持っておくことが必要です．

　新人だった頃の私も，必ず2冊のメモ帳をポケットに入れていました．1つは，その日に先輩から教えてもらった内容や，申し送り・カルテに記載されていて理解できなかった内容など，後から調べようと思ったことを忘れないようにするためのものです．もう1つは，病態や手術方法，検査データの見方やよく使う略語など，調べた内容を自分なりにまとめたものです．

メモのまとめ方

　では，どのような内容でメモ帳をまとめればいいでしょうか？　たとえば，ドレーンがどこに入っていて，排液の性状はどんな色で，正常な排液量など，知っていなければならないことはたくさんあります．しかし，挿入部位や排液の性状などをきちんとまとめるだけでは，十分とはいえません．

　挿入部位や排液の性状，量の基準値に，**どのような理由（根拠）があるのかを理解するためには，解剖生理や病態生理を理解する必要があります．**解剖生理や病態生理をふまえた内容で書かれていること

図1 根拠をふまえたメモのまとめ方

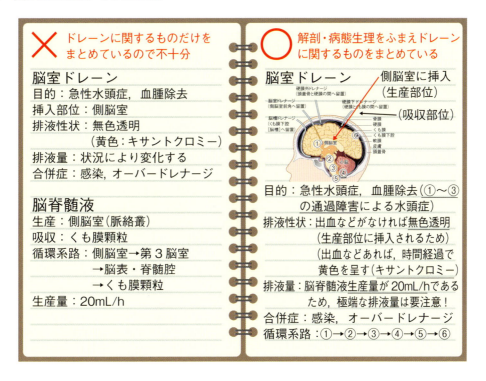

が重要です(図1).

ポケットブックを活用しよう

自分なりのメモを作成することも大事ですが，一般的な内容が網羅されているポケットブックを活用するのもいいでしょう．

また，ポケットブックをそのままポケットに入れておくだけでなく，**自分が必要と思う内容を書き加え，自分なりのポケットブックに仕上げていくこと**をお勧めします(図2).

メモにないことを質問された．どうする？

先輩からメモに書いていないことを質問されたり，患者や家族から質問されて答えられなくて困る場合はありませんか．先輩からの質問に答えられない場合は，後日調べ，返答すればいいでしょう．しかし，患者や家族からの質問には，すぐに対応しなければならない場合があります．その際は，素直にわからない旨を伝え，先輩に代わってもらう必要があります．

新人と先輩の違いは，経験や知識に差があると先述しましたが，もう1つ大きな違いがあります．それは，先輩には調べる能力が身についているということです．**すべての答えを知っているのではなく，知りたい内容が載っている書籍や文献，どこに何が載っているか，どの**

> **できるナースからのアドバイス**
> 解剖生理や病態生理をふまえてメモをまとめましょう！
> ポケットブックは，各診療科別や略語，マニュアルなど，さまざまなものが各出版社から発売されていますので，必要なものを購入して，使用してみるのもいいでしょう．

> **ポイント！**
> いざというときに，どこに何が載っているのか，どのように情報を得ればよいのか知っておく

図2 ICUナースポケットブック

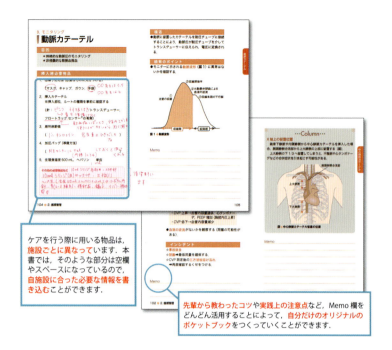

JSEPTIC看護部会監：ICUナースポケットブック．A5変型版，448ページ，
定価：本体2,800円（税別），学研メディカル秀潤社

ように調べればいいのかを知っているのです．

　メモ帳をポケットに入れてすぐに確認できることも大事ですが，いざというときに調べることができる書籍や文献，資料を集め，ロッカーに忍ばせておく用意周到さも必要です．自分からみて，どんな質問もわかりやすく教えてくれる先輩は，どの書籍が参考になるか，どこにわかりやすく載っているか，知りたい内容を調べる方法など，情報量や情報収集能力に長けている人が多いはずです．

（山下 亮）

NO. 097　看護職として自分に合った勉強法，継続方法を知っておく

勉強の習慣を身につける

CLEAR POINT

- ☑ 雑誌や書籍，院内外の勉強会，e-ラーニングなど，自分に合った勉強を続けている
- ☑ 常に最新の情報を得る努力をすることができる

いま，病院における与えられる学習環境は，格段によくなっているといわれています．新人の研修が努力義務となったり，生涯学習の重要性が認知されたり，また，ワークライフバランスやキャリアラダーなどの充実が，ナースのスキルアップの後押しをしてくれることも多いでしょう．

しかし，実際に各々提供されている学習機会が，本当に身についているかというとどうでしょうか．個人差はありますが，十分に活用できていないのでは？と感じる場面も多々あります．

一昔前の先輩たち，ロールモデルとしての認定看護師らは，与えられるものではなく，自ら学びに行くことで，多くの知識や実践力を身につけていきました．本を買い，セミナーなどに参加し，自分の時間さえ学習に使いながら，明日の看護の質を上げるために，何ができるかを模索している看護師が多かった印象があります．皆さんは，いかがでしょうか．

と，昔話ばかりでは，仕方ありません．今は今です．そこで，今どきの環境の中で，できるだけ自身の身につく看護の学習法を，経験の中から紹介をします．

看護師の継続学習

看護学生のときから，「看護師は一生涯継続学習が必要な職種だ」，「給料の1割を自己学習に使いなさい」などと言われてきたかと思います．実際，医療の発展は著しく，数年前までは常識であったことが今日では非常識であったりします．ICN看護師の倫理綱領では，「看護師は，看護実践および，継続的学習による能力の維持に関して，個人として責任と責務を有する」と記されています．

日々の業務だけで疲れてしまったり，本を買っても買っただけで満足して読まない，たまの休日くらい仕事を忘れてパーッと遊びたい，というのが実情ではないでしょうか？そんな中でも，無理なく継続できる自分に合った学習方法を探してみませんか？

ICN：International Council of Nurses，国際看護師協会

表1 本の使い分け

本の種類	付き合い方
ポケット版	白衣のポケットに入れて持ち歩き，「あれ？」と思ったときに見る．
雑誌	新聞やテレビのように，「へー，最近はそうなんだ」「なるほど，タメになるなー」という感覚で読む．
専門書	「もっと詳しく知りたい」「なんでそうなるの？」と追究したいときに読む．

本の使い分け例

筆者にとって，ポケット版と専門書は何かあったときに読むもので，雑誌は日常的に読むもの．そのため，雑誌は継続学習に向いている気軽な本と考えられます．

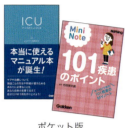

ポケット版

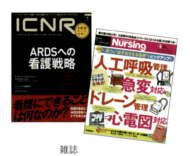

雑誌

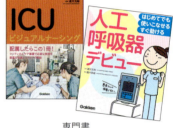

専門書

書籍や雑誌を利用した継続学習

1) 本の分類

本といっても，雑誌から専門書までいろいろなものがあります．内容の幅や深さと難解さ，絵が多いものや文字ばかりのもの，ポケット版のものや図鑑のように大きく重いもの，安価なもの高いもの，実にさまざまです．その中で，どのようなものをパートナーにするかですが，筆者は表1のように使い分けています．

2) バラエティーに富んでいる総合誌と領域を限定した専門誌

雑誌にも，バラエティーに富んだものや領域を限定したものがあります．「私は循環器病棟だから，循環器の雑誌」というのもよいでしょう．領域を限定したものは，その分内容が濃く，活字アレルギーの方は読み終える前に飽きてしまうかもしれません．そのため，経験年数が浅い時期は領域を限定したものではなく，バラエティーに富んでいる雑誌のほうが読みやすく，「糖尿病が既往にある患者が感染を契機に心不全が悪化した」など複合的なアセスメント能力を培うことができるでしょう．

勉強会を利用した継続学習

1) 院内の勉強会

院内で開催される勉強会は，その病院でよくあること，問題になっていること，院内の設備などのさまざまな状況をふまえたうえで企画・

開催され，アンケート結果なども考慮して工夫が重ねられたものです．また，参加費も無料であったり，有料であっても非常に安価で，勉強会のために休暇を申請して遠出しなくてもよいところもメリットです．

　勉強会は，事前に日程が提示されます．そのため，「○月にはこの勉強会に参加しよう」と予定を立てることができるため，無理のない学習計画を立てることができ，継続学習に役立てることができるでしょう．

2）院外の勉強会

　院外の勉強会では，遠出をしなければならなかったり，勉強会の参加費を捻出しなければなりません．しかし，その領域の専門家の話を聞ける，本を読んでもわからなかったことをわかりやすく教えてもらえる，新たな気づきがあるかもしれないというのが最大のメリットです．

　知らず知らずのうちに「うちの常識は世間でも常識」と思い込んでしまっていることに気づくことができるチャンスにもなります．

e-ラーニングを利用した継続学習

　他国に比べると日本はe-ラーニングが盛んとはいえない状況ですが，インターネットで検索すると，いくつかのe-ラーニングを見つけることができます．e-ラーニングは，自分の都合に合わせて受講・視聴することができ，テストで自分の理解を確認できるほか，その領域の専門家の話を聞くことができるため，雑誌の定期購読と院外の勉強参加のメリットを併せ持っているといえます．

　近年では，施設が契約してe-ラーニングを推奨しているところもあります．もし，自施設がe-ラーニングの契約をしているようであれば，「恵まれている」と思って利用してみましょう．

常に最新の知識をアップデートする

　3年目にもなると，ある程度知識や技術が身につき，できるナースになった気がしてくるでしょう．しかし，それが油断となり，学習を継続しなくなってはいけません．「昨日の常識は今日の非常識」が医療界の常です．**今一度気を引き締めて，自分の継続学習を見直しましょう．**

　雑誌は以前見たテーマが取り上げられるため，「また同じか．ならもういいや」と思い，定期購読をやめてしまう方もいるかもしれません．しかし，その内容は最新の常識で書かれているため，「同じ」ではないのです．雑誌はいつになっても継続学習に有効な手段といえます．これは院内外の勉強会，e-ラーニングにもいえることです．また，書籍は雑誌に比べると高価で，大事にしまっているかもしれません．しかし，そこに書いてある内容は古い常識になっている可能性があります．注意しましょう．

> 「学会費は高いし，旅費が……」と思う方もいるでしょう．そんな方は，「旅行ついでに勉強してみようかな」と発想を転換するとよいかもしれません．学会費自体は，院外の勉強会に参加するのと同じくらいの金額です．その金額で2〜3日好きなように勉強できると考えれば，お得ですよ？

> 勉強会は，教科書には書かれていない実際にあった症例を用いたり，演習が盛り込まれていたりと，知識のみならず技術の学習を行うことができます．そのため，本を買っただけで満足してしまう，本を読んで黙々と学習するのが苦手という方にはとくにお勧めします．

> e-ラーニングは一定の期間を設けているため，「本を買ったけど，そのうち読めばいいや」と思いつつ，なかなか読めない方には有効な継続学習方法かもしれません．

ポイント！
本，勉強会，e-ラーニング，それぞれ自分に合う方法を見つけよう

もし，「もっと刺激が欲しい」と思ったら，学会に行ってみませんか？最新のガイドラインから全国の病院の取り組みなどを知ることができ，とても刺激的です．

継続は力なり

最近，SNSで「1.01の法則：$1.01^{365} = 37.8$」と「0.99の法則：$0.99^{365} = 0.03$」というものを見かけました．すこしずつがんばった人とすこしずつ手を抜いた人の1年後の差は歴然としています．

継続学習の最もむずかしいところは「継続すること」に他なりません．しかし，「365日休まずがんばれ！」と受け取らなくても大丈夫です．適度なリフレッシュも学習効果を上げるためには必要です．また，ガツガツ勉強するのも大変ですし，気持ちが折れやすくなります．

適度な休息と無理のない継続学習ができたら，あなたはできるナースです．

（篠田純平）

ポイント！
適度な休息と無理のない継続学習を！

引用・参考文献
1) 日本看護協会・国際看護師協会：ICN看護師の倫理綱領（2012年版），2013．
https://www.nurse.or.jp/nursing/practice/rinri/pdf/icncodejapanese.pdfより（2016年3月検索）

定期購読は便利！？

看護書籍を取り扱っている書店の数は多くありません．そのため，休日に時間を作り買いに行くのも一手間かもしれません．そこでお薦めなのが定期購読です．

定期購読には買いに行く手間が省けるほか，定期購読者限定の増刊号や付録が付くものもあります．一括払いなので高額に感じるかもしれませんが，院外のセミナーに1回参加するのと同じくらいの金額で，無理なく1年間継続学習できると考えたら……，有意義ではありませんか？

NO. 098

医療安全のため現場で飛び交う用語にどのように立ち向かうか知っておく

正しい日本語と医療略語

CLEAR POINT

- ☑ 略語，俗語，専門用語は正しく使用している
- ☑ 頻度の高い略語や俗語は，先輩看護師に事前に確認できる

患者に影響を及ぼす用語・略語

1) 朝のバランスでプラスだったら

医療現場では，多くの用語が飛び交います．日常会話で用いられる用語も多くありますが，略語，俗語，専門用語なども多く用いられます．
たとえば，医師からの指示で，「朝のバランスでプラスだったら利尿薬いっといて」と言われたとき．これは，「朝の水分出納バランスで水分量が尿量より多い場合は，指示の利尿薬を静注しておいてください」となります．「バランス＝水分出納」，「プラス＝尿量より水分量が多い」，「利尿薬いっといて＝約束指示の利尿薬を静注する」という言葉の変換が求められます．この意味が理解できないと，心不全患者の肺水腫が悪化するなどの可能性があります．

2) Aさんレート延びててステリそう

また先輩看護師から，「Aさんレート延びててステリそうだから注意して観察してね」と依頼されたとします．これは「Aさんの脈拍数が徐脈になってきていて亡くなりそうだから注意して観察してね」となります．ここでも，「レート＝脈拍数」，「延びてて＝徐脈になってきている」，「ステリそう＝亡くなりそう」とういう言葉の変換が求められます．この場合，患者の急変対応や終末期のケアに影響を及ぼします．このように，たった2場面においても注意すべき言葉がたくさんあり，**理解できないと患者に多大な影響を及ぼすのです．**

3) 医療事故を起こさないため

このような状況を回避するためには，**頻度の高い略語や俗語は先輩看護師に事前に確認しておく必要があります．**現場で使いこなすには，その内容を市販されている略語集に加えて，自分のオリジナルの略語集を作成していくことが近道です．
略語や俗語の使用は，意味を共通認識していればとても使用しやすいものです．しかし，共通認識していない場合，大きな医療事故につながる可能性があります．
また，患者には不安の増強や不信感につながる可能性もあります．看護記録の記載，コミュニケーションのときには，相手や用途に合わせた正しい言葉を使用できるのが，できるナースです．

（雀地洋平）

> **できるナースからのアドバイス**
> 英語の略語であれば(AMI: acute myocardial infarction, 急性心筋梗塞/GIF: gastro intestinal fiberscopy, 胃内視鏡/など)，英単語の意味を調べて覚えることが重要です．看護師が使用する略語や俗語は(グル音：腸の蠕動運動音/タキル：脈拍が速くなる/など)，通常の略語集には記載されていません．そのつど確認，追記して覚えましょう．

NO.099　体調，メンタル管理，理想のイメージなど続けられるポイントを知っておく

とりあえず3年間がんばってみる

CLEAR POINT
- ☑ <u>自分なりのストレスコーピング</u>を行うことができる
- ☑ とりあえず3年がんばって，<u>看護の楽しさを見つける</u>ことができる

1年後，3年後，5年後の自分をイメージする

　看護師になった動機は，人によってさまざまだと思います．看護学生の頃に抱いていた理想と現実のギャップに悩んでいる人も多いのではないでしょうか．「何を目的にがんばればいいかわからない」，そう思ったら，自分の理想の看護師像を思い出し，1年後，3年後，5年後に何をしたいか，どんな看護師になっていたいか，どんな資格をとりたいかをイメージしてみてください．自分の周りに，目標となる先輩を見つけるのもいい方法かもしれませんね．

今の自分と真剣に向き合ってみる

　自分と向き合うという作業は，とても苦しいものです．自分のだめなところ，足りない部分にもしっかり目を向けなければいけないからです．「よくできた自分も，よくできなかった自分も全部自分なんだ」と受け入れて，自分が描く理想の看護師になるには，今，何が足りないのかをじっくり考えてみましょう．

　環境や周りの人のせいにしても，自分を成長させることはできません．周りの環境があなたを変えてくれるわけではないのです．あなたの看護師人生の主人公はあなたです．つまり，物語はあなた次第でどんなストーリーにも変えられます．常に，主語を「私」にして，「この状況を変えるには私はどうすればいいか」「今の私を変えるには，私は何をしなければいけないか」と自分自身に問いかけながら，自分とじっくり真剣に向き合ってみましょう．

　自分に厳しくするだけではなく，たまにはがんばっている自分をしっかり褒めて，休ませてあげてください．

決して1人でがんばらない

　身体と心が疲れてしまってどうしようもないときには，決して1人でがんばらないでください．同期の看護師も，きっと同じように悩んでいることでしょう．周りの先輩看護師も同じように悩み，それを乗り越えてきました．みんな1人では乗り越えられない壁を乗り越える

memo

力を貸してくれるはずです．

つらくなったときは，我慢せずに「つらいです」と周りに伝えるだけで，すこし気持ちが楽になるはずです．

身体と心のリフレッシュ

体調不良や睡眠不足は，精神的な疲れにもつながりますし，その逆もあります．患者を看護するように，しっかり自分の体調にも目を向け，自分自身の身体と心の体調を整えることは「できるナース」の基本的な条件です．

そのためには，自分のストレスコーピングをしっかり知っておき，定期的に身体と心のリフレッシュをはかることが大切です．

とりあえず3年間がんばってみる

「石の上にも3年」ということわざをご存知でしょうか．これは，冷たい石の上でも3年も座りつづけていれば暖まってくるという意味で，我慢強く辛抱すれば必ず成功することのたとえです．看護師に限ったことではなく，どの職業においても言えることですが，長く続けなれば見えない世界，感じられない楽しさがあります．

最初からうまくやれる人なんてほとんどいません．うまくやれている人は，うまくいくまで失敗を繰り返しただけなのです．焦らなくて大丈夫です．じっくりじっくり自分の中の「石」を磨いてください．

こんなことを書いている筆者も，1〜3年目のときは，毎日のように「辞めたい」と思っていました．理想と現実のギャップ，多忙な業務，学生時代とは違う人間関係のむずかしさに打ちひしがれ，看護の楽しさなんて考える余裕すらない状況でした．そんなときに先輩看護師から「3年間がんばれば，すこし楽しくなる」と言われ，疑い半分，期待半分で3年間を乗り越えました．そして4年目になったとき，その言葉が嘘ではなかったことを実感しました．

3年間がんばれば，自分でも気づかないうちに，看護師としての知識や技術が身につきます．そしてすこしずつ後輩や先輩，そして患者から頼りにされる場面が増えていきます．頼りにされるとやはり嬉しいもので，それが看護師としての楽しさややりがいに変わっていきます．

*

筆者は今年で看護師14年目になります．もちろんいまだに悩むこともたくさんあります．ですが，今はこの看護師という仕事をとても楽しく感じています．それはやはり最初の3年間があったからです．苦労した経験は，必ず力になります．

誰かのために全力になれる看護師という仕事の，皆さんそれぞれの面白さ，やりがいが見つけられることを，陰ながら応援しています．

（五十嵐 真）

ポイント！

目標のたて方

- むずかしい目標や抽象的な目標ではなく，たとえば「1年後は採血を完璧にできるようになっていたい」「3年後は入院患者を1人でとれるようになっていたい」のように，より具体的な目標がいいでしょう．

最終的なビジョンもしっかり持ちつつ，目の前の目標をしっかりクリアしていくことが大切です．

仕事以外においても自分を知るということはとても大切です．「自分はどんな人間なのか」「何が好きで，いちばんのストレス発散は何か」「どんなときに体調が悪くなるのか」など，自分をしっかりと知ることで身体と心をコントロールできるようになります．

看護師は職業上，他人を観察する能力は高いのですが，自分のことは意外とほったらかしにし，無理してしまいがちです．

できるナースからのアドバイス

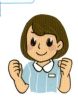
続けていれば，きっとそのうち楽しくなる！

NO. 100　3年目までに描くナースの将来像についてロールモデルを知っておく

3年目のワークライフバランス

CLEAR POINT

- ☑ 仕事か生活，どちらか一方だけではなく，調整することができる
- ☑ 憧れの人や真似したい中堅看護師を見つけて，ロールモデルにすることができる

ワークライフバランスとは

ワークライフバランス(以下，WLB)とは，勤労者が「仕事」と「生活」どちらか一方だけではなく，ともに充実感が持てるように双方の調和を図ることです(図1)．子育てや介護を行っている看護師だけではなく，働いているすべての看護師が対象です．

WLBの実現には，人がどのように働きたいのか，年齢やライフステージ，キャリアに応じた働き方を選択するためには，自己実現をサポートする組織が必要です．

将来像とロールモデル

3年目の看護師の多くは20歳代で，結婚や子育てはこれから始まるかもしれない人が多いのではないでしょうか．また，職場環境にも慣れてきたものの，後輩指導やリーダー業務など責任のある仕事も行わなくてはならない，今までのように先輩に甘えられない，不安である，といった現状ではないでしょうか．

3年目看護師より数年先輩の，中堅看護師に関する研究[2]によると，役割遂行上の困難として「目標が不明瞭」，「重圧・負担」のカテゴリーが抽出されていました．中堅看護師が抱える負担や困難さは，すぐ下の後輩である3年目看護師に影響を及ぼすでしょう．これらを加味しながら，3年目看護師は将来像について考えることができるように，方向性を意識した情報収集を積極的に実施する必要があります．

ロールモデル

当院で勤務する看護師のロールモデルをいくつか紹介します．自分に近いと思う人，似ているなと感じる人，逆に正反対な人をみて，参考にしてみましょう．

1) Aさん，32歳，男性，3年目看護師

Aさんは，27歳のときにそれまで勤めていた会社を退職し，看護師を志しました．結婚しており，小さな子どもも2人います．30歳で

できるナースからのアドバイス

いろいろな看護師の中で，自分に近いと思う人，逆に正反対の人をみて，参考にしてみましょう．

図1　看護職のワークライフバランス概念図

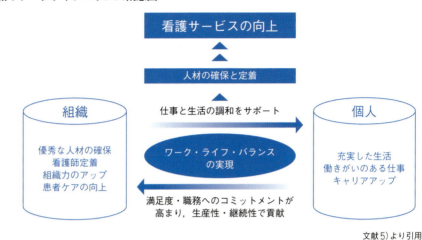

文献5)より引用

当院に入職し，現在は循環器内科病棟で勤務しています．

　循環器内科という多忙な病棟ですが，積極的に医師とのディスカッションも行い，ペースメーカーチームのメンバーとして活躍し，非常に勉強熱心です．そんな向学心旺盛なAさんですが，休日は子どもの育児や家事も行っているということをスタッフに話します．

　「いつ，仕事(勉強)しているのですか」と同期や後輩から質問を受けたときは，「子どもがいるので，あまり外部のセミナーには参加できませんが，どこにいても勉強はできます．子どもが保育園に行く時間や，早起きして勉強時間を作ったり．同期よりも年齢を重ねているので，同期をリードできるようにがんばりたいと思っています」とAさんは答えました．

　Aさんは，今年度プリセプターに任命され，後輩指導を行います．後輩指導を行いつつ，自分も復習し，2年後には集中ケアや循環器領域の専門性を極めたい，現在情報収集中だと話していました．

2) Bさん，28歳，女性，5年目看護師

　Bさんは，内科病棟に勤務しています．仕事は真面目で一生懸命するタイプですが，一生懸命なあまり残業時間も多く，仕事中心の生活をしている状況にあります．

　Bさんの休日は，ゆっくりゴロゴロしながら好きな音楽を聴くことです．看護は楽しいのですが，委員会やいろんな役割を与えられて，それを消化するのに時間がかかる，と疲弊ぎみに話していました．

　そんなBさんですが，前年度末より学生担当補助に任命されました．今までの仕事に加えて，学生と直接接することで患者とのかかわりも深くなり，真剣に学生とディスカッションするBさんの姿が頻繁にみられました．数か月間の学生担当補助を行って，Bさんに感想を聞いてみました．「はじめはすごくプレッシャーでしたが，学生の気づきや学びを通して，私自身も忘れていたこと，新鮮な気持ちを思い出しました．患者との距離が近くなり，学生自身の悩みや喜びに共感できま

知っておこう

研究では，中堅看護師は，日常の業務の中で「このままでいいのだろうか」という思いや，自部署の役割モデルという抽象的な役割を担うことができていないと感じ，自らの目標を見出せない状況にあると述べられています．さらに，日々の多忙な業務や過重な役割，上司の期待に応えられないという思い，家庭と仕事の両立困難といったことに負担を感じています．

した．また，自分の実践方法をアップデートすることができました」と話していました．人とのかかわりを大切にするBさんは，今後も学生指導を続けることを希望し，教育について学んでいきたいと話しています．

3) Cさん，25歳，女性，4年目看護師

Cさんは消化器外科病棟に勤務しています．入職してから2年消化器内科病棟で勤務し，昨年に消化器外科病棟に異動になりました．

仕事にやりがいを感じていましたが，プライベートで交際している人から結婚を申し込まれていたので，仕事と家庭の両立ができるのか悩んでいました．また，Cさんは現在の病棟に異動してから，認定看護師になりたいという小さな気持ちを持っていました．

Cさんが異動して数か月経ったときのことです．残業しているときに，緩和ケア認定看護師と話す機会がありました．「いつも患者に何が必要か考えて動いていますね．ニーズを感覚的にとらえることができるのは，センスがあることだと思いますよ．がんばってね」とCさんに話してくれました．Cさんは，その人が見てくれていたことに喜びと驚きを感じ，尊敬の念を抱きました．さらに「いつか同じ目線で話したい，協力したい」という思いを強く感じ，緩和ケアの認定看護師を意識しました．

認定看護師のことを調べているうちに，患者だけでなく，看護師のサポートにもなる仕事だということにも素晴らしさを感じました．その後，Cさんは結婚することになりましたが，仕事は続けています．結婚相手に，数年後には認定看護師過程に進みたいから協力してほしい，ということを伝えて，同意を得ることができました．

4) Dさん，30歳，女性，2年目看護師

Dさんは，大学を卒業した後に看護の道を志し，看護大学へ編入し看護師免許を取得しました．そして，就職後はCCUに配属になりました．入職当初は，仕事内容を覚えることに精一杯でしたが，自主勉強もしっかり行っていました．

しかし，8か月が過ぎたころから，Dさんは見るからに痩せていき，入職時のような元気はなくなっていました．先輩看護師がDさんと面談したところ「何かに追われているような気持ちが常にあります．家でもゆっくり眠れずに不安な気持ちが晴れないのです．私は患者さんの思いを聞けるような看護師になりたかったのに，自分のことでいっぱいで到底無理です……」と涙ながらにDさんは話しました．その後もDさんと話し合いは続きましたが，Dさんは仕事の忙しさや緊迫感が大きなストレスに感じられることは変わらず，結局，2年目になってすぐ退職することになりました．

*

このように，いろいろな人の働き方を参考にしつつ，自分に合ったワークライフバランスを見つけて，看護師生活をイキイキと楽しんでください．

（汐崎末子）

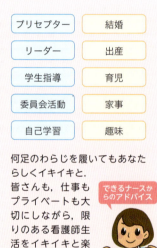

何足のわらじを履いてもあなたらしくイキイキと．皆さんも，仕事もプライベートも大切にしながら，限りのある看護師生活をイキイキと楽しんでくださいね．

できるナースからのアドバイス

引用・参考文献

1) 日本看護協会 看護職確保定着推進事業：2009 SHOKUBA SUPPORT BOOK．日本看護協会出版会，2009．
2) 武藤敦子：ワークライフバランス．ICUマネジメント，学研メディカル秀潤社，2015．
3) ナーシングビジネス編集室構成：悩んでいるのは皆同じワークライフバランスのホンネ．Nursing BUSINESS，8(11)：8-9，2014．
4) 野田有美子．キャリアプランの個別性を重視した支援．看護，62(6)：59-63，2010．
5) 平成19年度 看護職の多様な勤務形態による就業促進事業 報告書．

索引

数字・欧文

12誘導心電図	117
1型糖尿病	177
2型糖尿病	177
5W3H	226
6R	80, 91, 93
7：1看護師配置	241, 245
7R	93
7対1入院基本料	244

A, B, C

ABCDEアプローチ	25
ABCDE観察	12
ABCの安定化	28
ACE	133
ACE阻害薬	136
ACS	146
Af	116
AIUEOTIPS	28
ARB	133, 136
ASA-PS	142
AVPU評価	13, 25
Blumberg徴候	147, 149
BPSD	194
BSI	199
BT	173
CAM-ICU	56
CAS	152
Ca拮抗薬	136
CNS-FACE家族アセスメントツール	33
CO_2貯留	48
CO_2ナルコーシス	44, 47
COPD	44, 139
CPAP	46
CPSS	156
CRBSI	85
CRT	131
CSCATTT	124
CT	107, 112
Cullen徴候	147
CVカテーテル	111

D, E, F, G, I, J, K

DELIRIUM	57
DI	93
DST	55
DVT	164
DW	184
DWI	113
EBM	254
EBN	254
ES	71
EVAR	131
e-ラーニング	263
FFP	26
Fisher分類	158
FLAIR（フレア）	113
f波	116
GALT	173
GCS	13, 25, 28, 155
Grey-Turner徴候	147
ICD	131
ICDSC	56
IN-OUTバランス	68, 81
IPC	71
I-SBAR-C	27, 35, 170, 225, 231, 232
JCS	13, 25, 28, 155
Kehr's sign	146

L, M, N, O, P, Q, R

Lanz点	147
McBurney点	147
MDRPU	71
MET	21
METs	138
ME機器	120
MMT	69
MRI	107
——画像	113
MSW	219
Murphy徴候	147
N95マスク	198
NPPV	46, 49, 72
NRS	74
NSAIDs	78, 86, 101
OPQRST	74
OPQRSTA	145
PCA	87
PEEP	43
pH	67, 92
PLT	26
PSVT	116
PT	166
PTA	187
PVC	116
PVCフリー	92
QI	255
RAA	134
RBC	185
RRS	21, 22
RRT	21
rt-PA	152, 157

● S, T, U, V, W, X

- SAMPLE ……………………………………… 25, 36
- SAS ………………………………………………… 46
- SDD ……………………………………………… 173
- self-efficacy ……………………………………… 154
- SpO$_2$ …………………………………………… 120
  - ――目標値 ………………………………… 47
- SSI ………………………………………………… 85
- STAS-J …………………………………………… 76
- T$_1$強調画像 …………………………………… 113
- T$_2$強調画像 …………………………………… 113
- TAVI ……………………………………………… 131
- TEVAR …………………………………………… 131
- THA ……………………………………………… 163
- UTI ……………………………………………… 199
- VAD ……………………………………………… 131
- VAS ………………………………………………… 74
- VRS ………………………………………………… 74
- VT ………………………………………………… 117
- WHO 3段階除痛ラダー ……………… 77, 101
- WLB ……………………………………………… 268
- X線画像 ………………………………………… 109
- β遮断薬 ………………………………… 133, 136
- ω-3系脂肪酸 …………………………………… 173
- Ω型固定 ………………………………………… 62

あ行

● あ

- アイコンタクト ………………………………… 34
- アクシデント ………………………………… 214
- アサーティブ ………………………… 238, 239
- アセトアミノフェン ……………………… 78, 86
- アナフィラキシー ……………………… 85, 95
- アフターロードミスマッチ ……………… 134
- アラーム ………………………………… 118, 122
  - ――解除 ………………………………… 119
  - ――設定 ……………………… 115, 119
- アルツハイマー型認知症 ………………… 193
- アルドステロン ……………………………… 134
- アレルギー …………………………………… 107
- アンインテンショナルリーク ………………… 50
- アンカーファスト ……………………………… 73
- アンジオテンシン …………………………… 134
- 安全確保 ……………………………………… 124

● い

- 胃管 …………………………………………… 110
  - ――の位置確認 ………………………… 67
  - ――の抜浅 ……………………………… 68
- 息切れ ………………………………………… 132
- 意識障害 ………………………………… 28, 54, 155
- 意識消失 ………………………………………… 28
- 意識清明 ……………………………………… 155
- 意識レベル ……………………… 28, 155, 159
- 異常値 ………………………………………… 103
- 痛み …………………………………………… 176
- 一時評価 ………………………………………… 25
- 溢水 …………………………………………… 187
- いびき様呼吸 ………………………………… 159
- 胃泡音 …………………………………………… 67
- 医薬品情報 ……………………………………… 93
- 医療・看護必要度 …………………………… 240
- 医療関連機器圧迫創傷 ……………………… 71
- 医療ソーシャルワーカー ………………… 219
- イレウス管 ……………………………………… 68
- イレオストミー ………………………………… 64
- インシデント ………………………………… 214
  - ――カンファレンス …………………… 203
  - ――レポート …………………………… 214
- インスリンボール …………………………… 180
- インスリン療法 ……………………………… 174
- インセンティブスパイロメトリー ……… 142
- インテンショナルリーク ……………………… 50
- 院内コールシステム …………………………… 21
- 院内トリアージ ………………………………… 35
- 院内暴力 ……………………………………… 213
- 院内ホットライン ……………………………… 12
- インフュージョンリアクション ……………… 95

● う

- 植込み型除細動器 …………………………… 131
- ウォームショック ………………… 26, 39, 144
- うっ血 ………………………………………… 132

● え

- エピソード記憶障害 ………………………… 193
- エビデンス …………………………………… 254
- エマージェンシーコール ……………………… 21
- 塩分制限 ……………………………………… 135

● お

- オキシコドン ………………………………… 102
- オピオイド ……………………………… 87, 101
- オピオイドローテーション …………………… 78

か行

● か

- 介護サービス ………………………………… 222

介達牽引	163
過活動型せん妄	54
拡散強調画像	113
核酸合成阻害薬	84
覚醒	155
火災	126
加湿	44
過剰輸液	133
家族ケア	32
家族の面会	60
家族連絡	15
片肺挿管	111
片麻痺	152
学会参加	255
活動範囲拡大	137
カテーテル関連血流感染	85
カテーテルの位置確認	110
過度な鎮静	88
過敏症	95
下部穿孔	149
間欠的空気圧迫装置	71, 164
間欠熱	39
看護過程	40, 252
看護管理者	212
看護研究	256
看護サマリー	223
看護師配置	240, 245
看護単位	234
看護必要度の判定基準と施設基準	248
患者情報	217
感受性結果	85
感情失禁	193
がん性疼痛	74
眼底出血	183
カンファレンス	204

● き

起壊死性抗がん薬	97
既往歴	88
記憶障害	193
気管吸引	172
気管挿管	18
気管チューブ	72
起坐呼吸	132, 187
基準値	103
気道クリアランス法	141
ギプス	71, 162, 168
逆流感染	199
キャリア	268
──ローテーション	249
救急カート	17
──の日常点検	19
急性冠症候群	146
急性期病院	245
急性腸間膜虚血	148
急性閉塞性化膿性胆管炎	148
急変	12, 37
──対応サポート	14
──徴候	12, 25
狭域スペクトル	83
強オピオイド	77
胸郭柔軟性トレーニング	141
胸骨圧迫	15
胸痛	134
胸部大動脈ステントグラフト内挿術	131
業務リーダー	227
キラーシンプトム	24, 159, 170
起立性低血圧	176, 182
記録	15, 18
緊急度判定	35
緊急レベル	35
近時記憶障害	193
筋ポンプ作用	176

● く

空気感染	198
クーリング	172
クオリティインディケータ	255
口すぼめ呼吸	141
クッション言葉	34
クッシング	29, 159
クリップ式離床センサー	202
クレーム	212

● け

経カテーテル大動脈弁置換術	131
敬語	206
経口強心薬	133
警告音	119
傾聴力	238
頸動脈ステント留置術	152
経皮的血管形成術	187
経皮的酸素飽和度	120
頸部前屈位	168
稽留熱	39
ケーススタディー	256
劇薬	90
下血	150
血圧	37, 176
血液分布異常性ショック	26
血管外漏出	80, 96
血小板製剤	26

血糖測定 179
血便 150
血流感染 199
解熱薬 171
下痢 150, 174
ケルクリング 112
牽引療法 162
幻覚 161
言語的コミュニケーション 225
言語的説得 154
検査項目 104
倦怠感 132
見当識障害 156
見当識の維持 60

● こ
降圧薬 136
広域スペクトル 83
抗うつ薬 78
高カリウム血症 184
抗がん薬 95
　──の曝露 99
恒久的ブラッドアクセス 184
抗菌薬 83
口腔ケア 190
抗痙攣薬 78
高血圧 134
　──緊急症 135
抗血小板薬・抗凝固薬中止期間 106
高血糖 174, 178
拘縮予防 176
行動・心理症状 192, 194
行動制限 59
高二酸化炭素血症 44
後発医薬品 93
抗不安薬 89
後負荷不整合 134
抗不整脈薬 133
絞扼性腸閉塞 146, 149
高流量システム 43, 47
誤嚥 168
　──性肺炎 190
ゴーグル 200
コーティング 94
コードブルー 12, 21, 22
コールシステム 12, 20
コールドショック 26
呼気ポート 50
呼吸 38
　──困難 132, 134
　──数 39

──パターン 159
──リハビリテーション 141
語句評価スケール 74
骨格筋トレーニング 137, 141
コミュニケーション 61, 191, 206, 230
　──スキル 34, 161, 204, 207
　──ツール 232
混合型せん妄 54
混濁 52

さ行

● さ
サードスペース 82
在院日数短縮 131
災害 124, 217
細菌 62
細胞外液 27
細胞壁合成阻害薬 83
差額ベッド 210
殺菌性抗菌薬 83
サポーター 15
参集システム 128
酸素解離曲線 120
酸素中毒 44
酸素投与 25
酸素配管 123
酸素マスク 42
酸素療法ガイドライン 44
酸素療法の適応 42

● し
シーネ 71
ジェネリック医薬品 93
視覚アナログスケール 74
自家動静脈瘻 184
自家発電 126
時間依存性抗菌薬 85
直達牽引 163
ジギタリス中毒 133
指揮命令系統の確立 124
始業点検 123
持効型インスリン 179
自己血糖測定 179
自己効力感 154
自己調節鎮痛法 87
自助具 169
視診 40
地震 126
持続陽圧呼吸 46

弛張熱	39
シックデイ	178
湿潤	26
——環境	61
自動・多動運動	154
死亡判定	208
社会人基礎力	236
社会保険診療報酬支払基金	240
社会保障制度	221
弱オピオイド	77
遮光カバー	92
シャント音	186
シャント狭窄	186
シャント血流	184
シャント肢	187
シャント閉塞	186
重症個室	210
重症度,医療・看護必要度	244, 247
手指消毒	198
手術創	61
出血性ショック	26, 143, 149
術後ADL	166
手動的換気器具	123
循環器疾患者	130
循環血液量減少性ショック	26, 149
準備因子	59
障害受容の心理プロセス	65
消化管出血	143
消火器	127
床上リハ	154
情動的高揚	154
消毒薬	62
少人数病室	210
上部穿孔	149
静脈注射	89
静脈路確保	25
抄録集	255
初期輸液	26
職業性曝露	99
食事制限	185
触診	40, 145
褥瘡	72
ショック徴候	24
ショックの5P	25
ショックの5徴	24, 144
ショックの分類	29
除脳硬直	156
ジョブ・ローテーション	250
徐脈性不整脈	114
自律神経障害	182
シリンジポンプ	122
シルエットサイン	109
心外閉塞・拘束性ショック	27
神経障害性疼痛	74
人工股関節全置換術	163
人工呼吸器	123
心室性期外収縮	116
心室頻拍	117
シンシナティ病院前脳卒中スケール	156
侵襲	173
滲出液	62
新鮮凍結血漿	26
心臓再同期療法	131
心臓リハビリテーション	137
迅速評価	12, 25
心タンポナーデ	27
心電図波形	114
心電図モニター	118, 122
心肺運動負荷試験	137
シンバイオティクス	173
心拍出量の低下	132
深部静脈血栓症	164
心不全	45, 132, 187
心房細動	116, 132
診療所	234
診療報酬	240

● す

水害	128
水泡音	45
睡眠時無呼吸症候群	46
睡眠薬	89
数値評価スケール	74
頭蓋内圧亢進	156, 159
スクイージング	141
スクエアカット	181
スクリーニングツール	55
スコア	254
スタットコール	12
スタンダードプリコーション	198
ステロイド	98
ストーマ装具	65
ストーマ造設	64
ストーマ袋	66
ストッキングドナー補助具	71
ストレスコーピング	267
スピリチュアルペイン	188, 189
スペクトル	83
スリル	184, 186

● せ

静菌性抗菌薬	83

生検	106	体液喪失量	149
精神疾患	160	代謝当量	138
生存確認	126	体重増加	132, 134
生理食塩水	62	体性痛	74
勢力図	237	大動脈解離	149
セカンドライン	17	タイムキーパー	15
絶飲食	107	代理体験	154
雪害	128	打診	40, 145
赤血球製剤	185	達成体験	154
接触感染	198	タッチング	108, 170
セットポイント	171	端坐位訓練	154
セプシスショック	39	弾性ストッキング	71, 164
セラバンド	138	担送患者	217
センサーパッド	203		
前処置	106	● ち	
全人的苦痛	188	地域医療支援病院	234
選択的腸管内除菌	173	チームナーシング	204
前頭側頭型認知症	193	チェーン-ストークス呼吸	159
前投薬	106	致死性不整脈	114, 117
セントラルモニター	115	中核症状	192
先発医薬品	93	中堅看護師	269
せん妄	54, 59	チューブ位置確認	110
──評価ツール	55	腸管関連リンパ組織	173
専門用語	265	腸管バリア保護戦略	173
		聴診	40
● そ		直接因子	59
造影剤	107	治療域	104
挿管セット	17	鎮静薬	88
創感染	85	鎮痛補助薬	78
挿管チューブ	110	鎮痛薬	86
早期経腸栄養	173	沈殿	52
早期転院	245		
早期離床	60, 175	● つ	
早朝空腹時血糖	180	ツルゴール低下	82
蒼白	26		
創部痛	176	● て	
俗語	265	手洗い	198
促進因子	59	低活動型せん妄	54
組織図	235	定型抗精神病薬	89
蘇生時の役割分担	14	低血糖	30, 174, 178
蘇生レベル	35	低酸素血症	42, 45
ソックスエイド	169	停電	127
		低流量システム	42, 47
		滴下制御型	123
た行		手袋	199
● た		電解質異常	68
第一印象	35	電極	122
体位ドレナージ	141	電源	123
退院調整	222	点状出血	121
退院前カンファレンス	222	点滴漏れ	80
		転倒・転落アセスメントシート	202

● と
- 動悸 134
- 糖代謝異常 178
- 疼痛 167
  - ——評価スケール 101
- 糖尿病腎症 183
- 糖尿病の成因 177
- 糖尿病網膜症 182
- トータルペイン 188
- 特定機能病院 234
- 特定集中治療室管理料 247
- 毒薬 90
- 徒手筋力テスト 69
- 突出痛 78
- とどけるん 243
- ドライウェイト 184, 187
- トリアージ 35
- ドレーン固定 62

な行

● な
- ナースセンター 242
- 内シャント 184
- 内臓痛 74

● に
- 二次評価 25
- 日常生活援助 163
- ニボー像 112
- 入院基本料 240
  - ——の算定 244
- 入院時スクリーニング 222
- 入退院支援加算 219
- 尿路感染 199
- 尿道留置カテーテル 199
- 尿量減少 27
- 人間関係 238
- 認識 155
- 妊娠糖尿病 178
- 認知症の症状 192

● ね
- ネーザルハイフロー 43
- ネブライザー 43
- 粘着剥離剤 64

● の
- ノイズ 118
- 脳血管疾患 151
- 脳血管障害 135
- 脳血管性認知症 193
- 脳血管攣縮 158
- 脳卒中 151, 157
- 濃度依存性抗菌薬 84

は行

● は
- パーソナルスペース 34
- バイアスカット 181
- 肺うっ血 45
- バイオフィルム 190
- 徘徊 194
- 敗血症性ショック 144
- 敗血症の前触れ 39
- 配合禁忌 91
- 配合変化 52, 91
- 肺水腫 45
- 肺塞栓 176
- バイタルサイン 29, 35, 37, 146, 170
- バイトブロック 72
- ハイフローセラピー 47
- 排便行動異常 194
- 廃用症候群 138
- ハイリスク薬 91
- バクテリアルトランスロケーション 173
- 剥離剤 63
- 発熱 95, 171
- 鼻カニューラ 42
- 鼻マスク 51
- パニック値 103
- 羽ばたき振戦 48
- パフォーマンスステータス 142
- パルスオキシメータ 120
- 破裂性子宮外妊娠 149
- 破裂大動脈瘤 149
- パワーハラスメント 239
- 板状硬 145
- 斑状出血 121
- 反跳痛 145
- 万能カフ 169

● ひ
- 非オピオイド鎮痛薬 77
- 微温湯 62
- 非言語的コミュニケーション 226
- 腓骨神経麻痺 164
- 膝の曲げ伸ばしの運動 176
- 非侵襲的陽圧換気 46, 49

非ステロイド性抗炎症薬 …………………… 78, 86
悲嘆のプロセス …………………………… 185
非定型抗精神病薬 ………………………… 89
皮膚トラブル ……………………………… 51
皮膚のバリア機能 ………………………… 63
皮膚保護剤 …………………………… 51, 64
飛沫感染 ………………………………… 198
ヒヤリ・ハット …………………………… 214
病院の理念 ……………………………… 234
標準予防策 ……………………………… 198
病床数 …………………………………… 234
病棟管理日誌 …………………………… 217
表皮剥離 ………………………………… 62
病歴聴取 ………………………………… 145

● ふ
ファーストライン ………………………… 17
ファウラー位 ……………………………… 67
フィジカルアセスメント …………………… 40
フェイススケール ………………………… 75
フェイスマスク …………………………… 49
深爪 ……………………………………… 181
不感蒸泄 ………………………………… 82
複数人病室 ……………………………… 210
腹部大動脈ステントグラフト内挿術 …… 131
腹壁 ……………………………………… 65
浮腫 ………………………………… 132, 134
不整脈 …………………………………… 114
フットケア ………………………………… 181
フットスリップ …………………………… 71
フットポンプ ……………………………… 164
ブドウ糖摂取量 ………………………… 178
フリーラジカル …………………………… 44
フルフェイスマスク ……………………… 51
プローブ ………………………………… 120
プロバイオティクス ……………………… 173
文献検索 ………………………………… 255

● へ
ヘッドアップ ……………………………… 175
ベッド上食事介助 ……………………… 168
ヘモグロビン ………………………… 46, 120
勉強会 …………………………………… 262
ベンチュリー効果 ………………………… 43
ベンチュリーマスク ……………………… 43

● ほ
防衛機制 ………………………………… 31
暴言 ……………………………………… 195
縫合創用ドレッシング材 ………………… 61
報告 ……………………………………… 231

報告・連絡・相談 ………………………… 225
暴力 ………………………………… 195, 212
ポケットブック …………………………… 259
歩行訓練 ………………………………… 154
ポジショニング …………………………… 191
補助人工心臓 …………………………… 131
発作性上室頻拍 ………………………… 116
発作性夜間呼吸困難 …………………… 187
ボディイメージ …………………………… 64

ま行

● ま
マキシマル・バリア・プリコーション …… 199
マスクフィッティング ……………………… 50
マナー …………………………………… 237
麻薬及び向精神薬取締法 ……………… 100
麻薬拮抗性鎮痛薬 ……………………… 87
麻薬施用者免許 ………………………… 100
麻薬性鎮痛薬 …………………………… 87
慢性閉塞性肺疾患 ………………… 44, 139

● み
ミッドラインシフト ……………………… 112
脈拍蝕知 …………………………… 38, 157

● む
無自覚性低血糖 ………………………… 180

● め
メモ帳 …………………………………… 258
免疫過剰反応 …………………………… 85
面板 ……………………………………… 64

● も
妄想 ……………………………………… 161
目標血糖値 ……………………………… 174
モルヒネ ………………………………… 102
問診 ……………………………………… 40

や行

● ゆ
有酸素運動 ……………………………… 137
有料看護師紹介所 ……………………… 242
輸液の目的 ……………………………… 80
輸液ポンプ ……………………………… 122
輸液ルートの閉塞 ……………………… 80
輸血 ……………………………………… 185

ら行

● ら
ラトリング ····································· 172

● り
リーク ··· 50
リーダーシップ ···················· 205, 227
リーチャー ···································· 169
理学療法士 ···································· 166
リザーバーマスク ·························· 44
離床センサー ································ 202
リスクマネジャー ························ 215
立位訓練 ······································· 154
利尿薬 ································ 133, 136
リハビリテーション ···················· 166
略語 ·· 265
流量制御型 ···································· 122
療養 ·· 177
臨床推論 ······································· 252
倫理的配慮 ···································· 256

● る
ルート管理 ······································ 52
ルート類 ······································· 176

● れ
冷罨法 ·· 98
冷汗 ······································ 26, 121
レイノルズ5徴 ····························· 148
レートコントロール ···················· 133
レスキュードーズ ·························· 78
レセプト ······································· 240
レニン ·· 134
レビー小体型認知症 ···················· 193

● ろ
老化 ·· 190
ローカルルール ···························· 237
ロールモデル ································ 268

わ行

● わ
ワークライフバランス ················ 268

できるナースと言われるために
3年目までに知っておきたい100のこと

2018年 8月 5日　初版　第1刷発行
2021年 3月31日　初版　第8刷発行

監　　修	藤野　智子　三上　剛人
発 行 人	小袋　朋子
編 集 人	増田　和也
発 行 所	株式会社 学研メディカル秀潤社 〒141-8414　東京都品川区西五反田2-11-8
発 売 元	株式会社 学研プラス 〒141-8415　東京都品川区西五反田2-11-8
印刷製本	共同印刷株式会社

この本に関する各種お問い合わせ
【電話の場合】
● 編集内容については Tel 03-6431-1231（編集部）
● 在庫については Tel 03-6431-1234（営業部）
● 不良品（落丁，乱丁）については Tel 0570-000577
　学研業務センター
　〒354-0045　埼玉県入間郡三芳町上富279-1
● 上記以外のお問い合わせは学研グループ総合案内 0570-056-710（ナビダイヤル）
【文書の場合】
● 〒141-8418　東京都品川区西五反田2-11-8
　学研お客様センター『できるナースと言われるために3年目までに知っておきたい100のこと』係

©T. Fujino, T. Mikami 2018.　Printed in Japan
● ショメイ：デキルナーストイワレルタメニ3ネンメマデニシッテオキタイ100ノコト

本書の無断転載，複製，頒布，公衆送信，翻訳，翻案等を禁じます．
本書を代行業者等の第三者に依頼してスキャンやデジタル化することは，たとえ個人や家庭内の利用であっても，著作権法上，認められておりません．
本書に掲載する著作物の複製権・翻訳権・譲渡権・公衆送信権（送信可能化権を含む）は株式会社学研メディカル秀潤社が管理します．

JCOPY 〈出版者著作権管理機構委託出版物〉
本書の無断複写は著作権法上での例外を除き禁じられています．複写される場合は，そのつど事前に，出版者著作権管理機構（電話 03-5244-5088，FAX 03-5244-5089，e-mail: info@jcopy.or.jp）の許可を得てください．

本書に記載されている内容は，出版時の最新情報に基づくとともに，臨床例をもとに正確かつ普遍化すべく，著者，編者，監修者，編集委員ならびに出版社それぞれが最善の努力をしております．しかし，本書の記載内容によりトラブルや損害，不測の事故等が生じた場合，著者，編者，監修者，編集委員ならびに出版社は，その責を負いかねます．
また，本書に記載されている医薬品や機器等の使用にあたっては，常に最新の各々の添付文書や取り扱い説明書を参照のうえ，適応や使用方法等をご確認ください．

株式会社 学研メディカル秀潤社